Référentiel de

Médecine vasculaire et de chirurgie vasculaire

Conception graphique et mise en page :

Charlotte Boutreux • PUFR

Presses universitaires François-Rabelais

60 rue du Plat d'Étain

BP 12050 • 37020 Tours cedex 1 • France

https://pufr-editions.fr

Dépôt légal : 2e semestre 2018

ISBN : 978-2-86906-669-4

Collège des enseignants de médecine vasculaire (CEMV)
Collège français de chirurgie vasculaire (CFCV)

Référentiel de

Médecine vasculaire et de chirurgie vasculaire

l'Officiel ECN

Collection « L'Officiel ECN »
Presses universitaires François-Rabelais
2018

Presses Universitaires François-Rabelais

SOMMAIRE

PRÉFACE

Pr Réda Hassen-Khodja, Président du SCVE
(Société de chirurgie vasculaire et endovasculaire de langue française)

Cette nouvelle édition du référentiel médico-chirurgical pour la pathologie vasculaire est le fruit d'une collaboration entre le Collège des enseignants de médecine vasculaire (CEMV) et le Collège français de chirurgie vasculaire (CFCV). Ces deux Collèges ont travaillé de concert pour fournir aux étudiants l'ensemble des documents sur la pathologie vasculaire, nécessaires à la préparation de l'Examen national classant informatisé (ECNi).

Ce référentiel médico-chirurgical traduit la richesse de la synergie médico-chirurgicale de notre discipline. Les enseignants de médecine et de chirurgie vasculaire sont tous regroupés au sein d'une même sous-section (51-04) du Conseil national des Universités depuis plus de 18 ans, ce qui fait l'originalité et la force de notre CNU. Cette synergie médico-chirurgicale qui s'est créée entre nos deux Collèges permet ainsi d'avoir des textes consensuels sur la pathologie vasculaire, rédigés lors de séminaires pédagogiques communs avec des échanges de grande qualité.

Cette nouvelle édition apporte d'importantes améliorations par rapport aux éditions antérieures. Tous les textes ont été relus et corrigés. Ce nouveau référentiel va plus loin dans la collaboration avec d'autres disciplines pour l'écriture et la relecture sur des thèmes transversaux, comme l'item « AVC » avec les médecins neuro-vasculaires, ou l'item « anti-thrombotiques » avec les médecins pharmacologues et thérapeutes. À la fin de chaque item, une fiche reprend de façon très synthétique les 5 idées-forces de la question, avec sur la page en regard de cette fiche une illustration très didactique de ces idées-forces.

Dans toutes les facultés de médecine, les enseignants de médecine et de chirurgie vasculaire vont pouvoir s'appuyer sur ce référentiel pour l'enseignement de la pathologie vasculaire et pour la rédaction de questions SiDES. Ce référentiel constitue donc un remarquable outil destiné à nos étudiants pour l'apprentissage de la pathologie vasculaire et la préparation de l'ECNi.

Liste des abréviations

utilisées dans cet ouvrage

A

AAA : Anévrisme de l'aorte abdominale
ACFA : Arythmie complète par fibrillation auriculaire
ADH : *Antidiuretic hormone*
AG : Acides gras
AHA : American Heart Association
AINS : Anti-inflammatoire non stéroïdien
AIT : Accident ischémique transitoire
AMM : Autorisation de mise sur le marché
AOC : Atteinte d'organes cibles
AOD : Anticoagulant oral direct
AOMI : Artériopathie oblitérante des membres inférieurs
ARA2 : Antagoniste des récepteurs de type 2 de l'angiotensine
ARM : Angiographie par résonance magnétique
ASIA : Anévrisme du septum interauriculaire
AVC : Accident vasculaire cérébral
AVK : Antivitamine K

B

BB : β-bloquant
BPCO : Bronchopneumopathie chronique obstructive

C

CCP : Concentrés de complexes prothrombiniques
CEAP : Classification selon clinique, étiologie, répartition anatomique et pathophysiologie
CEC : Circulation extracorporelle
ClCr : Clairance de la créatinine
CMC : Carboxyméthylcellulose
CML : Cellule musculaire lisse
CPK : créatine phosphokinase
CRP : Protéine C-réactive
CV : Cardiovasculaire
CVD : *Cardiovascular disease*

D

DFG : Débit de filtration glomérulaire
DID : Diabète insulinodépendant
DNID : Diabète non insulinodépendant

E

EAL : Étude d'une anomalie lipidique
EAS : *European Atherosclerosis Society*
ECG : Électrocardiogramme
EP : Embolie pulmonaire
ESC : *European Society of Cardiology*
ESH : *European Society of Hypertension*
ETO : Échographie transoesophagienne
ETT : Échographie transthoracique

F

FA : Fibrillation auriculaire
FAV : Fistule artérioveineuse
FDR : Facteur de risque
FEVG : Fraction d'éjection ventriculaire gauche
FMT : Fréquence maximale théorique
FOP : Foramen ovale perméable
FRCV : Facteur de risque cardiovasculaire

G

GVS : Grande veine saphène

H

HAP : Hyperaldostéronisme primaire
HAD : Hospitalisation à domicile
HBPM : Héparines de bas poids moléculaires
HDLc : HDL-cholestérol
HNF : Héparine non fractionnée
HTA : Hypertension artérielle
HVG : Hypertophie ventriculaire gauche

I

ICA : Inhibiteur calcique
IDM : Infarctus du myocarde
IEC : Inhibiteur de l'enzyme de conversion
IMC : Indice de masse corporelle
INR : International normalized ratio
IPS : Index de pression systolique
IRM : Imagerie par résonance magnétique
IV : Intraveineuse
IVC : Insuffisance veineuse chronique
IVSE : Intraveineux à la seringue électrique

L

LDLc : LDL-cholestérol

M

MAPA : Mesure ambulatoire de pression artérielle
MEC : Matrice extra cellulaire
MET : Équivalent métabolique (*Metabolic Equivalent Task*)
MHD : Mesures hygiéno-diététiques
MIBG : Méta-iodo-benzyl-guanidine
MI : Membres inférieurs
MR : Marqueur de risque
MTEV : Maladie thromboembolique veineuse

O

OAP : Œdème aigu du poumon
ORL : Otorhinolaryngologie

P

PA : Pression artérielle
PAD : Pression artérielle diastolique
PAS : Pression artérielle systolique
PESI : *Pulmonary embolism severity index*
PNNS : Programme national nutrition santé
PR : Phénomène de Raynaud
PVS : Petite veine saphène

Q

QT : Espace QT

R

RCP : Réunion de concertation pluridisciplinaire
RCV : Risque cardiovasculaire

S

SAPL : Syndromes des anti-phospholipides
SAR : Sténose d'artère rénale
SAOS : Syndrome d'apnée obstructif du sommeil
SFHTA : Société française d'hypertension artérielle
SPT : Syndrome post-thrombotique
SRA : Système rénine angiotensine
SRAA : Système rénine angiotensine aldostérone

T

TCA : Temps de céphaline activée
TCC : Thérapie cognito-comportementale
TDM : Tomodensitométrie
TG : Triglycérides
TIH : Thrombopénie induite par l'héparine
TM : Traitement médical
TSH : *Thyroid stimulating hormone*
TVP : Thrombose veineuse profonde
TVS : Thrombose veineuse superficielle

U

UNV : Unité de neurovasculaire

V

VAT : Vaccination antitétanique
VD : Ventricule droit
VEGF : *Vascular endothelial growth factor*
VG : Ventricule gauche
VGS : Veine grande saphène
VLDL : *Very low density lipoprotein*
VPS : Veine petite saphène

item 73

ADDICTION AU TABAC

PATHOLOGIE VASCULAIRE ET TABAGISME

OBJECTIFS PÉDAGOGIQUES

* Connaître la physiopathologie des effets cardiovasculaires du tabac.
* Savoir évaluer l'impact du tabac dans la morbi mortalité globale cardiovasculaire.
* Savoir repérer, diagnostiquer et évaluer le retentissement d'une addiction au tabac.
* Connaître les indications et les principes du sevrage thérapeutique. Argumenter l'attitude thérapeutique et planifier le suivi du patient.

1. Physiopathologie et impact cardiovasculaire du tabac

Le tabagisme est :

* la première cause de mortalité globale et de mortalité cardiovasculaire évitable ;
* le premier facteur de risque d'artériopathie des membres inférieurs (AOMI), le deuxième de l'infarctus du myocarde (IDM) ;
* le facteur de risque cardiovasculaire actuellement le moins bien pris en charge.

Le risque d'IDM attribuable au tabagisme est :

* proportionnel à l'exposition, mais sans seuil au dessous duquel fumer soit sans danger ;
* non linéaire, déjà fortement augmenté par l'exposition au tabagisme passif ;
* identique quelle que soit la forme de consommation du tabac (cigarette, cigare, pipe, chicha...) ;
* d'autant plus important en risque relatif que les sujets sont jeunes.

Le tabagisme joue aussi un rôle déterminant dans les autres territoires artériels :

* l'AOMI et la thrombo-angéite oblitérante (Buerger) ;
* l'anévrysme de l'aorte abdominale ;
* les accidents vasculaires cérébraux (AVC).

1.1. Les mécanismes physiopathologiques du tabac sur les vaisseaux

L'exposition à la fumée de tabac :

* est un puissant facteur thrombogène, essentiellement par activation de l'agrégation plaquettaire ;
* altère la vasomotricité artérielle endothélium-dépendante, favorisant ainsi la survenue d'un spasme artériel ;
* est un inducteur d'inflammation de la paroi artérielle.

Ces trois mécanismes, liés au « stress oxydant », font partie, isolément ou associés, des éléments déclenchants des syndromes vasculaires aigus. Ils expliquent la possibilité de survenue d'accidents précoces sur des artères peu altérées et peu athéromateuses, sans sténose significative, voire sans lésion angiographiquement visible.

Le tabagisme intervient également dans l'évolution des lésions d'athérome par son impact pro inflammatoire et son action sur les lipides, avec baisse du HDL cholestérol et peroxydation du LDL-cholestérol.

Chez les patients ayant déjà des lésions artérielles, c'est un facteur aggravant d'ischémie chronique, avec :

* la diminution des apports tissulaires en oxygène en raison de la fixation du monoxyde de carbone sur l'hémoglobine ;
* l'augmentation de la consommation tissulaire en oxygène liée aux effets adrénergiques de la nicotine.

Le tabagisme a un potentiel arythmogène cardiaque en potentialisant l'automatisme cellulaire cardiaque (diminution du seuil de fibrillation ventriculaire et augmentation du risque d'accidents rythmiques graves).

La plupart de ces mécanismes concernant l'impact vasculaire du tabagisme ne sont pas liés à un effet direct de la nicotine mais à des effets indirects (stimulation adrénergique), non retrouvés dans les faibles doses utilisées dans les substituts nicotiniques. La nicotine est par contre l'agent de la dépendance au tabac.

Cet effet vasculaire ne doit pas faire oublier l'effet carcinogène à long terme (cancer pulmonaire mais également cancer de la vessie, ORL, stomato...).

1.2. Des bénéfices cardiovasculaires rapides et importants du sevrage

La prise en charge du tabagisme est une priorité dans les démarches de prévention cardiovasculaire.

Le sevrage a un excellent rapport coût/bénéfice, le meilleur parmi toutes les mesures de prévention. La soustraction à l'exposition à la fumée de tabac (tabagisme actif et passif) a démontré son efficacité en prévention des événements vasculaires aigus.

1.2.1. En prévention primaire

Le bénéfice cardiovasculaire est d'autant plus important et rapide que le sevrage est précoce.

Un sevrage tardif reste néanmoins bénéfique, même si le concept « de risque résiduel » lié à une consommation prolongée ne permet pas d'assurer un bénéfice cardiovasculaire optimal, ni de rejoindre totalement l'espérance de vie d'un sujet n'ayant jamais fumé.

1.2.2. En prévention secondaire

Un bénéfice majeur du sevrage est confirmé à tous les stades de la maladie athéromateuse et sur tous les territoires concernés. Il se manifeste précocement.

Aucune autre démarche médicale ou chirurgicale ne donne un bénéfice clinique aussi rapide et important.

2. Les modalités du sevrage

2.1. À l'occasion d'un événement vasculaire aigu grave, tel un IDM, un AVC, une ischémie critique ou un geste de revascularisation

L'arrêt de la consommation de tabac est généralement immédiat pendant la phase d'hospitalisation, mais ne préjuge pas d'un sevrage à long terme. Cet arrêt est imposé par les événements et non lié à une réelle motivation. Le seul conseil d'« arrêter de fumer » ne suffit pas. Il faut « traiter » ce facteur, en proposant une stratégie précise immédiate et un suivi prolongé.

La dépendance physique et l'environnement familial ou professionnel vont dans 50 % des cas entraîner la reprise des habitudes tabagiques dans un délai de quelques semaines à quelques mois.

2.1.1. Au cours même de l'hospitalisation

Une information complète sur les risques liés au tabagisme et les bénéfices à attendre de l'arrêt doit être délivrée et répétée. Elle peut être complétée par les documents officiels pour les patients du site Tabac Info Service: http://www.tabac-info-service.fr/Espaces-professionnels/Professionnels-de-sante/.

Une évaluation de la dépendance, basée essentiellement sur le niveau de consommation quotidienne récente récente, se fait à l'aide du questionnaire de Fagerström (**encadré**).

Questionnaire de dépendance à la nicotine

de Fagerström

1/ Combien de cigarettes fumez-vous par jour ?

- □ ≤ 10 *(0 point)*
- □ 11 à 20 *(1 point)*
- □ 21 à 30 *(2 points)*
- □ > 30 *(3 points)*

2/ Dans quel délai après le réveil fumez-vous votre première cigarette ?

- □ moins de 5 minutes *(3 points)*
- □ 31 à 60 minutes *(1 point)*
- □ 6 à 30 minutes *(2 points)*
- □ après 60 minutes *(0 point)*

3/ Trouvez-vous difficile de ne pas fumer dans les endroits interdits ?

- □ Oui *(1 point)*
- □ Non *(0 point)*

4/ Quelle cigarette trouvez-vous la plus indispensable ?

- □ la première *(1 point)*
- □ une autre *(0 point)*

5/ Fumez-vous de façon plus rapprochée dans la première heure après le réveil que pendant le reste de la journée ?

- □ Oui *(1 point)*
- □ Non *(0 point)*

6/ Fumez-vous même si une maladie vous oblige à rester au lit ?

- □ Oui *(1 point)*
- □ Non *(0 point)*

Score total: ______

Score de 0 à 2: le sujet n'est pas dépendant à la nicotine. Il peut arrêter de fumer sans avoir recours à des substituts nicotiniques. Si toutefois le sujet redoute cet arrêt, les professionnels de santé peuvent lui apporter des conseils utiles.
Score de 3 à 4: le sujet est faiblement dépendant à la nicotine.
Score de 5 à 6: le sujet est moyennement dépendant. L'utilisation des traitements pharmacologiques de substitution nicotinique va augmenter ses chances de réussite. Le conseil du médecin ou du pharmacien est utile pour l'aider à choisir la galénique la plus adaptée à son cas.
Score de 7 à 10: le sujet est fortement ou très fortement dépendant à la nicotine. L'utilisation de traitements pharmacologiques est recommandée (substituts nicotiniques ou bupropion ou varénicline). Ce traitement doit être utilisé à dose suffisante et adaptée. En cas de difficulté, orienter le patient vers une consultation spécialisée.

Une substitution nicotinique immédiate, dès l'Unité de Soins Intensifs (patch et/ou formes orales) est recommandée et a montré son efficacité et sa bonne tolérance y compris chez les patients coronariens. La substitution nicotinique est un véritable outil de prévention secondaire au même titre que les autres mesures thérapeutiques (ß-bloquant, aspirine, statine, IEC, conseils diététiques...).

La première dose quotidienne de nicotine peut être simplement déterminée par le nombre de cigarettes antérieurement consommées au quotidien, avec en pratique un grand patch de 21 mg/24 heures pour un paquet/jour. La posologie doit être adaptée en fonction des symptômes de sevrage (augmentation de la dose si envie impérieuse de fumer, nervosité, irritabilité) ou de signes éventuels de surdosage (diminution de la dose si nausées, bouche « pâteuse », palpitations, céphalées, insomnie sévère). À noter que le risque le plus important est le sous dosage, qui explique beaucoup d'échecs de sevrage, alors que celui de surdosage est rare et n'a jamais de conséquences graves. Il existe 3 posologies de patchs : 7 mg/24 heures, 14 mg/24 heures et 21 mg/24 heures. À noter qu'il est déconseillé de fumer en parallèle d'une substitution pour éviter tout risque de surdosage.

2.1.2. À la sortie d'hospitalisation

* **Prescription de la substitution nicotinique** : patch + forme orale (gomme, pastille, comprimé à sucer ou inhaleur), dans les conditions permettant son remboursement optimal actuel, en particulier ordonnance séparée des autres prescriptions. La prise en charge par l'assurance maladie est de 150 euros par année civile pour tous les fumeurs (http://www.ameli.fr/professionnels-de-sante/medecins/exercer-au-quotidien/prescriptions/substituts-nicotiniques.php) ;
* **organisation du suivi avec le médecin traitant** +/- avec consultation spécialisée de tabacologie ;
* **éducation thérapeutique spécifique** sur le tabagisme permet d'augmenter la probabilité d'abstinence à terme ;
* **recherche et évaluation d'une exposition passive à la fumée de tabac.** Une information sera donnée sur les risques cardiovasculaires d'une telle exposition et de la nécessité de s'y soustraire ;
* **en fonction de l'évolution et en deuxième intention**, prise en charge par **thérapie cognitivo-comportementale** (TCC) et/ou une **autre aide médicamenteuse** (bupropion LP, varénicline) ou **non médicamenteuse** (auto hypnose, acupuncture, etc.).

2.1.3. À plus long terme

2.1.3.1. En cas de tabagisme actif persistant

Les conseils et les instructions pour un arrêt du tabac seront reformulés. Une aide au sevrage avec recours à un traitement médicamenteux sera prescrit, associé à une approche comportementale voire une prise en charge spécialisée par un tabacologue.

2.1.3.2. En cas de sevrage tabagique en cours

Le suivi régulier avec une adaptation de la forme (pastille, patch...), de la posologie selon la tolérance au traitement sera réalisée. La posologie quotidienne doit être diminuée de façon très progressive en évitant les arrêts trop précoces ou brutaux, facteurs de rechutes. Le risque de prise de poids étant élevé, il faudra donner des conseils nutritionnels et de pratique d'une activité physique.

2.1.3.3. En cas d'exposition passive au tabac

Une information sur les risques sera donnée et il sera conseillé de se soustraire à cette exposition.

2.2. En dehors du contexte d'un événement vasculaire aigu

La prise en charge d'un fumeur atteint d'une pathologie vasculaire est impérative. Cette prise en charge en dehors du contexte d'un événement aigu ne comporte en pratique aucune différence avec celle des autres fumeurs sans pathologie vasculaire.

2.2.1. Un bilan initial complet et précis est nécessaire

Comme les autres facteurs de risque, le tabagisme doit être documenté de façon détaillée avec une évaluation :

* de l'âge de début et de l'ancienneté du tabagisme ;
* de son importance (quantité en nombre de cigarettes/jour et non en paquets-années, modalités de consommation) ;
* d'une exposition au tabagisme passif ;
* des tentatives antérieures de sevrage et de leurs modalités ;
* des causes de rechutes ;
* de la dépendance physique au tabac (Questionnaire de dépendance à la nicotine de Fagerström, **encadré** ***supra***) ou par le test simplifié HSI (Heaviness of Smoking Index) qui ne comprend que les questions 1 et 2 du test de Fagerström, avec une dépendance forte correspondant à un score HSI ≥ 4 ;
* de la dépendance comportementale : circonstances de consommation, lien avec d'autres activités, environnement familial et professionnel... ;
* de la confiance en soi et de la motivation ;
* d'un état anxieux ou dépressif (évaluation à l'aide de questionnaires spécifiques : échelle HAD, test de Beck).

2.2.2. Les aides médicamenteuses au sevrage

Quelle que soit l'aide médicamenteuse, elle ne doit pas être isolée et doit toujours être associée à une approche comportementale et faire l'objet d'un suivi prolongé.

Les substituts nicotiniques peuvent être utilisés selon les mêmes modalités que lors d'un événement vasculaire aigu. Leur indication s'impose si la dépendance physique au tabac apparait forte. Il n'y a pas de contre-indication spécifique. (http://www.has-sante.fr/portail/upload/docs/application/pdf/2014-11/recommandations_-_arret_de_la_consommation_de_tabac_octobre_2014_2014-11-17_14-13-23_985.pdf). Chez les plus grands consommateurs de tabac, insuffisamment motivés pour un arrêt total immédiat, la prise en charge est spécialisée, associant une substitution nicotinique et diminution progressive du tabagisme actif.

Le bupropion (Zyban®), inhibiteur de la recapture synaptique de la dopamine et de la noradrénaline et antagoniste des récepteurs nicotiniques à l'acétylcholine, diminue les symptômes de sevrage. Ses indications sont relativement limitées et relèvent le plus souvent de l'avis du tabacologue.

La varénicline (Champix®), agoniste partiel des récepteurs nicotiniques, a une efficacité sensiblement supérieure à celle du bupropion et de la substitution nicotinique. Elle est actuellement prescrite en deuxième intention en cas d'échec de la substitution nicotinique. Les études confirment un bon profil de sécurité.

2.2.3. Les thérapies comportementales et cognitives

La dépendance psycho-comportementale répond à des facteurs individuels complexes. Ces thérapies sont basées sur l'apprentissage de l'auto contrôle, de la gestion du stress et sur des techniques d'affirmation de soi. Elles ont fait la preuve de leur efficacité et peuvent être essentielles chez certains patients.

2.2.4. Évaluation psychologique et traitements d'appoint

Une évaluation psychologique est indiquée en cas de stress, anxiété ou dépression importante, pouvant conduire à une prise en charge spécifique parfois indispensable. La notion que les patients atteints d'affections psychiatriques peuvent aggraver leur état à la suite d'un sevrage tabagique est largement reconsidérée. Les études ont montré au contraire que leur état psychique pouvait être notablement amélioré à la suite d'un sevrage.

2.2.5. Le recours au spécialiste tabacologue

Dans les cas les plus complexes, en particulier en cas de rechutes multiples, de très haut niveau de dépendance, de co-addiction (alcool, cannabis) et/ou de troubles dépressifs importants, les fumeurs peuvent être adressés dans des consultations spécialisées de tabacologie.

2.2.6. La place de la cigarette électronique

La cigarette électronique a été expérimentée par un grand nombre de fumeurs et a pu amener certains d'entre eux au sevrage total de la cigarette. Elle est infiniment moins toxique que la cigarette (absence de monoxyde de carbone, pas de cancérogènes en quantité significative). Les fumeurs qui l'ont adopté (« vapoteurs ») ont certainement franchi une étape décisive pour leur santé.

Les connaissances, notamment sur la pharmacocinétique de la nicotine chez le vapoteur, sont encore incomplètes. Le « vapotage intensif », avec les matériels de dernière génération, est susceptible de donner des taux circulants de nicotine équivalents à ceux donnés par une cigarette et donc les effets sympathomimétiques de la nicotine sur la fréquence cardiaque et la pression artérielle, potentiellement préjudiciables chez un patient coronarien ou insuffisant cardiaque. L'innocuité à très long terme de l'inhalation de ses constituants (propylène glycol, glycérine et arômes...) ne peut actuellement être totalement assurée. La preuve de son efficacité comme outil dans le sevrage tabagique n'est pas définitivement établie. **Il reste recommandé actuellement d'utiliser en première intention les traitements déjà validés** (substituts nicotiniques, varénicline, bupropion et TCC).

3. L'essentiel en 12 points

1. Le tabagisme est un facteur de risque cardiovasculaire majeur, dont la prise en charge s'impose dans toute démarche de prévention.

2. C'est le facteur essentiel et souvent isolé des accidents coronaires aigus et accidents vasculaires cérébraux des sujets jeunes.

3. C'est le facteur dominant de l'atteinte artérielle périphérique et de l'anévrisme de l'aorte abdominale.

4. Les mécanismes des accidents vasculaires en cause sont essentiellement l'athéro-thrombose et le spasme.

5. Il n'y a pas de seuil de consommation de tabac au-dessous duquel fumer soit sans risque cardiovasculaire.

6. Une consommation de tabac doit être systématiquement recherchée et documentée dans l'évaluation du risque. Tous les modes de consommation de tabac sont à risque.

7. Tout fumeur doit être clairement informé des conséquences cardiovasculaires du tabagisme et une aide et un suivi doivent lui être proposés.

8. Le seul conseil d'« arrêter de fumer » ne suffit pas. Il faut « traiter » ce facteur (TCC, substitution nicotinique, varénicline, bupropion), en proposant une stratégie précise et un suivi prolongé.

9. L'objectif est l'arrêt total et définitif de la consommation de tabac, le plus précocement possible.

10. La substitution nicotinique peut être prescrite chez les patients coronariens, y compris au décours immédiat d'un infarctus du myocarde.

11. Le sevrage tabagique apporte un bénéfice cardiovasculaire rapide et très important pour l'ensemble des territoires artériels et a le meilleur rapport coût/bénéfice en prévention cardiovasculaire.

12. Le tabagisme passif doit aussi être considéré comme un véritable facteur de risque et doit être prévenu par des mesures collectives et individuelles.

Notes personnelles

5 LES 5 IDÉES-FORCES

- Le tabagisme est le facteur de risque majeur des événements cardiovasculaires.
- Il n'y a pas de seuil de consommation de tabac au-dessous duquel fumer soit sans risque cardiovasculaire.
- Le seul conseil d'« arrêter de fumer » ne suffit pas. Il faut « traiter » ce facteur (substitution nicotinique, varénicline, bupropion, e-cigarette), en proposant une stratégie précise et un suivi prolongé.
- L'objectif est l'arrêt total et définitif de la consommation de tabac, le plus précocement possible. Le cannabis et sa consommation doivent être recherchés systématiquement et interrompue.
- Le sevrage tabagique apporte un bénéfice cardiovasculaire rapide et très important pour l'ensemble des territoires artériels et a le meilleur rapport coût/bénéfice en prévention cardiovasculaire.

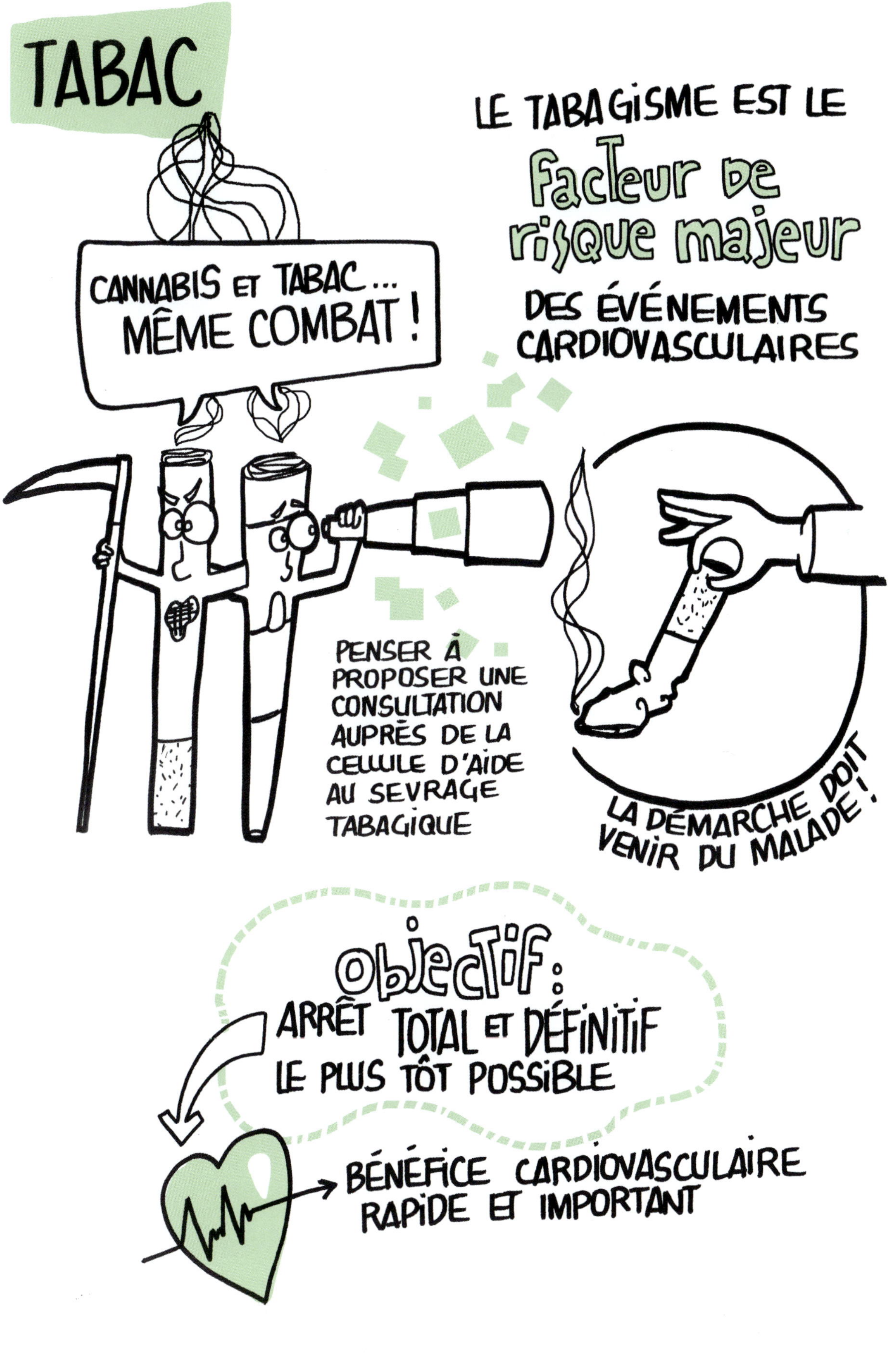
TABAC
CANNABIS ET TABAC... MÊME COMBAT !
LE TABAGISME EST LE
Facteur de risque majeur
DES ÉVÉNEMENTS CARDIOVASCULAIRES
PENSER À PROPOSER UNE CONSULTATION AUPRÈS DE LA CELLULE D'AIDE AU SEVRAGE TABAGIQUE
LA DÉMARCHE DOIT VENIR DU MALADE !
objectif :
ARRÊT TOTAL ET DÉFINITIF LE PLUS TÔT POSSIBLE
BÉNÉFICE CARDIOVASCULAIRE RAPIDE ET IMPORTANT

item 218

ATHÉROME, ÉPIDÉMIOLOGIE ET PHYSIOPATHOLOGIE

OBJECTIFS PÉDAGOGIQUES

Expliquer l'épidémiologie

* Connaître la définition de l'athérosclérose.
* Connaître la prévalence et l'incidence de la morbidité et de la mortalité liées à la maladie athéromateuse.
* Connaître l'impact des facteurs de risque cardiovasculaire sur la prévalence de la maladie athéromateuse.

Expliquer les principaux mécanismes de la maladie athéromateuse

* Connaître les différentes étapes de l'athérogénèse.

Expliquer les points d'impact des thérapeutiques

* Connaître les thérapeutiques médicamenteuses et non médicamenteuses utilisées dans le traitement de la maladie athéromateuse.
* Connaître le mode d'action de ces thérapeutiques sur la prévention et le développement de l'athérogénèse.

Préciser les localisations préférentielles et l'évolution de la maladie athéromateuse

* Connaître le potentiel systémique de la maladie athéromateuse.
* Connaître les 3 plus fréquentes localisations de la maladie athéromateuse et leur lien avec les facteurs de risque cardiovasculaire.
* Connaître l'évolution naturelle d'une plaque d'athérome.

Décrire les principes de la prise en charge au long cours d'un malade polyathéromateux

* Savoir définir le concept de malade polyathéromateux.
* Connaître les facteurs de risque cardiovasculaire, leur mode de détection, leur mode de prise en charge et leur mode de surveillance en fonction des cibles thérapeutiques.
* Savoir rechercher les localisations asymptomatiques de la maladie athéromateuse par un examen clinique et un bilan de première intention.

1. Expliquer l'épidémiologie

1.1. Définition

En 1958, l'Organisation mondiale de la santé (OMS) définissait **l'athérosclérose** comme « une association variable de remaniements de l'intima et de la media des artères de gros et moyen calibre. Elle constitue une accumulation focale de lipides, de glucides complexes, de sang et de produits sanguins, de tissus fibreux et de dépôts calcaires. Le tout est accompagné de modifications de la media ». On considère que l'athérosclérose est une réponse inflammatoire à une lésion de la paroi artérielle.

Il faut différencier l'athérosclérose qui implique principalement l'intima et la media de **l'artériosclérose** qui est un processus de sclérose artérielle. Cette dernière est caractérisée par une sclérose au niveau des fibres musculaires de la media ; elle concerne essentiellement les artérioles et est secondaire au vieillissement.

1.2. Prévalence

La prévalence de l'athérosclérose symptomatique augmenterait progressivement dans les pays occidentaux, avec l'âge de la population. À noter qu'aux États-Unis et en Europe de l'Ouest, les complications de l'athérosclérose ont diminué de 30 % ces trente dernières années à la fois grâce aux progrès de la prévention des facteurs de risque et aux progrès des thérapeutiques à la fois médicamenteuses et interventionnelles.

1.3. Incidence

Il existe un gradient nord/sud et est/ouest. L'incidence est plus faible en Europe du sud, en Chine et au Japon. On note une régression des taux d'incidence lors des vingt dernières années.

Pour la population française, l'incidence des accidents vasculaires cérébraux et des cardiopathies ischémiques est pour chaque pathologie de l'ordre de 120 000 à 130 000 nouveaux cas par an. Le taux global de décès attribuables aux maladies cardiovasculaires est de 230 par 100 000 habitants.

1.4. Impact des facteurs de risque cardiovasculaire (FDR)

(Cf. Item 08-219 : Facteurs de risque cardiovasculaire et prévention)

On distingue les FDR constitutionnels et les FDR modifiables.

1.4.1. Les facteurs de risque cardiovasculaire constitutionnels ou non modifiables

L'hérédité : c'est un facteur important quelle que soit la localisation de la maladie athéromateuse. Il semble exister une susceptibilité génétique à l'athérosclérose.

L'âge : l'incidence de l'athérome augmente avec l'âge. Ce risque devient significatif à partir de 50 ans chez l'homme et 60 ans chez la femme.

Le sexe masculin: avant 70 ans, l'homme est plus touché que la femme. La moindre fréquence chez la femme diminue après la ménopause ; après 75 ans, le risque de la femme rejoint celui de l'homme».

1.4.2. Les facteurs de risque cardiovasculaire modifiables

Le tabagisme: le tabac est un FDR majeur pour l'infarctus du myocarde et l'artériopathie oblitérante des membres inférieurs. Son exposition se chiffre en paquet/année. Le tabac est d'autant plus délétère que débuté jeune dans la vie. Le tabagisme passif doit être pris en compte. Une recherche de cannabis doit être systématique. Un tabagisme interrompu depuis moins de 3 ans peut être considéré comme un FDR.

L'hypertension artérielle (HTA): elle est définie par une pression systolique supérieure à 140 mmHg et diastolique supérieure à 90 mmHg. Son impact prédomine au niveau vasculaire cérébral.

Les dyslipidémies: la fraction athérogène des lipides est le LDL-cholestérol (HDL-cholestérol protecteur). Son impact prédomine au niveau coronarien.

Le diabète: Le diabète de type 1 ou 2 a un impact essentiel sur les artères des membres inférieurs, avec des lésions macro et microvasculaires, se caractérisant par leur caractère calcifié (médiacalcose).

Les autres FDR: leur impact est moindre, ce sont plus des facteurs aggravants que des FDR à part entière. Il s'agit:

* de la sédentarité ;
* de l'obésité (indice de masse corporelle: poids/taille^2 > 30 kg/m^2) ;
* et du syndrome métabolique. Ce dernier se définit par la présence de 3 paramètres parmi les suivants:
  - obésité abdominale: tour de taille ≥ 102 cm (homme) ou ≥ 88 cm (femme). À noter que ce critère n'est plus indispensable depuis un consensus de 2009 car les paramètres de tour de taille varient selon les pays ;
  - HDL-cholestérol: < 0,40 g/L (1 mmol/L) chez l'homme et < 0,50 g/L (1,3 mmol/L) chez la femme ;
  - triglycérides > 1,5 g/L (1,7 mmol/L) ;
  - pression artérielle > 130/85 mmHg ;
  - glycémie à jeun > 1,10 g/L (6,1 mmol/L) ;
  - le régime alimentaire ;
  - les facteurs psychosociaux ;
  - facteurs de risque biologiques: hyperhomocystéinémie, hypertriglycéridémie, élévation du fibrinogène, élévation de la Protéine C-réactive.

Ces facteurs de risque sont à distinguer des marqueurs de risque vasculaire qui témoignent du retentissement des facteurs de risque vasculaire sur les organes cibles (clairance de la créatinine, insuffisance rénale et micro-albuminurie; hypertrophie ventriculaire gauche, accélération du rythme cardiaque; index de pression systolique de cheville, épaisseur intima-média).

27

2. Expliquer les principaux mécanismes de la maladie athéromateuse

L'athérosclérose est considérée comme une réponse active de la paroi du vaisseau, en particulier de l'intima, à des agressions mécaniques, chimiques ou infectieuses. La plaque d'athérome correspond à un épaississement localisé de l'intima des vaisseaux.

2.1. Les cibles pariétales artérielles

L'intima : elle est constituée par une monocouche continue de cellules endothéliales, jointives, reposant sur une membrane basale, avec en dessous le sous endothélium, constitué de macromolécules de la matrice extra cellulaire (MEC). L'endothélium n'est pas une simple enveloppe mais une véritable glande endocrine (rôle de vasodilatation par le biais du monoxyde d'azote NO et anti-plaquettaire par la prostacycline PGI2). Il peut dans certains cas exprimer des molécules d'adhésion (spécialement ICAM : Inter cellular adhesion molecule et VCAM-1 : Vascular cellular adhesion molecule) qui conditionnent le passage des leucocytes au sein de l'intima.

La media : sa frontière avec l'intima est la limitante élastique interne. Elle est constituée d'un seul type cellulaire : la cellule musculaire lisse (CML), variant selon qu'il s'agit d'une artère élastique ou musculaire. Cette CML est entourée des macromolécules de la matrice extra cellulaire (MEC).

La matrice extra-cellulaire (MEC) : outre son aspect de soutien de la paroi vasculaire, elle joue un rôle régulateur au niveau des cellules. Elle est composée de 4 familles de protéines : les fibres de collagène, les fibres élastiques, les glycoprotéines de structure et les protéoglycanes.

2.2. Les différents intervenants de l'athérosclérose

L'athérosclérose comporte 4 groupes d'intervenants :

* **des éléments cellulaires** : macrophages/monocytes, CML, cellules endothéliales, lymphocytes T, plaquettes ;
* **des médiateurs** : cytokines, facteurs de croissance ;
* **des enzymes** : métallo protéases et inhibiteurs des métallo protéases ;
* des **lipoprotéines**.

2.3. Les principales étapes

2.3.1. Accumulation de LDLc dans l'intima

La première étape de l'athérosclérose est l'accumulation de de LDL oxydées dans l'intima. Cette oxydation est fondamentale car à l'origine de la présence de macrophages dans la paroi artérielle.

La perméabilité vasculaire aux lipoprotéines augmente du fait d'un dysfonctionnement de l'endothélium exprimant à sa surface des molécules d'adhésion, permettant l'accumulation de particules lipidiques dans le sous-endothélium. Les monocytes adhèrent à la paroi, la traversent et se transforment en macrophages. Ces derniers se transforment à leur tour en cellules spumeuses en captant les LDL oxydées par l'intermédiaire de récepteurs *scavengers* (« éboueurs »). Ils induisent également une réaction inflammatoire chronique, par production de nombreuses cytokines pro-inflammatoires, entretenant ce dysfonctionnement endothélial et induisant la sécrétion de métalloprotéases délétères.

2.3.2. Formation de la strie lipidique

Dans un deuxième temps, les cellules spumeuses s'accumulent dans l'intima, s'organisent en amas dans le sous-endothélium pour donner les stries lipidiques. Les lipides d'abord intracellulaires deviennent extracellulaires. Ils se regroupent pour former un amas nommé « centre lipidique ». Celui-ci est recouvert par une chape fibreuse constituée par de la matrice extracellulaire et des cellules musculaires lisses provenant de la media.

2.3.3. Migration des cellules musculaires lisses vers le sous-endothélium

La migration en parallèle des cellules musculaires lisses vers le sous endothélium est facilitée par l'activation des plaquettes (sécrétion de PDGF: *Platelet derived growth factor*).

2.3.4. Différentiation des cellules musculaires lisses

Les cellules musculaires lisses changent de phénotype; elles passent d'un phénotype « contractile » differencié à un phénotype « sécrétant », dédifférencié. À l'état dédifférencié, les cellules musculaires lisses synthétisent des facteurs de croissance et de la matrice extracellulaire (collagène, élastine, protéoglycanes).

2.3.5. Évolution de la lésion

L'évolution d'une lésion d'athérosclérose est le plus souvent progressive sur de nombreuses années. Elle peut être compliquée par un accident aigu avec ou sans traduction clinique. La persistance des facteurs initiateurs avec constitution d'un état inflammatoire chronique local concourt au développement des lésions. La correction des facteurs de risque pourrait faciliter le contrôle voire la régression des lésions.

2.3.5.1. Évolution progressive

* Progression : la progression est un phénomène lent dû à l'augmentation de la composante lipidique et de la matrice extracellulaire. Les plaques très évoluées peuvent aussi résulter de l'incorporation de matériel thrombotique formé lors d'un épisode aigu sans manifestation clinique. On considère qu'une lésion devient significative sur le plan hémodynamique à partir d'une réduction de 70 % de diamètre par rapport au segment sain adjacent.
* Remodelage : le développement de l'athérosclérose entraîne une augmentation de l'épaisseur pariétale. Le phénomène du remodelage se traduit par une augmentation compensatrice du diamètre du vaisseau ; il limite dans un premier temps le retentissement sur le calibre de la lumière artérielle. Plus tardivement, la progression de la lésion athéromateuse finit par constituer une sténose avec retentissement hémodynamique.
* Régression : celle-ci a été constatée au niveau de lésions précoces, chez l'animal.

2.3.5.2. Évolution aiguë

* La rupture : la rupture de la chape entraîne l'activation plaquettaire avec formation d'un thrombus. Celui-ci peut être secondairement intégré à la lésion et participer à la réduction de lumière du vaisseau ou se détacher en emboles. Un thrombus peut aussi apparaître au niveau d'une plaque lors d'une érosion endothéliale; la rupture n'est pas une étape obligatoire. Le thrombus est

d'abord plaquettaire puis fibrino-cruorique. Ces ruptures peuvent aussi donner lieu à des embolies de cholestérol.

* Les hémorragies intra-plaques: les hémorragies intra-plaques peuvent occasionner de brutales augmentations de volume des lésions, entraîner un clivage de la paroi, voire une rupture.

* Embolies de cholestérol: la rupture de la chape fibreuse peut être associée à la libération de la bouillie athéromateuse constituant le centre lipidique.

* Ruptures artérielles: elles sont rares et impliquent essentiellement l'aorte. La rupture s'effectue au niveau d'une zone d'amincissement de la paroi; cette dernière peut être creusée par une ulcération. Le vaisseau se rompt alors vers l'extérieur.

3. Expliquer les points d'impact des thérapeutiques

Les thérapeutiques développées dans le domaine de l'athérosclérose interviennent à différents niveaux:

* prévention de l'athérogénèse et du développement des lésions ;
* prise en charge du retentissement de la lésion.

Nous aborderons uniquement la prévention du développement de la lésion. Les thérapeutiques du retentissement sont abordées par ailleurs (artériopathie oblitérante de l'aorte et des des artères des membres inférieurs – anévrismes – angine de poitrine et infarctus myocardique – accidents vasculaires cérébraux);

Exemples de point d'impact des thérapeutiques: les effets des statines, des inhibiteurs de l'enzyme de conversion et de l'aspirine semblent diversifiés; ils ne sont pas limités respectivement à une baisse du cholestérol, à une baisse des chiffres de pression artérielle et à une diminution de l'agrégation plaquettaire. Un même médicament peut exercer un effet sur plusieurs points d'impacts (effet pléiotrope des statines, indépendant de la baisse du LDL-cholestérol).

4. Préciser les localisations préférentielles et l'évolution de la maladie athéromateuse

4.1. Les trois plus fréquentes localisations

La diffusion de la maladie athéromateuse va au-delà de l'atteinte des 3 grands territoires vasculaires classiquement cités: carotidien, coronarien et des membres inférieurs.

En effet, des localisations athéromateuses concernent d'autres organes moins souvent symptomatiques mais tout aussi vitaux, en particulier le rein et le tube digestif.

	Coronaires	AOMI	Carotides	AAA	Artères rénales
Coronaires (%)		19	20	3	18
AOMI (%)	**57**	**-**	**15**	**8.5**	**15**
Carotides (%)	53	35	-	6	6
AAA (%)	53	25	20	-	28

Tableau 1. Prévalence des associations de localisation de l'athérosclérose (les chiffres sont donnés à titre indicatif). AAA= anévrisme de l'aorte abdominale, AOMI= artériopathie des membres inférieurs.

4.2. Évolution naturelle de la plaque athéromateuse

4.2.1. La sténose

Même si l'athérome débute très tôt dans l'enfance, sous forme d'accumulations de lipoprotéines dans l'intima et présence de lipides dans les macrophages, l'évolution de la plaque se déroule sur de nombreuses années, pouvant devenir symptomatique ou rester asymptomatique. Les manifestations les plus fréquentes sont des manifestations ischémiques se produisant lorsqu'une sténose réduit la lumière artérielle de plus de 70 % en diamètre. Le degré de sténose n'est pas le seul critère à prendre en compte, sa morphologie et sa composition sont en cours d'évaluation.

4.2.2. Le remodelage artériel

Le remodelage artériel est un système d'adaptation au développement de la plaque athéromateuse. Dans un premier temps, le développement de cette plaque au niveau pariétal est compensé par une augmentation du diamètre du vaisseau ; puis ce remodelage, dans un premier temps bénéfique, devient néfaste : il s'agit du remodelage dit « constrictif ».

4.2.3. Anomalies de la vasomotricité

Parallèlement aux modifications morphologiques pariétales et endoluminales apparaissent des anomalies de la vasomotricité empêchant l'endothélium de répondre à diverses stimulations par l'intermédiaire de l'acide nitrique (NO), puissant relaxant des cellules musculaires lisses. Ce dysfonctionnement entraîne une tendance à la vasoconstriction voire à des spasmes vasculaires.

4.2.4. Plaques stables

Les plaques stables sont le fruit d'une longue évolution de la plaque permettant la mise en route du processus adaptatif aussi bien au niveau du réseau artériel que du tissu cible. Elles sont généralement riches en cellules musculaires lisses et en fibres collagène. Les symptômes n'apparaissent que lorsque la demande en oxygène tissulaire augmente et ne peut être satisfaite du fait de la sténose. Le terme évolutif peut être l'occlusion complète qui ne s'accompagne pas toujours de manifestations cliniques aiguës si la circulation collatérale de suppléance est de bonne qualité, particulièrement au niveau des membres inférieurs.

4.2.5. Les plaques instables

Les plaques instables, sans être nécessairement volumineuses, sont susceptibles de provoquer un accident ischémique aigu dû soit à la rupture soit à l'érosion d'une plaque. Les conséquences sont une activation locale de la coagulation responsable d'un thrombus plaquettaire blanc dans un premier temps, puis fibrino-cruorique. Les plaques instables sont généralement riches en lipides et en cellules mononucléées. Le thrombus peut être spontanément résolutif, être à l'origine d'un rétrécissement de la lumière ou au contraire d'une occlusion voire d'embolies distales. Sans la thrombose, l'athérome serait un désordre artériel beaucoup moins redoutable. L'athérosclérose est indissociable de la thrombose et l'incorporation des thrombi est un moteur puissant de la progression des plaques. La rupture de la plaque peut évoluer vers la cicatrisation, le thrombus mural ou l'occlusion.

5. Décrire les principes de la prise en charge au long cours d'un malade poly-athéromateux

5.1. Malade poly-athéromateux

Le patient poly-athéromateux peut être défini comme un sujet ayant une atteinte athéromateuse d'au moins deux territoires artériels différents, cliniquement symptomatiques ou asymptomatiques.

Si la maladie athéromateuse est une maladie diffuse, les territoires artériels réagissent différemment aux facteurs de risque (FDR) cardiovasculaires. L'hypercholestérolémie est le principal FDR coronaire, l'HTA le principal FDR carotidien et le tabac le principal FDR d'AOMI. D'autres facteurs de risque sont en cours d'émergence. Enfin, il ne faut pas oublier que certains facteurs de risque cardiovasculaire sont aussi des facteurs de risque de cancer (tabac), aggravant la mortalité déjà élevée chez ce type de patient.

5.2. Les principes de la prise en charge d'un patient poly-athéromateux

Ils comportent :

5.2.1. Prise en charge des facteurs de risque

Cf. item 219, prévention secondaire.

5.2.2. Bilan d'extension de la maladie athéromateuse

Quelle que soit la localisation athéromateuse, il est primordial de débuter ce bilan par un examen clinique appréciant les différents territoires artériels et recherchant un anévrisme de l'aorte abdominale.

Il faut réaliser un ECG, éventuellement complété par d'autres investigations non invasives (épreuve d'effort, échocardiographie de stress, scintigraphie myocardique).

Il faut réaliser une échographie de l'aorte abdominale pour dépister un anévrisme.

On peut réaliser une échographie-doppler des artères cervicales et des membres inférieurs.

5.3. Prise en charge spécifique de certaines localisations symptomatiques

La découverte d'une lésion athéromateuse asymptomatique pose le problème de sa prise en charge : faut-il surveiller ou intervenir ?

* **Pour les anévrismes de l'aorte abdominale** : la décision thérapeutique (chirurgie ouverte ou endo-prothèse) se discute en fonction du diamètre (intervention si ≥ 50-55mm de diamètre ou si celui-ci augmente de 0,5 cm dans l'année).

* **En cas de sténose carotidienne asymptomatique** : une intervention chirurgicale (endartériectomie) peut être discutée au cas par cas pour des sténoses > 70 % selon NASCET.

* **En cas d'atteinte coronarienne** : l'indication d'une revascularisation coronaire (stent ou pontage) est posée en fonction des différents examens (ECG d'effort, scintigraphie myocardique, échographie cardiaque de stress sous dopamine).

5.4. Prise en charge des complications

Cette prise en charge est abordée dans les chapitres correspondants.

5.5. Surveillance de l'efficacité et de la tolérance des différentes thérapeutiques, médicamenteuses ou non, et de l'observance

Il s'agit de la surveillance des différents traitements à visée cardiaque, antihypertensive, antiplaquettaire, antidiabétique, hypolipémiante voire antitabagique (cf. modules respectifs). Il faut s'assurer aussi de la pratique d'une activité physique régulière et de la réalité du sevrage tabagique quelle que soit la localisation athéromateuse.

Notes personnelles

5 LES 5 IDÉES-FORCES

- **Maladie fréquente :**
  - fréquence augmente avec l'âge, 120 à 130 000 nouveaux cas par an,
  - gradient nord/sud avec moindre fréquence en Europe du Sud,
  - impact financier de santé publique car maladie chronique avec fréquence élevée et morbimortalité importante.

- **Trois localisations principales :**
  - coronaires,
  - artères à destinée cérébrale,
  - artères de membres inférieurs,
  - polyvasculaire si au moins 2 territoires atteints.

- **Localisations préférentielles selon les facteurs de risque :**
  - HTA : artères à destinée cérébrale,
  - diabète, tabagisme : artères de membres inférieurs,
  - tabagisme, LDL cholestérol : coronaires.

- **Maladie avec une composante inflammatoire diffuse avec plusieurs étapes successives :**
  - accumulation du LDL cholestérol dans l'intima,
  - strie lipidique,
  - migration des cellules musculaires de la media vers le sous endothélium,
  - différentiation et multiplication des cellules musculaires,
  - formation d'une plaque d'athérome qui peut grossir, se rompre ou emboliser.

- **Traitement repose sur la correction des facteurs de risque et les médicaments (antiplaquettaire, statine, bloqueur du système rénine angiotensine).**

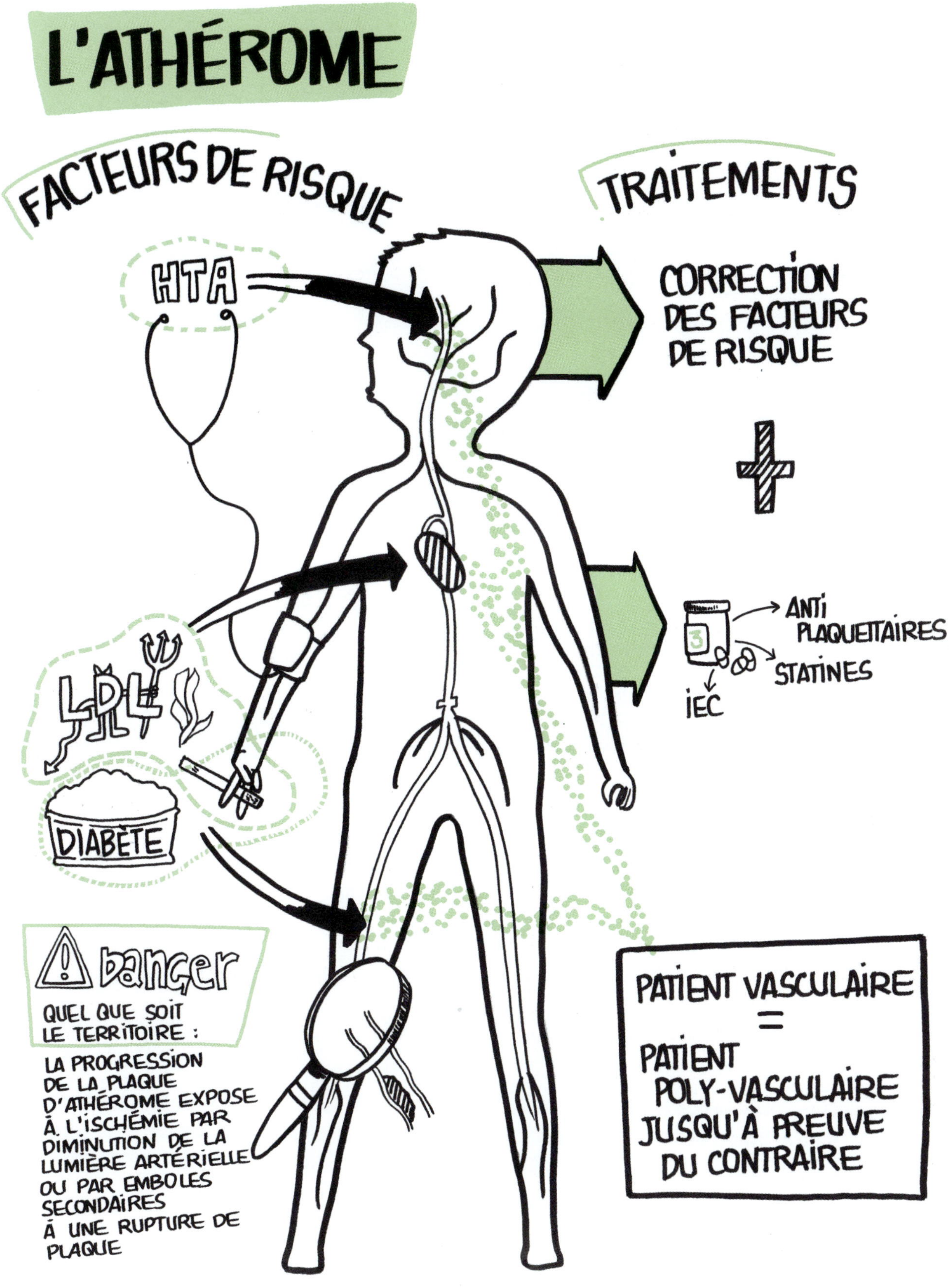
L'ATHÉROME
FACTEURS DE RISQUE
TRAITEMENTS
HTA
CORRECTION DES FACTEURS DE RISQUE
+
LDL
DIABÈTE
ANTI PLAQUETTAIRES
STATINES
IEC
Danger
QUEL QUE SOIT LE TERRITOIRE :
LA PROGRESSION DE LA PLAQUE D'ATHÉROME EXPOSE À L'ISCHÉMIE PAR DIMINUTION DE LA LUMIÈRE ARTÉRIELLE OU PAR EMBOLES SECONDAIRES À UNE RUPTURE DE PLAQUE
PATIENT VASCULAIRE = PATIENT POLY-VASCULAIRE JUSQU'À PREUVE DU CONTRAIRE

item 219

FACTEURS DE RISQUE CARDIOVASCULAIRE ET PRÉVENTION

OBJECTIFS PÉDAGOGIQUES

Expliquer les facteurs de risque cardiovasculaire

- Savoir définir la notion de facteur de risque.
- Connaître les facteurs de risque cardiovasculaire.

Expliquer l'impact pathologique des facteurs de risque cardiovasculaire

- Connaître l'impact des facteurs de risque cardiovasculaire sur le développement de la maladie athéromateuse dans ses 3 localisations les plus fréquentes.

Expliquer la notion de stratification du risque

- Connaître les marqueurs de risque cardiovasculaire.
- Savoir expliquer comment évaluer et quantifier le risque vasculaire d'un patient.
- Savoir interpréter une échelle de risque cardiovasculaire.

Expliquer les modalités de prévention primaire et secondaire des facteurs de risque cardiovasculaire

- Savoir définir ce qu'est la prévention primaire.
- Savoir définir ce qu'est la prévention secondaire.
- Savoir définir et identifier la population cible devant bénéficier d'une prévention primaire des facteurs de risque cardiovasculaire.
- Savoir définir et identifier la population cible devant bénéficier d'une prévention secondaire des facteurs de risque cardiovasculaire.
- Savoir initier et surveiller une prévention primaire en fonction des facteurs de risque cardiovasculaire.
- Savoir initier et surveiller une prévention secondaire en fonction des facteurs de risque cardiovasculaire.

Expliquer les stratégies individuelles et collectives

- Connaître la justification de la prévention primaire et secondaire des facteurs de risque cardiovasculaire à l'échelle individuelle.
- Savoir expliquer ce qu'est une stratégie collective de prévention.

1. Définition

Un facteur de risque (FDR) est défini comme une condition associée à une augmentation de l'incidence de la maladie avec un lien supposé causal, contrairement au marqueur de risque (MR) qui est une condition associée à la maladie mais sans nécessairement de lien causal.

Sous le terme de maladies cardiovasculaires (CV), on regroupe les affections liées à l'athérosclérose. Il peut s'agir des maladies coronariennes, des accidents vasculaires cérébraux (AVC), des pathologies vasculaires périphériques et de l'insuffisance cardiaque. Les complications de l'athérosclérose représentent la première cause de mortalité et de morbidité dans la plupart des pays.

La recherche des facteurs et marqueurs de risque est fondamentale car elle permet d'identifier les sujets à risque d'événement cardiovasculaire et de définir des stratégies d'intervention en fonction des facteurs de risque présents.

Les différentes combinaisons possibles de ces facteurs de risque montrent une augmentation exponentielle du risque d'athérosclérose et non pas une addition, ce qui justifie une détermination personnalisée du niveau de risque pour chaque individu. Certains FDR comme l'âge, le sexe, ou les facteurs génétiques ne sont pas modifiables ; d'autres FDR sont dits modifiables car ils sont accessibles à une intervention. Une quantification du risque global est possible pour prendre en compte le poids respectif des différents facteurs de risque à partir des données issues de grandes études épidémiologiques.

2. Identification des différents facteurs de risque d'athérosclérose

Les facteurs de risque sont classés en deux groupes : les facteurs de risque constitutionnels ou non modifiables et les facteurs environnementaux, qu'ils soient liés à des habitudes de vie (facteurs comportementaux) ou à l'environnement (climat, pollution).

2.1. Les facteurs de risque constitutionnels ou non modifiables

2.1.1. L'hérédité

Les antécédents familiaux de maladie cardiovasculaire qui ont touché un ou plusieurs parents du premier degré sont un FDR d'autant plus important que l'âge de survenue des événements a été précoce dans la famille (mort subite ou IDM chez apparenté homme de premier degré < 55 ans, ou chez apparentée femme de premier degré < 65 ans).

2.1.2. L'âge

Les lésions d'athérosclérose apparaissent très précocement et s'aggravent avec l'âge. Elles intéressent chronologiquement les niveaux aortique, coronarien puis carotidien. L'âge est un FDR en ce qu'il reflète la durée d'exposition d'un individu aux autres FDR.

2.1.3. Le sexe masculin

La femme a un risque d'athérosclérose plus faible que l'homme grâce à l'influence bénéfique des œstrogènes naturels sur le profil lipidique, sur la sensibilité à l'insuline et sur la pression artérielle. Cette protection disparaît 10 à 15 ans après la ménopause. Contrairement au risque cardiaque qui est plus faible chez la femme, le risque d'AVC est identique dans les deux sexes.

2.2. Les facteurs de risque modifiables

Les FDR majeurs sont représentés par le tabagisme, l'HTA, le diabète, l'élévation du cholestérol total, du LDL-cholestérol et la diminution du HDL-cholestérol.

2.2.1. Le tabagisme

En plus de son effet cancérigène, le tabac est un FDR cardiovasculaire majeur quel que soit le type de tabagisme, actif ou passif. Les effets délétères du tabac sont liés à la quantité quotidienne de tabac consommée par jour, à l'âge de début et à la durée de l'exposition, d'où l'évaluation de l'exposition au tabac en nombre de paquets/années (nombre de paquets consommés par jour multiplié par le nombre d'années de consommation). Le risque augmente linéairement avec l'augmentation du nombre de paquets/années. Le tabagisme est responsable d'environ 10 % des affections cardiovasculaires. Son effet est plus marqué chez les femmes, les hommes jeunes et les grands fumeurs. Il s'exprime en particulier au niveau des membres inférieurs et au niveau coronaire.

Le risque de coronaropathie décroit après l'interruption du tabagisme ; il rejoint celui de la population générale au terme de 15 ans. En 2014, environ 34 % des Français de 15 à 85 ans étaient fumeurs.

2.2.2. L'hypertension artérielle

L'hypertension artérielle (HTA) se définit par une pression artérielle systolique (PAS) ≥ 140 mmHg ou une pression artérielle diastolique (PAD) ≥ 90 mmHg. Son impact cardiovasculaire est cérébral (AVC), cardiaque (insuffisance coronaire et cardiaque) et rénal. Elle est la première cause mondiale de décès prématurés. La prévalence de l'HTA augmente avec l'âge, le poids et le sexe (homme) pour atteindre un plateau après 60 ans. En population générale française, la prévalence serait > 24 % au-delà de 35 ans ; plus de 14 millions de sujets seraient hypertendus. Comparés aux sujets indemnes, les hypertendus ont un risque de décès 5 fois plus important lorsqu'ils présentent 1 à 2 FDR associés, au-delà le risque est 15 fois plus important. Le risque d'événement coronaire fatal double pour chaque augmentation de 20 mmHg.

La pression artérielle pulsée (PAS – PAD) est étroitement corrélée à l'hypertrophie ventriculaire gauche, au développement des complications de l'HTA et à la mortalité cardiovasculaire.

2.2.3. Hypercholestérolémie

L'élévation du cholestérol total, du LDL-cholestérol et la diminution du HDL-cholestérol sont des FDR indépendants de maladie CV. À l'inverse, l'élévation du HDL-cholestérol est protectrice.

L'impact des dyslipidémies prédomine sur le risque coronaire. La relation entre cholestérol total ou le LDL-cholestérol et le risque de coronaropathie est linéaire et sans effet de seuil.

En France, environ 25 % des sujets > 65 ans présentent des désordres lipidiques.

2.2.4. Le diabète

Les diabètes de type I et II sont associés à une augmentation importante du risque CV. Pour le diabète de type I, le risque cardiovasculaire apparaît dès l'âge de 30 ans et est d'autant plus important que le contrôle glycémique est mauvais et qu'il y a une néphropathie diabétique associée (micro ou macroalbuminurie ou insuffisance rénale). La prévalence mondiale du diabète est estimée à environ 10 % ; en France, elle s'élève à 6 % au-delà de 65 ans.

Le diabète de type II et l'intolérance au glucose sont associés à un risque cardiovasculaire majeur (augmentation d'un facteur 3). L'effet est plus marqué chez les femmes. Le diabète de type II est fréquemment associé à d'autres facteurs de risque (HTA, dyslipidémie, obésité androïde).

2.2.5. Les autres facteurs de risque vasculaire

2.2.5.1. La sédentarité

Le manque d'activité physique régulière est associé à une augmentation du risque de mortalité cardiovasculaire dans la plupart des études épidémiologiques. Elle est définie par une activité physique modérée < 5 fois 30 minutes par semaine. L'activité physique modifie certains facteurs de risque (maintien d'un poids normal, diminution de la consommation de tabac et modification du régime alimentaire). Par ailleurs, l'activité physique diminue le LDL-cholestérol, augmente le HDL-cholestérol et diminue la pression artérielle.

2.2.5.2. L'obésité

Elle est évaluée par l'indice de masse corporelle ou IMC (poids/taille^2). Les normales sont de 20 à 25 chez l'homme et de 19 à 24 chez la femme. On parle de surpoids lorsque l'IMC est l'IMC est ≥ 25 < 30 et d'obésité > 30. L'obésité est dite morbide pour des IMC > 40. Par ailleurs, cette obésité peut être de type gynoïde ou androïde. C'est la répartition androïde des graisses, avec l'augmentation de la masse grasse intra-abdominale, qui augmente le plus le risque CV. Elle est estimée par la mesure de la circonférence abdominale au niveau de l'ombilic (< 102 cm chez l'homme et < 88 cm chez la femme). L'obésité est très liée à l'HTA, au diabète, aux dyslipidémies ; elle participe à la définition du syndrome métabolique.

2.2.5.3. Le syndrome métabolique

Il est défini par l'association d'au moins trois facteurs de risque :

* obésité abdominale : tour de taille ≥ 102 cm (homme) ou ≥ 88 cm (femme). À noter que ce critère n'est plus indispensable depuis un consensus de 2009 car les paramètres de tour de taille varient selon les pays ;
* triglycérides ≥ 150 mg/dL (1,7 mmol/L) ;
* HDL-cholestérol < 40 mg/dL (1 mmol/L) chez l'homme et < 50 mg/dL (1,3 mmol/L) chez la femme ;
* Pression artérielle ≥130 / ≥ 85 mmHg ;
* glycémie à jeun > 1,10 g/L (6,1 mmol/L).

2.2.5.4. Le régime alimentaire

L'effet athérogène du régime alimentaire repose sur la modification de plusieurs FDR tels que les lipides, la glycémie, l'HTA et est très intriqué avec des FDR comme l'obésité. C'est la consommation d'acides gras saturés qui est athérogène en augmentant le LDL-cholestérol. Le régime méditerranéen (pauvre en acides gras saturés et riche en acides gras insaturés) est associé au risque cardiovasculaire le plus bas et à l'espérance de vie la plus longue. La consommation de fruits et légumes réduit le risque. On peut rattacher à ce risque l'excès de consommation de sel (consommation moyenne 9-10 g/jour), source d'HTA et de manifestations CV. La consommation recommandée est < 5-6 g/jour.

La mortalité cardiovasculaire est réduite chez les consommateurs modérés d'alcool. Les consommations importantes sont classiquement associées à une mortalité importante. La consommation excessive d'alcool est susceptible d'augmenter la pression artérielle, le poids, les triglycérides et le risque de cancer.

2.2.5.5. Les facteurs psychosociaux

Ils sont représentés par :

* un niveau socio-économique bas, l'absence de soutien social, le stress au travail et en famille ;
* la dépression, l'anxiété, une personnalité de type D.

Ces facteurs influent en particulier sur l'adhérence aux traitements et les conseils d'hygiène de vie.

2.2.5.6. Autres facteurs de risque biologiques

Ces critères biologiques ne sont pas des facteurs de risque majeurs.

L'hyperhomocystéinémie. Elle est associée à un risque accru d'évènements CV quel que soit le territoire. Les études de prévention n'ont pas montré à ce jour l'efficacité de l'acide folique à réduire la morbidité et la mortalité cardiovasculaire même chez les patients ayant une atteinte vasculaire préexistante.

L'hypertriglycéridémie. Les liens entre les triglycérides et les autres facteurs du syndrome métabolique sont nombreux. Malgré tout, dans les études épidémiologiques, l'élévation des triglycérides est associée nettement à une augmentation du risque coronaire et plus faiblement cérébral.

Le fibrinogène. Son élévation est un facteur de risque coronaire indépendant.

La Protéine C-réactive (CRP) mesurée par méthode ultrasensible. L'augmentation de la CRPus est associée à un risque accru d'événements cardiovasculaires (en particulier insuffisance coronaire, AVC ischémique et mortalité vasculaire). Elle serait aussi associée à un risque de décès par cancer.

Les marqueurs biochimiques : Interleukine 6, leptine, insuline, adiponectine, Lp(a) et la rénine plasmatique. La place de l'ensemble de ces nouveaux marqueurs de risque dans la stratification du risque cardiovasculaire global et dans la prise en charge thérapeutique des patients n'est pas établie.

2.3. Les marqueurs de risque

L'identification d'une atteinte des organes cibles est recommandée. Elle témoigne du retentissement des facteurs de risque sur ces organes. Cette progression majore le risque bien au-delà de la simple présence de facteurs de risque. Chaque fois que possible, il est recommandé de dépister l'atteinte de plusieurs organes (cœur, vaisseaux, reins, cerveau) car l'atteinte de plusieurs organes est associée à un pronostic plus grave.

2.3.1. Rein

Les marqueurs d'atteinte rénale incluent l'estimation de la **clairance de la créatinine** par la formule de Cockcroft-Gault ou de la filtration glomérulaire par la formule MDRD et la recherche d'une microalbuminurie (30 à 300 mg/24 heures). La présence d'une insuffisance rénale ou d'une **microalbuminurie** est associée à un risque accru de survenue d'évènements cardiovasculaires.

2.3.2. Cœur

L'hypertrophie concentrique du ventricule gauche est identifiée comme le meilleur marqueur structurel cardiaque d'un risque CV augmenté (ECG : index de Sokolow-Lyons > 38 mm, produit de Cornell > 2 440 mm.ms ; échocardiographie : index de masse ventriculaire gauche).

Une fréquence cardiaque élevée est reliée au risque de morbi-mortalité cardiovasculaire, et à la mortalité totale. Néanmoins, du fait de l'étendue de la plage de normalité de la fréquence cardiaque au repos (60 à 90 battements/min), il est, actuellement, difficile de proposer une valeur seuil qui améliorerait la stratification du risque.

2.3.3. Vaisseaux

L'index de pression systolique cheville/bras abaissé (<0.90) **ou > 1.40** est un marqueur facile à obtenir d'une maladie athéromateuse et d'un risque cardiovasculaire accru. Cette mesure est recommandée chez les sujets asymptomatiques dont le risque est modéré ou intermédiaire. La mise en évidence d'un IPS pathologique peut faire évoluer le sujet dans la classe de risque plus élevée.

En cas de sténose carotidienne asymptomatique > 50 %, le sujet est considéré à risque très élevé d'événement CV.

Une augmentation du calcium intra-coronaire décelée par tomodensitométrie permet de classer le sujet à haut risque cardiovasculaire.

Les autres marqueurs ne sont pas réalisés en routine où leur découverte ne débouche pas sur une recommandation forte de prise en charge. Ces tests sont représentés par l'échographie des carotides avec mesure de **l'épaisseur intima-media**, l'étude de la vitesse de l'onde de pouls carotido-fémorale, la recherche d'une dysfonction endothéliale.

2.3.4. Autres marqueurs

Une dysfonction érectile est fréquente chez les sujets à haut risque d'événement CV.

Le syndrome d'apnée du sommeil est associé à une augmentation de près de 70 % du risque d'événement CV.

Les maladies auto-immunes et l'antécédent de pré-éclampsie sont associés à un risque cardio-vasculaire accru.

3. ESTIMATION DU RISQUE CARDIOVASCULAIRE GLOBAL CHEZ UN INDIVIDU

3.1. Mode d'expression du risque cardiovasculaire global

Le risque cardiovasculaire global d'un individu est la probabilité de développer dans un temps donné un événement CV, quel que soit le territoire. Il peut s'exprimer sous forme :

* de **risque absolu** (probabilité pour un sujet de survenue d'un événement CV sur une période de temps donnée) ;
* de **risque relatif** (probabilité de survenue d'un événement CV chez un sujet ayant un ou plusieurs FDR rapporté à la probabilité de survenue de ce même événement en l'absence de ces FDR) ;
* d'**espérance de vie** ;
* de **risque vie entière** (probabilité de survenue d'un événement CV estimé sur l'ensemble des années restant à vivre).

3.2. Échelles et modèles d'évaluation du risque cardiovasculaire

3.2.1. Principe

Des modèles permettant l'évaluation de ce risque ont été développés à partir de grandes études épidémiologiques en population générale. Le risque d'un sujet est déduit à partir de quelques critères (âge, sexe, FDR). Comme tous les critères potentiels ne sont pas pris en compte, les performances de ces modèles sont fonction des caractéristiques des populations. Il est donc préférable d'utiliser des échelles adaptées à la population étudiée. Certains modèles prennent en compte le risque d'événement CV (Framingham), d'autres le risque de décès (Score).

3.2.2. Le modèle européen Score

L'usage du modèle européen Score est recommandé. Il existe sous deux formes en fonction du niveau de risque des populations : à bas risque et haut risque. En France, il faut utiliser le modèle « population à bas risque ». Il prend en compte l'âge, le sexe, le tabagisme, le cholestérol total (ou le HDL-cholestérol) et les chiffres les chiffres de pression artérielle. Il est applicable à des sujets indemnes d'antécédents CV ou de diabète dont l'âge est compris entre 40 et 65 ans. On estime qu'un risque de décès CV à 10 ans évalué à 5 % correspond à un risque d'événement CV de 20 % sur la même période.

Cette échelle peut être utilisée :

* à la demande du sujet ;
* ou si lors d'une consultation l'on est confronté aux situations sous-jacentes :
  - mise en évidence d'une obésité, en particulier abdominale ;
  - présence d'un ou plusieurs FDR (HTA, dyslipidémie, glycémie) ;
  - fumeur d'âge « moyen » ;
  - antécédents familiaux de maladie CV précoce ou FDR majeurs ;
  - symptômes évocateurs de maladie CV.

Ce modèle peut sous-estimer le risque de certains sujets :

* sédentaires ou ceux avec obésité abdominale (en particulier jeunes) ;
* désocialisés ;
* avec antécédents familiaux de manifestation CV précoce ;
* avec lésions d'athérosclérose asymptomatique (exemple : plaque d'athérome en échographie) ;
* avec une insuffisance rénale modérée à sévère ;
* avec un HDL-cholestérol bas, des triglycérides élevés, ou d'autres marqueurs biologiques.

Quatre catégories de risques sont définies :

* très haut risque CV :
  - antécédents de maladie CV symptomatique (syndrome coronarien aigu, AVC, revascularisation cardiaque ou périphérique, artériopathie oblitérante des membres inférieurs, anévrisme de l'aorte) ;
  - diabète (type 1 ou 2) avec au minimum un autre FDR ou une atteinte d'organe cible (exemple microalbuminurie 30-300 mg/24 heures) ;
  - insuffisance rénale sévère (clairance de la créatinine $<$ 30 mL/mn/1,73 m^2) ;
  - évaluation par le score Score $>$ 10 % ;
* haut risque CV :
  - élévation importante d'un FDR (HTA sévère ou hypercholestérolémie familiale par exemple) ;
  - diabète (type 1 ou 2) sans autre FDR ou atteinte d'organe cible ;
  - insuffisance rénale modérée (clairance de la créatinine 30-59 mL/mn/1,73 m^2) ;
  - évaluation par le score Score $\geq$ 5 % et $\leq$ 10 % ;
* risque modéré :
  - évaluation par le score Score $\geq$ 1 % et $<$ 5 % ;
* risque faible :
  - évaluation par le score Score $<$ 1 %.

La notion de risque global est suffisamment pertinente pour avoir été intégrée dans les dernières recommandations pour la pratique clinique soit de manière implicite (encouragement à traiter les patients à plus haut risque pour un même niveau de pression artérielle) voire de manière explicite. Dans le contexte de la prévention primaire, un haut niveau de risque cardiovasculaire à 10 ans justifie une stratégie thérapeutique agressive et le recours à des traitements pharmacologiques.

Femme — Pression systolique (mm Hg) × Cholestérol (mmol/L)

Âge	Pression systolique (mm Hg)	Non fumeuse 4	Non fumeuse 5	Non fumeuse 6	Non fumeuse 7	Non fumeuse 8	Fumeuse 4	Fumeuse 5	Fumeuse 6	Fumeuse 7	Fumeuse 8
65 ans	180	4	5	6	6	7	9	9	11	12	14
	160	3	3	4	4	5	6	6	7	8	10
	140	2	2	2	3	3	4	4	5	6	7
	120	1	1	2	2	2	3	3	3	4	4
60 ans	180	3	3	3	4	4	5	5	6	7	8
	160	2	2	2	2	3	3	4	4	5	5
	140	1	1	1	2	2	2	2	3	3	4
	120	1	1	1	1	1	1	2	2	2	3
55 ans	180	1	1	2	2	2	3	3	3	4	4
	160	1	1	1	1	1	2	2	2	3	3
	140	1	1	1	1	1	1	1	1	2	2
	120	0	0	1	1	1	1	1	1	1	1
50 ans	180	1	1	1	1	1	1	1	2	2	2
	160	0	0	1	1	1	1	1	1	1	1
	140	0	0	0	0	0	1	1	1	1	1
	120	0	0	0	0	0	0	0	0	1	1
40 ans	180	0	0	0	0	0	0	0	0	0	0
	160	0	0	0	0	0	0	0	0	0	0
	140	0	0	0	0	0	0	0	0	0	0
	120	0	0	0	0	0	0	0	0	0	0

Homme — Pression systolique (mm Hg) × Cholestérol (mmol/L)

Âge	Pression systolique (mm Hg)	Non fumeur 4	Non fumeur 5	Non fumeur 6	Non fumeur 7	Non fumeur 8	Fumeur 4	Fumeur 5	Fumeur 6	Fumeur 7	Fumeur 8
65 ans	180	8	9	10	12	14	15	17	20	23	26
	160	5	6	7	8	10	10	12	14	16	19
	140	4	4	5	6	7	7	8	9	11	13
	120	2	3	3	4	5	5	5	6	8	9
60 ans	180	5	6	7	8	9	10	11	13	15	18
	160	3	4	5	5	6	7	8	9	11	13
	140	2	3	3	4	4	5	5	6	7	9
	120	2	2	2	3	3	3	4	4	5	6
55 ans	180	3	4	4	5	6	6	7	8	10	12
	160	2	2	3	3	4	4	5	6	7	8
	140	1	2	2	2	3	3	3	4	5	6
	120	1	1	1	2	2	2	2	3	3	4
50 ans	180	2	2	3	3	4	4	4	5	6	7
	160	1	1	2	2	2	2	3	3	4	5
	140	1	1	1	1	2	2	2	2	3	3
	120	1	1	1	1	1	1	1	2	2	2
40 ans	180	0	1	1	1	1	1	1	1	2	2
	160	0	0	0	1	1	1	1	1	1	1
	140	0	0	0	0	0	0	1	1	1	1
	120	0	0	0	0	0	0	0	0	1	1

Cholestérol (mmol/L)

- 15 % et plus
- 10 à 14 %
- 5 à 9 %
- 3 à 4 %
- 2 %
- 1 %
- inférieur à 1 %

Risque de décès cardiovasculaire dans une population à faible risque.

Figure 1. **Modèle Score « Populations à bas risque ».**

4. Prévention cardiovasculaire

Le développement des maladies induites par l'athérosclérose est favorisé par des FDR modifiables. La diminution de la charge induite par ces affections repose tant sur des mesures collectives que des mesures individuelles. Sur le plan collectif, les efforts portent sur la mise en place de stratégies de réduction des FDR. Sur le plan individuel, on développe le dépistage des sujets à risque, le contrôle des FDR modifiables et la prescription de traitements de manière adaptée.

4.1. Les différents cadres de prise en charge

Trois situations peuvent être considérées :

4.1.1. Prévention primaire

Les patients sont indemnes de toute pathologie cardiaque ou vasculaire décelable.

Objectif : prévenir la survenue ultérieure d'accidents CV avérés, mortels ou non mortels (angor, infarctus du myocarde, accident vasculaire cérébral, artériopathie oblitérante des membres inférieurs, mort subite d'origine cardiovasculaire).

Moyens : prise en charge thérapeutique des facteurs de risque cardiovasculaire dont l'intensité dépend du niveau de risque cardiovasculaire de chaque individu.

En amont, la prévention cardiovasculaire a pour objectif le dépistage en particulier familial des sujets à risque (descendants, fratrie) dans les familles à haut risque (décès ou évènement cardiovasculaire chez un ascendant de moins de 55 ans chez l'homme et 65 ans chez la femme ou dans la fratrie) et la prévention de l'installation des facteurs de risque. Elle s'appuie sur des campagnes destinées aux enfants, aux adolescents et aux adultes jeunes (campagne anti-tabac, programme d'éducation nutritionnelle, lutte contre la sédentarité...).

4.1.2. Prévention « primo-secondaire »

Population ciblée : patients indemnes de pathologie cardiaque ou vasculaire cliniquement décelable mais ayant des lésions athéroscléreuses infra-cliniques (plaques athéroscléreuses sur les axes carotidiens dépistées en échographie vasculaire, etc.).

Objectifs : prévenir l'expression clinique ultérieure des lésions infra-cliniques, dépister d'autres localisations de la maladie athéroscléreuse, et, dans certains cas, favoriser leur régression.

Moyens : prise en charge thérapeutique vigoureuse des facteurs de risque CV.

4.1.3. Prévention secondaire

Population ciblée : patients ayant déjà eu un accident CV.

Objectifs : éviter la récidive ultérieure d'accidents cardiovasculaires, réduire la morbidité et la mortalité CV, dépister toutes les localisations de la maladie athéroscléreuse.

Moyens : prise en charge médicamenteuse vigoureuse des facteurs de risque mais aussi de la maladie CV constituée, qui peut nécessiter une approche spécifique.

4.2. Prévention collective

4.2.1. Principes

Quel que soit le facteur de risque CV envisagé, le seuil de traitement (médicamenteux ou non médicamenteux) s'est progressivement abaissé au cours des dernières années. La conséquence principale de cet abaissement a été la prise en charge d'un nombre croissant d'individus asymptomatiques à l'échelon de la population. Un grand nombre d'individus exposés à un faible risque sont responsables d'un plus grand nombre d'accidents ou de décès cardiovasculaires qu'un petit nombre d'individus exposés à un grand risque.

Lors d'une stratégie collective, il s'agit de réduire le nombre de facteurs de risque dans une population par des moyens non pharmacologiques tels que des campagnes de lutte contre l'alcoolisme, le tabagisme et la sédentarité, des campagnes de sensibilisation de l'opinion sur la consommation en sel, en graisses saturées, de fruits et de fibres en impliquant l'industrie agro-alimentaire, etc. L'impact d'une stratégie de prévention en population est probablement large. Ainsi une diminution de 3 à 5 mm Hg de la PA moyenne de la population pourrait réduire à elle seule de 10 % environ la mortalité cardiovasculaire. On estime qu'une baisse de 2 mm Hg de la PA diastolique de l'ensemble de la population réduirait autant l'incidence des événements coronaires et participerait à hauteur de 93 % à la réduction de l'incidence des AVC directement en rapport avec la prescription d'un traitement antihypertenseur chez les hypertendus ayant une PA diastolique supérieure à 95 mm Hg.

4.2.2. Objectifs

La stratégie de prévention en population a aussi pour objectifs :

* d'éviter l'acquisition des facteurs de risque, en particulier chez les enfants ;
* d'empêcher l'augmentation de niveau des facteurs de risque au cours du temps chez les sujets à niveau de risque moyen afin d'éviter la prescription de médicaments avec ses conséquences médicales, économiques et biologiques ;
* de réduire le nombre de sujets à haut risque nécessitant un traitement médicamenteux.

Les bénéfices de cette stratégie sont larges pour la société mais non mesurables à l'échelon individuel. Cet aspect de la prévention ne peut être entrepris qu'avec l'aide des autorités sanitaires et politiques d'un pays (exemple : loi anti-tabac, messages télévisuels de prévention nutritionnelle et de lutte contre la sédentarité...).

4.2.3. Recommandations

L'Organisation mondiale de la santé propose aux États de prendre en particulier les mesures suivantes :

4.2.3.1. Pour la lutte contre le tabagisme

* Ssurveiller la consommation de tabac et les politiques de prévention ;
* protéger la population contre la fumée du tabac dans les lieux publics et le lieu de travail ;
* offrir une aide à ceux qui veulent arrêter la consommation de tabac ;
* mettre en garde contre les méfaits du tabagisme ;
* faire respecter l'interdiction de la publicité en faveur du tabac, de la promotion et du parrainage ;
* augmenter les taxes et le prix sur le tabac.

4.2.3.2. Pour la promotion d'une alimentation saine

* d'élaborer une politique et un plan d'action nationaux sur l'alimentation et la nutrition en mettant l'accent sur les priorités nationales en matière de nutrition, et notamment sur la lutte contre les maladies non transmissibles liées à l'alimentation ;
* de mettre sur pied et appliquer des principes directeurs pour l'alimentation et préconiser des produits alimentaires plus favorables à la santé :
  - en réduisant la teneur en sel ;
  - en éliminant les acides gras trans produits industriellement ;
  - en diminuant les acides gras saturés ;
  - en limitant les sucres libres ;
* de fournir au consommateur des informations exactes et équilibrées afin de lui permettre de faire des choix favorables à la santé en connaissance de cause.

4.2.3.3. Pour la promotion de l'exercice physique

4.3. Prévention individuelle

Le détail des prises en charge spécifiques des FDR et des mesures hygiéno-diététiques est abordé dans les items suivants :

* dyslipidémies (n° 220 et 326) ;
* tabagisme (n° 73) ;
* hypertension artérielle de l'adulte (n° 221) ;
* diabète (n° 245) ;
* nutrition en prévention primaire et secondaire (n° 246 et 247) ;
* activité physique (n° 247).

4.3.1. Principe

La prévention individuelle repose en premier sur l'identification des sujets à risque. En situation de prévention primaire pour un FDR de risque donné, l'évaluation générale du risque guide la stratégie de prise en charge de ce FDR. Le recours aux interventions médicamenteuses en complément des règles hygiéno-diététiques est fonction du nombre et de la gravité des FDR associés. En prévention secondaire, vu la situation de risque élevé, le recours aux interventions médicamenteuses est systématique.

4.3.2. Population cible

Quels sujets doivent être l'objet d'une évaluation ?

* Une évaluation des FDR comportant un bilan lipidique peut être envisagée chez l'homme ≥ 40 ans et la femme ≥ 50 ans ou ménopausée.
* Une évaluation doit être réalisée chez tous les sujets présentant une maladie cardiovasculaire. Ces sujets doivent recevoir lors de leur prise en charge, des lignes de conduite claires vis-à-vis de leur traitement et des règles hygieno-diététiques afin de diminuer les événements ultérieurs.

4.3.3. Modalité d'intervention

4.3.3.1. Tabagisme

Dans tous les cas, il faut réaliser le conseil minimum (cf. objectif n° 73). On recommande la mise en place de stratégies comportementales.

4.3.3.2. Nutrition

Un régime alimentaire sain est un élément fondamental du contrôle des maladies CV. Il repose sur :

* un apport en acides gras saturés < 10 % avec une substitution par des acides gras polyinsaturés, un apport quotidien en sel < 5-6 g ;
* 30 à 45 g de fibres par jour ;
* 200 g de fruits/jour ;
* 200 g de légumes/jour ;
* du poisson 2 fois/semaine ;
* une consommation d'alcool limitée à 20 g/jour pour les hommes et 10 g/jour pour les femmes ;
* un contrôle du poids en cas de surpoids ou obésité.

4.3.3.3. Activité physique

L'activité physique doit être modérée à raison 2 h 30 à 5 heures/semaine. En cas d'antécédent d'affection CV, il est recommandé de réaliser au minimum 30 minutes d'activité physique modérée 5 fois/semaine.

Ces mesures peuvent être complétées par la participation à des protocoles d'éducation thérapeutique, ou d'autres programmes à visée comportementale.

4.3.3.4. Facteurs de risque

Contrôler l'HTA. Les règles hygiéno-diététiques décrites ci-dessus sont à adopter chez tous les hypertendus. Un traitement médicamenteux sera initié d'emblée en cas d'HTA de grade 3 ainsi que chez les sujets sujets avec HTA de grade 1 ou 2 qui sont à haut ou très haut risque cardiovasculaire. L'objectif de pression artérielle systolique est < 140 mmHg (diastolique < 90 mmHg).

Équilibrer le diabète. La cible d'$HBA1_c$ varie en fonction de l'âge. Un taux < 7 % est recommandé. La pression artérielle cible est de 140/80 mmHg. La prescription de statine est recommandée chez les diabétiques. En l'absence d'antécédent cardiovasculaire ou de mise en évidence de lésion d'athérosclérose, il n'y a pas d'indication de prescription d'aspirine.

Contrôler les dyslipidémies. Chez les sujets à très haut risque, l'objectif de LDL-cholestérol est de 0,70 g/L ; pour les patients à haut risque il est porté à 1 g/L. En cas de risque modéré ou bas, les seuils sont à 1,15 g/L pour le LDLc. Une augmentation du calcium intra-coronaire décelée par tomodensitométrie permet de classer le sujet à haut risque cardiovasculaire.

Certaines sociétés proposent la prescription systématique de 80 mg d'atorvastatine lors des situations de prévention secondaire.

Freiner l'athérogénèse. Un traitement anti-plaquettaire est recommmandé. En monothérapie : en prévention secondaire.

Inscrire les patients dans un programme d'éducation thérapeutique. L'éducation thérapeutique complète la prise en charge de ces sujets. Elle participe à l'observance et a pour objectif d'impliquer le sujet dans la prise en charge et le contrôle de ses désordres. Elle est organisée dans le cadre de programmes bien définis et soumis à autorisation.

4.4. Les acteurs des programmes de prévention

4.4.1. Médecins généralistes

La mise en place de ces programmes repose en grande partie sur le médecin généraliste qui peut initier une évaluation, mettre en place, et coordonner un programme de prévention. Il participe au suivi sur le long terme.

4.4.2. Médecins spécialistes

Les autres spécialistes (médecins vasculaires, cardiologues, diabétologues...) sont impliqués en particulier dans les situations de prévention secondaire.

4.4.3. Les autres acteurs de santé

Les infirmières et autres acteurs de l'éducation thérapeutique doivent être intégrés à ces programmes.

Notes personnelles

5 LES 5 IDÉES-FORCES

- **Facteurs de risque cardiovasculaire :**
  - tabagisme,
  - HTA (pression artérielle > 140/90 mm Hg),
  - obésité (IMC > 30 kg/m^2),
  - sédentarité,
  - diabète (2 glycémies > 1.26 g/L),
  - hyper LDL cholestérolémie,
  - hypo HDL cholestérolémie,
  - hérédité (apparentés premier degré homme < 55 ans, apparentés premier degré femme < 65 ans).

- **Le score Européen Score pays à faible risque permet d'évaluer et de quantifier le risque de mortalité à 10 ans en France d'un sujet de 40 à 65 ans n'ayant pas d'antécédent cardiovasculaire ni de diabète (le score de Framingham s'applique à une population américaine et estime le risque de survenue d'événements cardiovasculaires).**

- **Le risque CV de la femme augmente 10 à 15 ans après la ménopause.**

- **Prévention primaire : mieux vaut prévenir que guérir.**

- **Prévention collective et individuelle.**

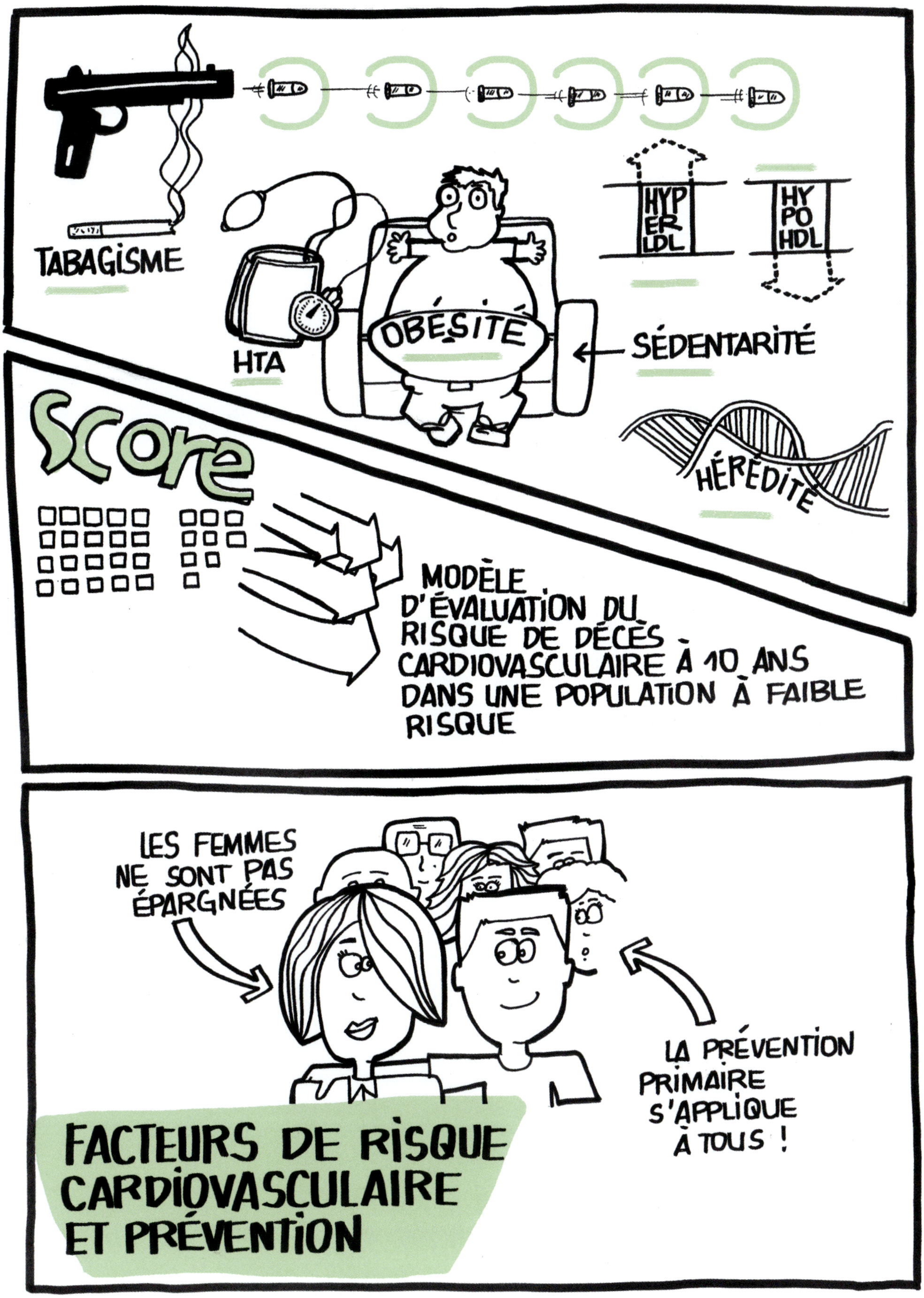
TABAGISME
HTA
OBÉSITÉ
SÉDENTARITÉ
HYPER LDL
HYPO HDL
HÉRÉDITÉ
SCORE
MODÈLE D'ÉVALUATION DU RISQUE DE DÉCÈS CARDIOVASCULAIRE À 10 ANS DANS UNE POPULATION À FAIBLE RISQUE
LES FEMMES NE SONT PAS ÉPARGNÉES
LA PRÉVENTION PRIMAIRE S'APPLIQUE À TOUS !
FACTEURS DE RISQUE CARDIOVASCULAIRE ET PRÉVENTION

53

item 220

DYSLIPIDÉMIES

OBJECTIFS PÉDAGOGIQUES

Diagnostiquer les principales hyperlipidémies primaires et secondaires

* Être capable de définir une dyslipidémie.
* Être capable de définir une dyslipidémie primaire.
* Être capable de définir une dyslipidémie secondaire.
* Savoir quel examen prescrire pour diagnostiquer une dyslipidémie.
* Savoir interpréter un bilan lipidique.

Connaître les recommandations pour la prise en charge des dyslipidémies

* Connaître les différentes thérapeutiques médicamenteuses et non médicamenteuses utilisées dans la prise en charge des dyslipidémies.
* Savoir déterminer la cible du LDLc en fonction du terrain.
* Connaître les recommandations françaises pour la prise en charge des dyslipidémies.

1. Diagnostiquer les principales hyperlipidémies primaires et secondaires

1.1. Être capable de définir une dyslipidémie

Les dyslipidémies constituent un facteur de risque cardiovasculaire majeur avec l'hypertension artérielle (HTA), le diabète et le tabac. Elles doivent être dépistées par un dosage du cholestérol total, des triglycérides et des sous fractions lipoprotéiniques chez tout Français à partir de l'âge de 20 ans, voire plus tôt s'il existe un contexte familial de dyslipidémie connue.

On distingue classiquement 5 grands types de dyslipidémies primaires selon la classification de Fredrickson en fonction du type de lipoprotéines le plus élevé :

* type I : hyperchylomicronémie (triglycéridémie exogène) ;
* type II : bétalipoprotéine et cholestérol LDLc dominant ;
* type IIa : hypercholestérolémie pure ;
* type IIb : hypercholestérolémie mixte (LDLc + VLDL augmentés) ;
* type III : augmentation des béta et pré-bétaliprotéines (LDLc + VLDL) ;
* type IV : augmentation des VLDL, hypertriglycéridémie endogène ;
* type V : hypertriglycéridémie endogène + exogène (type I + type IV).

1.2. Être capable de définir une dyslipidémie primaire

Les hyperlipidémies primaires sont des maladies génétiques en relation avec diverses mutations chromosomiques dont l'identification progresse régulièrement. Elles peuvent être :

* **monogéniques** : hypercholestérolémie familiale liée à un déficit relatif ou absolu des récepteurs aux LDLc, hyperchylomicronémie liée à un déficit en Lipoprotéine lipase ;

ou

* **polygéniques** : hypercholestérolémie, hypertriglycéridémie, hypoHDLémie dues à des polymorphismes de l'Apo E variables selon les ethnies et les conditions environnementales.

Dans la pratique, on peut individualiser 3 principaux types de dyslipidémie selon le phénotype : hypercholestérolémie, hypertriglycéridémie, hyperlipidémie mixte avec augmentation conjointe du cholestérol et des triglycérides. Leur expression peut varier dans le temps en fonction des modifications du mode de vie des individus. Il n'y a pas de relation d'équivalence stricte génotype – phénotype en matière de dyslipidémies.

La découverte d'une dyslipidémie primitive impose une enquête familiale.

1.3. Être capable de définir une dyslipidémie secondaire

L'interrogatoire, l'examen clinique et l'analyse du contexte sont essentiels pour orienter vers une des nombreuses étiologies des dyslipidémies secondaires qui seront confirmées par des examens complémentaires ciblés.

1.3.1. Hypercholestérolémie prédominante

* hypothyroïdie (TSH us) ;
* cholestase (gamma GT, phosphatases alcalines) ;
* anorexie mentale.

1.3.2. Hypertriglycéridémie prédominante

* diabète de type 2 (glycémie à jeun) ;
* syndrome métabolique (glycémie à jeun, tour de taille) ;
* syndrome néphrotique (protéinurie des 24 heures) ;
* glycogénoses.

1.3.3. Hyperlipidémies iatrogènes

* VIH et traitements anti rétroviraux ;
* alcool ;
* médicaments (corticoïdes, estroprogestatifs, immuno suppresseurs (ciclosporine, tacrolimus), rétinoïdes, ß-bloquants non cardiosélectifs, diurétiques thiazidiques).

1.4. Savoir quel examen prescrire pour diagnostiquer une dyslipidémie

Le dépistage d'une dyslipidémie repose sur l'Exploration d'une Anomalie Lipidique (EAL).

Cette exploration doit être réalisée systématiquement à partir de 20 ans et non renouvelée en cas de résultats normaux et d'absence de facteurs de risque. En cas de bilan anormal, celui-ci devra être confirmé par un nouveau contrôle.

L'EAL comporte un prélèvement sanguin réalisé chez un patient à jeun depuis au moins 12 heures qui comprend :

* l'analyse de l'aspect du sérum (clair, opalescent ou lactescent) ;
* la mesure du cholestérol total (CT), des triglycérides (TG) et du HDL-cholestérol (HDLc) ;
* le calcul du LDL cholestérol (LDLc) par la formule de Friedewald : LDLc = CT – (HLDc + TG/5) (en g/L). Ce calcul n'est autorisé que si les TG sont $<$ 4 g/L. Dans le cas contraire, le LDLc devra être mesuré directement.

En France la plupart des résultats fournis par les laboratoires sont exprimés en g/L.

Le facteur de correction pour passer de g/L en mmol/L est de : cholestérol × 2,568, TG × 1,14. Le facteur de correction pour passer de mmol/L en g/L est de : cholestérol × 0,387 et TG × 0,875.

Le dosage des apolipoprotéines ne fait pas partie de l'EAL et n'est pas justifié en pratique clinique. L'apo A1 évolue parallèlement aux taux d'HDLc et sa diminution correspond à une augmentation du risque cardiovasculaire. L'apo B100 est corrélé positivement au taux de LDLc, son augmentation correspond à une augmentation du risque cardiovasculaire.

1.5. Savoir interpréter un bilan lipidique

Chez un sujet sans facteur de risque, l'EAL est considérée comme normale si :

* LDLc < 1,6 g/L ;
* TG < 1,5 g/L ;
* HDLc > 0,4 g/L.

Les facteurs de risque cardiovasculaire (FRCV) à prendre en compte pour déterminer les objectifs thérapeutiques du LDLc sont :

* l'âge : homme de 50 ans ou plus, femme de 60 ans ou plus ;
* les antécédents familiaux de maladie coronaire précoce :
  - infarctus du myocarde ou mort subite avant 55 ans chez le père ou chez un parent du 1er degré de sexe masculin ;
  - infarctus du myocarde ou mort subite avant 65 ans chez la mère ou chez un parent du 1er degré de sexe féminin ;
* tabagisme actuel ou interrompu depuis moins de 3 ans ;
* HTA permanente traitée ou non ;
* diabète de type 2 traité ou non ;
* HDLc < 0,4 g/L (1 mmol/L) ;

Un HDLc > 0,6 g/L est considéré comme un facteur protecteur et permet de retirer un risque au score des FRCV.

1.6. Définition des 4 catégories à risque cardiovasculaire (RCV)

Très haut risque CV

* patient avec maladie cardiovasculaire ;
* diabète type 2 ;
* diabète type 1 avec dommages d'organes ;
* insuffisance rénale modérée à sévère avec clairance de la créatinine < 60 mL/mn (Cockcroft) ;
* risque d'événement CV sur 10 ans calculé > 10 %.

Haut risque CV

* augmentation significative d'un facteur de risque individuel comme la dyslipidémie familiale et l'hypertension sévère ;
* risque d'événement CV sur 10 ans calculé > 5 % et < 10 %.

Risque moyen

* risque d'événement CV sur 10 ans calculé > 1 % et < 5 %.

Risque faible

* risque d'événement CV sur 10 ans calculé < 1 %.

2. Connaître les recommandations pour la prise en charge des dyslipidémies

2.1. Connaître les différentes thérapeutiques médicamenteuses et non médicamenteuses utilisées dans la prise en charge des dyslipidémies

2.1.1. Les thérapeutiques non médicamenteuses

Quel que soit le niveau de risque, les règles hygiéno-diététiques doivent être appliquées chez tous les patients :

* arrêt de l'intoxication tabagique en ayant recours à des substituts nicotiniques et à des consultations spécialisées ;
* restriction calorique chez les patients en surpoids ;
* diminution des graisses saturées ;
* apports complémentaires d'oméga-3 ;
* consommation de 5 fruits et légumes par jour ;
* réduction de la consommation de boissons alcoolisées à 2 verres de vin / jour chez l'homme et 1 verre de vin / jour chez la femme ;
* activité physique modérée mais régulière : au moins 150 minutes par semaine.

2.1.2. Les thérapeutiques médicamenteuses

Les principales classes de médicaments utilisés dans la prise en charge des différentes dyslipidémies sont :

* les statines (simvastatine, pravastatine, fluvastatine, atorvastatine, rosuvastatine) ;
* les résines (colestyramine) ;
* les inhibiteurs de l'absorption intestinale du cholestérol (ézétimibe) ;
* les fibrates (gemfibrozil, bézafibrate, fénofibrate) ;
* l'acide nicotinique (non commercialisé en France) ;
* les inhibiteurs de *proprotein convertase subtilisin kexin 9* (anti-PCSK9) qui sont cours de commercialisation.

2.1.2.1. Les statines

Les statines ont démontré, depuis plus de 20 ans, des bénéfices significatifs > à 20 % de réduction de la morbi-mortalité tant en prévention primaire qu'en prévention secondaire. C'est la classe thérapeutique à utiliser en première intention dès lors qu'un traitement médicamenteux est nécessaire pour le traitement d'une hypercholestérolémie ou d'une dyslipidémie mixte. Les myalgies sont fréquemment signalées par les patients (13 % des cas). Les rhabdomyolyses sont exceptionnelles mais méritent d'être recherchées par un dosage de CPK chez les patients qui présentent des douleurs musculaires sous statines. Leur risque augmente proportionnellement à l'utilisation de fortes posologies. Il existe un risque faible d'hépatites mais elles doivent être recherchées par un dosage des transaminases au début du traitement puis à 1 an.

2.1.2.2. Les résines

Les résines sont peu utilisées en France du fait d'un problème de tolérance (constipation sévère aux doses efficaces de 2 g/jour) et par la nécessité de les prendre à distance de plus de 6 heures de tout autre médicament liposoluble dont elles peuvent compromettre l'absorption. Elles sont surtout utilisées en cas d'intolérance aux statines. La preuve de leur efficacité sur la réduction de la morbi-mortalité cardiovasculaire ne repose que sur un seul essai clinique datant de plus de 30 ans.

2.1.2.3. Les inhibiteurs de l'absorption intestinale du cholestérol

Les inhibiteurs de l'absorption intestinale du cholestérol sont surtout utilisés en association avec les statines quand l'objectif cible de LDLc n'a pas pu être atteint avec la seule statine. Ils peuvent représenter une alternative en cas d'intolérance aux statines.

2.1.2.4. Les fibrates

Les fibrates, bien qu'utilisés très largement en France depuis plus de 40 ans, n'ont jamais démontré d'efficacité pour faire baisser la morbi-mortalité cardiovasculaire en dehors du cas particulier de sujets avec LDLc et HDLc bas. Sur le plan métabolique, ils permettent une diminution significative des VLDL (TG) > à 20 % et une augmentation d'environ 8 % des HDLc. Leur efficacité sur la baisse du LDLc est très inférieure à celle des statines. L'absence de bénéfice clinique démontré conduit à ne pas recommander leur prescription en première intention dans le traitement des hypercholestérolémies et à réserver leur utilisation en cas de contre-indications aux autres thérapeutiques médicamenteuses hypocholestérolémiantes ou au traitement des hypertriglycridémies pures après échec de la diététique.

2.1.2.5. Les associations d'hypolipémiants

Une bithérapie peut s'avérer nécessaire en deuxième intention chez certains patients à haut risque CV et qui gardent une hypertriglyécridémie malgré un traitement par statine. La tolérance musculaire peut poser des problèmes, notamment avec le gemfibrozil qui ne doit pas être utilisé dans ce cas. En fonction de l'anomalie lipidique résiduelle sous monothérapie, sont possibles :

* **pour diminuer le LDLc** : statine + ézétimibe ou statine + résine ;
* **pour diminuer le LDLc, diminuer les TG et augmenter le HDLc** : statine + acide nicotinique ou statine + fibrate ;
* **l'association de plusieurs hypolipémiants appartenant à la même classe pharmacologique** : elle est illogique et dangereuse ;
* **l'association statine + fénofibrate** : elle est déconseillée en routine mais peut se discuter après avis spécialisé. Elle nécessite une surveillance clinique et biologique régulière et rigoureuse ;
* **la combinaison gemfibrozil + statine** : elle est formellement contre-indiquée (risque majeur de rhabdomyolyse).

2.1.2.6. Les inhibiteurs de proprotein convertase subtilisin kexin 9 (PCSK9)

La proprotéine convertase subtilisine/kexine de type 9 (PCSK9), est une enzyme clé dans l'homéostasie du cholestérol. C'est une sérine protéase qui se lie aux récepteurs aux LDL. L'inhibition de PCSK9 réduit ainsi le taux de LDL-c circulant. Actuellement 3 anticorps monoclonaux inhibiteurs du PCSK9 (alirocumab, evolocumab et becocizumab) sont évalués dans des essais cliniques de phase 1 et 2. Les premiers résultats de ces essais indiquent une réduction espérée des événements cardiovasculaires. Ainsi, l'inhibition du PCSK9 semble tenir ses promesses d'une thérapeutique permettant une diminution significative du risque chez les patients porteurs d'une maladie cardiovasculaire. Ces molécules vont pouvoir être utilisées prochainement en France chez les patients présentant une hypercholestérolémie familiale.

2.2. Savoir déterminer la cible du LDLc en fonction du terrain

La valeur cible du LDLc dépend du niveau de risque estimé. Cette valeur cible n'est pas toujours la même en Europe et aux USA où les critères d'évaluation du risque CV ne sont pas toujours identiques et surtout elle fluctue en fonction de l'évolution des données épidémiologiques et des résultats des essais cliniques. Les propositions des sociétés savantes, très souvent mises à jour, diffèrent des données de l'AFSSAPS dont les dernières recommandations datent de 2005. Les recommandations européennes récentes tiennent compte des résultats de méta-analyses récentes (Lancet 2010) qui démontrent sur un suivi de plus de 170 000 patients, qu'une baisse de 1 mmol/L de LDLc s'accompagne d'une baisse de 28 % sur un an du risque relatif de voir survenir un événement cardiovasculaire grave.

Les valeurs cibles du LDLc retenues par l'ESC (*European Society of Cardiology*) et l'EAS (*European Atherosclerosis Society*) en 2016 sont les suivantes :

* patients à très haut risque : LDLc < 1,8 mmol/L (0,70 g/L) ou > 50 % de réduction ;
* patients à haut risque : LDLc < 2,5 mmol/L (1 g/L) ;
* patients à risque faible à modéré : LDLc < 3 mmol/L (1,15 g/L).

Les recommandations américaines (AHA) ont proposé une autre stratégie, utilisant les traitements par statines de haute intensité pour les sujets à haut risque et les statines de faible intensité pour les sujets à risque modéré.

2.3. Connaître les recommandations françaises pour la prise en charge des dyslipidémies

Les recommandations de la HAS proposent en 2017 :

* patients à très haut risque : LDLc < 1,8 mmol/L (0,70 g/L) ;
* patients à haut risque : LDLc < 2,5 mmol/L (1 g/L) ;
* patients à risque modéré : LDLc < 3,4 mmol/L (1,3 g/L) ;
* patients à risque faible : LDLc < 4,9 mmol/L (1,9 g/L).

Notes personnelles

5 LES 5 IDÉES-FORCES

- **Le dépistage d'une dyslipidémie repose sur l'évaluation d'une anomalie lipidique (EAL) :**
  - aspect du sérum,
  - mesure du taux de cholestérol total et de HDL cholestérol,
  - mesure du taux de triglycérides,
  - calcul du taux de LDL cholestérol.

- **On distingue 2 types de dyslipidémies :**
  - **les primaires** de cause génétique monogénique ou polygénique, familiale le plus souvent ;
  - et **les secondaires** liées à un excès d'apport exogène en lipides ou en sucres ou liées à des maladies ou à des médicaments.

- **Il faut toujours rechercher une cause de dyslipidémie secondaire lorsque des anomalies lipidiques sont découvertes chez quelqu'un non connu comme dyslipidémique.**

- **La prise en charge repose sur :**
  - la correction des facteurs de risque cardiovasculaire ;
  - les mesures hygiénodiététiques (alimentation, activité physique) :
    - réduction des apports en glucides simples et en alcool, dans les hypertriglycéridémies,
    - réduction des apports en charcuterie, viande rouge et matières grasses dans l'hypercholestérolémie ;
  - des médicaments :
    - si hypercholestérolémie en prévention secondaire et primaire :
      - en première intention : statine,
      - en seconde intention : résine ou inhibiteur d'absorption du cholestérol,
    - fibrate si hypertriglycéridémie.

- **La valeur cible des taux de lipides (ESC 2012) dépend du niveau de prévention (primaire ou secondaire) et dépend du niveau de risque cardiovasculaire du patient (très élevé, élevé, moyen, faible).**

DYSLIPIDÉMIES

DÉCOUVRIR UNE DYSLIPIDÉMIE C'EST LA RECHERCHER PAR UNE **prise de sang**

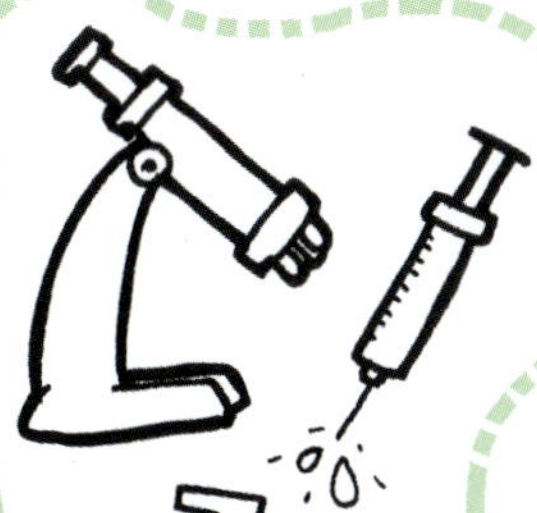

primaire

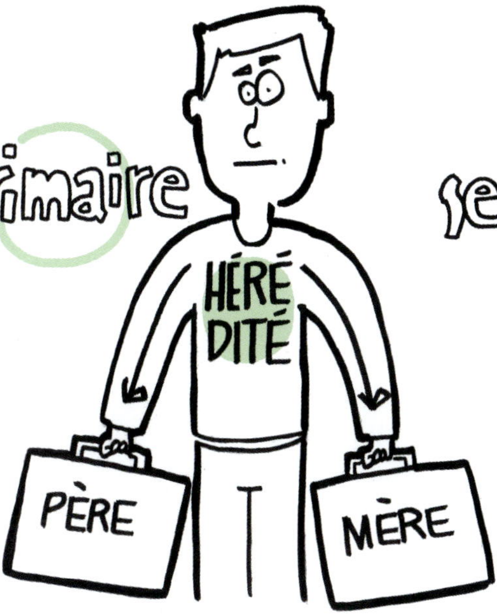

secondaire

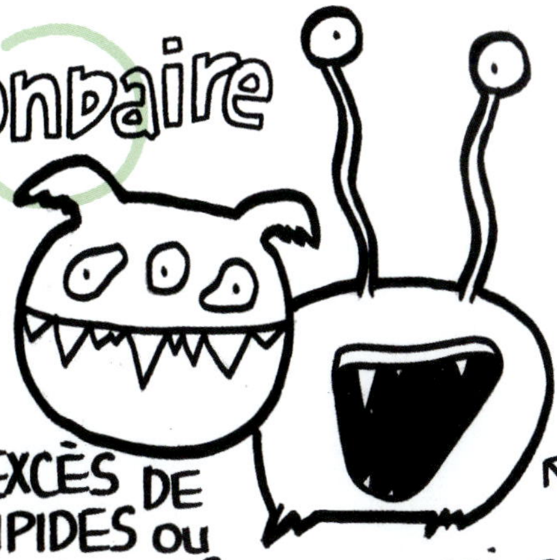

EXCÈS DE LIPIDES OU DE SUCRES

MALADIES OU MÉDICAMENTS

Prise en charge

- CORRECTION DES FACTEURS DE RISQUE CARDIOVASCULAIRE
- MESURES HYGIÉNO-DIÉTÉTIQUES
- MÉDICAMENTS

LES MESURES SONT PLUS OU MOINS DRASTIQUES EN FONCTION DU TAUX DE LIPIDES CIBLE

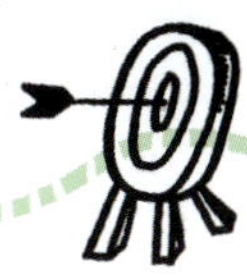

Item 221
HYPERTENSION ARTÉRIELLE DE L'ADULTE

OBJECTIFS PÉDAGOGIQUES

Expliquer l'épidémiologie, les principales causes et l'histoire naturelle de l'HTA de l'adulte

* Connaître la définition de l'HTA de l'adulte.
* Connaître les méthodes de mesure.
* Connaître les différents grades d'HTA.
* Connaître les principales causes d'HTA.
* Connaître les complications de l'HTA.

Réaliser le bilan initial de l'HTA de l'adulte

* Connaître le bilan complémentaire à prescrire devant toute HTA.

Argumenter l'attitude thérapeutique et planifier le suivi du patient

* Savoir définir la conduite à tenir thérapeutique en fonction des facteurs de risque vasculaire et de l'atteinte des organes cibles.
* Connaître les règles hygiéno-diététiques à mettre en place.
* Savoir quand et comment utiliser les médicaments antihypertenseurs.
* Connaître la conduite à tenir en cas d'HTA résistante.
* Prise en charge des HTA secondaires.
* Prise en charge de l'urgence hypertensive.

Décrire les principes de la prise en charge au long cours de l'HTA de l'adulte

* Savoir contrôler l'efficacité du traitement antiHTA.
* Savoir vérifier le contrôle des facteurs de risque vasculaire.
* Savoir dépister les complications liées à l'HTA.

1. Épidémiologie

L'hypertension artérielle (HTA) est la plus fréquente des maladies chroniques et concerne près de 20 % des Français, sa prévalence augmentant avec l'âge (20 % des 60-69 ans, > 50 % des > 80 ans). Différents facteurs prédisposent à l'HTA : consommation de sel, d'alcool, âge, vie sédentaire, conditions sociales défavorables et exposition à des stress répétés.

En France, près d'¼ des patients ayant une HTA ne sont pas traités et, pour ceux qui le sont, la valeur cible de la pression artérielle (PA) n'est atteinte qu'1 fois sur 2.

2. Définitions

La PA peut être mesurée en consultation, à domicile (automesure) et en ambulatoire pendant 24 heures (MAPA 24 heures).

L'HTA est définie par (SFHTA/HAS 2016, ESH/ESC 2013) :

	Systolique	Diastolique
Consultation	≥ 140 mmHg (150 pour les sujets de + de 80 ans)	≥ 90 mmHg
Automesure à domicile	≥ 135 mmHg	≥ 85 mmHg
MAPA 24 heures	≥ 130 mmHg	≥ 80 mmHg
MAPA jour (6 h – 22 h)	≥ 135 mmHg	≥ 85 mmHg
MAPA nuit (22 h – 6 h)	≥ 120 mmHg	≥ 70 mmHg

Tableau 1.

HTA systolique : PA systolique élevée avec PA diastolique normale (fréquente après 60 ans en raison de la rigidité artérielle, traitement nécessaire).

HTA de consultation (anciennement appelée HTA blouse blanche) : HTA en consultation avec PA normale en automesure ou en MAPA 24 heures (risque majoré de survenue ultérieure d'HTA). Elle représente 30 % des patients qui n'ont au final pas de diagnostic d'HTA.

HTA masquée : PA normale en consultation avec HTA en automesure ou en MAPA 24 heures (touche 20 % des patients, risque CV induit identique à celui de l'HTA « classique », possible atteinte d'organe cible).

HTA non-dipper : chute insuffisante de la pression artérielle pendant la nuit sur la MAPA.

HTA maligne : élévation de la pression artérielle avec rétinopathie hypertensive de stade III ou IV au fond d'œil selon la classification de Keith et Wagener (hémorragies rétiniennes et œdème papillaire).

HTA résistante : pression artérielle non contrôlée malgré trois médicaments à dose optimale dont un diurétique thiazidique.

Urgence hypertensive : élévation aiguë de pression artérielle associée à une atteinte viscérale.

La mesure de la pression artérielle permet également de dépister:

* **une anisotension** : écart de PAS ≥ 20 mmHg entre les bras ;
* **une hypotension orthostatique** : chute de la PAS de 20 mm Hg ou de la PAD ≥ 10 mmHg dans les 3 premières minutes suivant le passage à l'orthostatisme.

3. MÉTHODES DE MESURE DE LA PRESSION ARTÉRIELLE

3.1. En consultation

Patient (SFHTA/HAS 2016)

* Utiliser de préférence un appareil au bras, électronique et validé.
* Effectuer au minimum 2 mesures avec un brassard adapté à la circonférence du bras, le cas échéant.
* Mesurer la PA la première fois aux deux bras (considérer le bras où la mesure est la plus haute) et mesurer la fréquence cardiaque (FC).
* Effectuer les mesures chez un patient en position assise ou allongée, au repos durant au moins 3 à 5 min, dans le calme et sans parler.
* Lors de la mesure initiale et au cours du suivi : il faut rechercher une hypotension orthostatique après 1 et 3 min au moins en position debout.

Le diagnostic d'HTA nécessite plusieurs mesures réalisées au cours de plusieurs consultations rapprochées. Il est recommandé de mesurer la pression artérielle en dehors du cabinet médical pour confirmer le diagnostic d'HTA (automesure de pression artérielle ou mesure ambulatoire de la pression artérielle) avant de débuter un traitement. Ceci n'est pas appliqué si la PA est d'emblée ≥ 180/110 mmHg.

3.2. Automesure de pression artérielle à domicile

Elle améliore la prédiction du risque CV, est mieux corrélée à l'atteinte des organes cibles et améliore l'adhésion du patient à sa prise en charge.

* Utiliser un appareil validé et de préférence avec un brassard au bras.
* Former le patient à la technique de l'automesure de PA (et si besoin son entourage).
* Prendre les mesures en position assise, au repos avec l'avant-bras posé sur la table.
* Effectuer 3 mesures le matin avant le petit-déjeuner et la prise de médicaments, 3 mesures avant le coucher, 3 jours de suite (« règle des 3 »), en espaçant les mesures de quelques minutes.
* Demander au patient de noter par écrit les valeurs de PA (systolique et diastolique) et de la FC observées.

3.3. La mesure ambulatoire de pression artérielle ou MAPA

* Mesure de la PA par méthode oscillométrique pendant 24 heures (période diurne et sommeil) avec un matériel automatique portable, 2 à 4 mesures par heure pendant la période diurne (8 h-22 h), et 1 à 4 mesures par heure pendant la période nocturne (22 h-8 h).

* Le patient doit poursuivre ses activités habituelles, sans effort excessif, et tenir un agenda d'activité : heure de lever et de coucher, sommeil, activité ou émotion particulière, prise médicamenteuse, ingestion d'excitant (alcool, tabac…).
* La MAPA est à répéter si moins de 70 % des mesures sont valides.

3.3.1. Grades d'Hypertension artérielle

Il existe des grades d'HTA qui sont corrélés à la gravité de cette dernière et qui conditionnent la prise en charge thérapeutique. Ils correspondent à des chiffres de pression artérielle mesurés en consultation sans traitement :

* grade 1 ou HTA légère : PAS : 140-159 mmHg ou PAD 90-99 mmHg ;
* grade 2 ou HTA modérée : PAS 160-179 mmHg ou PAD 100-109 mmHg ;
* grade 3 ou HTA sévère : PAS ≥ 180 mmHg ou PAD ≥ 110 mmHg.

Pour définir le grade auquel appartient le patient, on considère la valeur de pression artérielle systolique ou diastolique la plus élevée.

3.3.2. Connaître les principales causes d'HTA

HTA essentielle : dans 90 % des cas, l'HTA est due à l'intrication de plusieurs dysfonctionnements : une majoration des résistances vasculaires périphériques, une vasoconstriction par activation du système rénine angiotensine, une stimulation du système nerveux sympathique, une rétention hydrosodée excessive…

HTA secondaire : dans 10 % des cas, l'HTA est secondaire à une cause identifiable. Cette HTA potentiellement curable relève d'un traitement spécifique.

Les principales causes d'HTA à savoir l'hyperaldostéronisme primaire, le phéochromocytome et les sténoses artérielles rénales seront détaillés plus loin dans la prise en charge de l'HTA.

3.4. HTA iatrogènes et toxiques

Une HTA peut être secondaire à de nombreuses substances vasopressives :

* **médicaments** : AINS, coxibs, corticoïdes, anticancéreux (antiVEGF (vascular endothelial growth factor) et inhibiteurs des récepteurs de la tyrosine kinase), érythropoïétine recombinante humaine, immunomodulateurs (ciclosporine, tacrolimus), sympathomimétiques et vasoconstricteurs (bromocriptine, dérivés de l'ergot de seigle, tryptans, gouttes nasales), antidépresseurs (inhibiteur de la monoamine oxydase, inhibiteurs de la recapture de la sérotonine et de la noradrénaline) ;
* **toxiques** : alcool (homme > 3 unités/jour, femme > 2 unités par jour), cannabis, cocaïne, amphétamines ;
* **hormones** : contraceptions contenant un œstrogène de synthèse (comprimés, patch ou anneau vaginal) ;
* **réglisse sous ses différentes formes** (pastilles, pastis, tisane, bâtons de réglisse, bonbons…) ;
* **métaux lourds** : plomb, mercure.

3.5. HTA d'origine rénale

* Glomérulopathies chroniques, polykystose rénale, néphropathies parenchymateuses.
* Néphropathie de reflux : les cicatrices rénales de néphropathie de reflux entraînent une HTA dans 10 à 20 % des cas et exposent à l'insuffisance rénale. La cure du reflux évite les infections à répétition mais permet rarement une amélioration de la PA.
* Petit rein : la résection d'un petit rein (hypoplasie congénitale ou autre cause) n'est envisagée que s'il sécrète trop de rénine, en cas d'HTA rebelle au traitement freinateur (IEC, ARA 2), et si la scintigraphie lui attribue une fonction négligeable.
* Néphroangiosclérose et insuffisance rénale chronique : la PA augmente linéairement avec la diminution du débit de filtration glomérulaire (DFG). La PA est trop élevée chez 80-85 % des sujets ayant une insuffisance rénale chronique.
* Sténoses artérielles rénales d'origine athéromateuse ou dans un contexte de maladie vasculaire rare comme la dysplasie fibromusculaire (cf. *infra*).

3.6. HTA d'origine endocrine

* Hyperaldostéronisme primaire.
* Phéochromocytome/paragangliome avec hypersécrétion de catécholamines.
* Syndrome de Cushing avec hypersécrétion de cortisol.
* Hyperaldostéronisme secondaire (tumeur sécrétant de la rénine, petit rein endocrine, sténose artérielle rénale).
* Acromégalie avec hypersécrétion d'hormone de croissance.
* Hyperthyroïdie.
* Hyperparathyroïdie.

69

3.7. Le syndrome d'apnées obstructives du sommeil (SAOS)

Il peut être considéré comme une cause d'hypertension artérielle. Cependant il n'a pas été montré que le traitement du SAOS permette de diminuer les chiffres de pression artérielle.

Il doit être évoqué, y compris chez la femme, en cas :

* d'obésité ;
* d'HTA non-dipper ;
* d'HTA à prédominance diastolique ;
* d'HTA résistante ou maligne.

Le diagnostic est évoqué à l'interrogatoire (ronflement, apnée du sommeil, pollakiurie nocturne, céphalées matinales, endormissements diurnes, asthénie diurne) puis conforté par les auto-questionnaires (Epworth). Le diagnostic est fait par une polygraphie ventilatoire complétée si nécessaire par un enregistrement polysomnographique du sommeil.

4. Complications de l'hypertension artérielle

L'HTA est à l'origine d'une forte morbi-mortalité cardiovasculaire (CV) et rénale. C'est le 1er facteur de risque (FDR) d'accident vasculaire cérébral (AVC), la 1re cause de mortalité vasculaire chez la femme et la 2e chez l'homme. Il existe une forte association indépendante et continue entre les valeurs de PA et l'incidence des complications CV. Entre 40 et 69 ans, une augmentation de 20 mm Hg de PA systolique ou de 10 mmHg de PA diastolique est associée à un doublement du risque de mortalité CV par AVC, infarctus du myocarde (IDM), insuffisance cardiaque ou rénale.

Différentes complications de l'hypertension artérielle sont à redouter :

4.1. Complications neurologiques

* Accident vasculaire cérébral (AVC), ischémique transitoire (AIT) ou constitué.
* AVC hémorragique.
* Encéphalopathie hypertensive : céphalées, vomissements, troubles de la conscience, convulsions voire coma.
* Démence vasculaire.
* Rétinopathie hypertensive.

4.2. Complications cardiovasculaires

* Hypertrophie ventriculaire gauche (HVG).
* Insuffisance ventriculaire gauche avec fraction d'éjection ventriculaire gauche (FEVG) normale et anomalies de compliance et de relaxation diastolique du VG.
* Insuffisance cardiaque systolique.
* Insuffisance coronaire : angor, syndrome coronaire aigu, IDM.
* Fibrillation atriale (l'HTA en est la 1re cause).
* Maladie athéromateuse périphérique : artères des membres inférieurs, troncs supra-aortiques, artères viscérales.
* Anévrisme de l'aorte abdominale, dissection aortique.

4.3. Complications rénales

* Néphro-angiosclérose.
* insuffisance rénale.

5. Bilan initial de l'HTA

Les objectifs sont :

* évaluer le risque cardiovasculaire ;
* évaluer le retentissement (atteinte des organes cibles) ;

* rechercher les éléments orientant vers une HTA secondaire ;
* orienter la prescription du traitement.

5.1. Interrogatoire

* Ancienneté de l'HTA et grade initial.
* Tolérance des antihypertenseurs antérieurs.
* Antécédents personnels : pathologies cardiovasculaires, uro-néphrologiques, endocrines.
* Antécédents familiaux : HTA, maladies vasculaires précoces, polykystose rénale, endocrinopathie.
* Symptômes à la recherche d'une atteinte cardiaque ou vasculaire, symptômes catécholaminergiques (céphalées, sueurs, palpitations).
* Consommation de substances pressives.

5.1.1. Examen clinique

* Poids, taille, périmètre abdominal, calcul de l'index de masse corporelle.
* Palpation des pouls, recherche de souffles le long des trajets vasculaires, notamment périombilical.
* Index de pression systolique aux chevilles de repos.
* Palpation abdominale (anévrisme aortique).
* Palpation des fosses lombaires (polykystose rénale).
* Recherche d'hypercortisolisme (vergetures pourpres, amyotrophie, répartition facio-tronculaire des graisses, bosse de bison), et d'autres hypersécrétions hormonales.
* Bandelette urinaire (néphropathie).

5.1.2. Examens paracliniques

* Natrémie, kaliémie.
* Créatininémie et DFG estimé.
* Glycémie à jeun.
* Bilan lipidique (cholestérol total, LDL- et HDL-cholestérol, triglycérides).
* Électrocardiogramme (ECG) de repos (12 dérivations).
* Bandelette urinaire : protéinurie, hématurie.
* Micro-albuminurie des 24 heures : chez le patient diabétique. La micro-albuminurie est pathologique si elle excède 30 mg/j ou 20 mg/L. Au-delà de 300 mg/j ou 200 mg/L, on parle de protéinurie.
* Fond d'œil chez les patients diabétiques et devant une HTA de grade 3.
* L'hypertrophie ventriculaire gauche est évaluée
  - sur l'ECG : indice de Sokolow (S1, RV5-V6 > 35 mm) ; indice de Cornell (R AVL + S V3 > 28 mm) ;
  - sur l'échographie cardiaque : masse VG > 115 g/m^2 chez l'homme et 95 g/m^2 chez la femme (ESH/ESC 2013).

5.2. Évaluation du risque vasculaire (SFHTA 2013, ESH/ESC 2013)

Le risque CV (RCV) est évalué à l'aide des FDR suivants :

* **âge** : homme › 50 ans, femme › 60 ans ;
* **tabagisme** qu'il soit actuel ou arrêté depuis moins de 3 ans ;
* **antécédents familiaux d'accident CV précoce** : IDM ou mort subite avant 55 ans chez le père, IDM ou mort subite avant 65 ans chez la mère ;
* **AVC ‹ 45 ans** ;
* **diabète** ;
* **LDL-cholestérol** ≥ 1,60 g/L (4,1 mM/L) ;
* **HDL-cholestérol** ≤ 0,40 g/L (1 mM/L) ;
* **obésité abdominale** périmètre abdominal en position debout › 102 cm chez l'homme et 88 cm chez la femme ;
* **obésité** : indice de masse corporelle (IMC) › 30 kg/m^2 ;
* **sédentarité**.

6. Argumenter l'attitude thérapeutique et planifier le suivi du patient

Le traitement de l'HTA permet de diminuer le nombre des complications CV : une diminution de 10 mmHg de PAS diminue le risque de complications coronaires de 25 % et celui d'AVC de 40 %, quels que soient l'âge et le risque de base.

Le RCV absolu selon l'ESH/ESC 2013 correspond à la probabilité de survenue à 10 ans d'un accident cardio-neuro-vasculaire. Il a été établi à partir des cohortes de Framingham. Il s'agit d'une évaluation semi-quantitative du RCV à partir des FDR définis ci-dessus, de l'atteinte d'organe cible (AOC) et de la présence d'une maladie cardio-cérébro-vasculaire ou rénale.

Ce RCV n'est utilisable qu'au moment de la découverte de l'HTA et ne permet pas le suivi du RCV d'un patient traité. Il ne tient compte ni du sexe ni des facteurs de risque hormonaux de la femme (contraception avec œstrogène de synthèse, pré-éclampsie et HTA gestationnelle, diabète gestationnel, ménopause).

	Faible	Modéré	Élevé	Très élevé
RCV absolu à 10 ans	‹ 15 %	15-20 %	20-30 %	› 30 %

Tableau 2.

	Pression artérielle (PA, mmHg)			
	Normale/élevée PAS 130-139 mmHg ou PAD 85-89 mmHg	HTA degré 1 PAS 140-159 mmHg ou PAD 90-99 mmHg	HTA degré 2 PAS 160-179 mmHg ou PAD 100-109 mmHg	HTA degré 3 PAS > 180 mmHg ou PAD > 110 mmHg
Pas de FDR	0	RCV faible MHD TM si PA > 140/90 mmHg malgré plusieurs mois de MHD	RCV modéré MHD TM si PA > 140/90 mmHg malgré plusieurs semaines de MHD	RCV élevé MHD TM immédiat
1 – 2 FDR	RCV faible MHD	RCV modéré MHD TM si PA > 140/90 mmHg malgré plusieurs semaines de MHD	RCV modéré à élevé MHD TM si PA > 140/90 mmHg malgré plusieurs semaines de MHD	RCV élevé MHD TM immédiat
> 3 FDR	RCV faible à modéré MHD	RCV modéré à élevé MHD TM si PA > 140/90 mmHg malgré plusieurs semaines de MHD	RCV élevé MHD TM d'emblée	RCV élevé MHD TM immédiat
AOC, IRnC. stade 3, diabète	RCV modéré à élevé MHD	RCV élevé MHD TM d'emblée	RCV élevé MHD TM d'emblée	RCV élevé MHD TM immédiat
Maladie CV symptomatique, IRnC stade > 4, diabète + AOC ou FDR	RCV très élevé MHD	RCV très élevé MHD TM d'emblée	RCV très élevé MHD TM d'emblée	RCV très élevé MHD TM immédiat

Tableau 3. Prise en charge de l'HTA (ESH 2013).

AOC : atteinte organe cible, CV : cardiovasculaire, FDR : facteur de risque, IRnC : insuffisance rénale chronique stade 3 (filtration glomérulaire 30-59 mL/mn/1,73 m^2), stade ≥ 4 (filtration glomérulaire < 30 mL/mn/1,73 m^2), MHD : mesures hygiéno-diététiques, PA : pression artérielle, PAD : pression artérielle diastolique, PAS : pression artérielle systolique, RCV : risque cardiovasculaire, TM : traitement médicamenteux.

6.1. Mesures hygiéno-diététiques (SFHTA/SFC 2016)

Il est recommandé de proposer des mesures hygiéno-diététiques à tous les patients hypertendus. Elles contribuent à la réduction des chiffres de pression artérielle et font partie intégrante de la prise en charge.

Elles comprennent :

* la pratique d'une activité physique régulière et adaptée aux possibilités du patient (par exemple 30 min/j au moins 3 fois/semaine en endurance) ;
* la réduction du poids en cas de surcharge pondérale ;
* la suppression ou la réduction de la consommation d'alcool : une consommation journalière supérieure à 3 verres chez l'homme et 2 verres chez la femme doit entraîner une prise en charge adaptée ;
* une normalisation de l'apport sodé (5-6 g/jour de sel au maximum, soit une natriurèse d'environ 100 à 150 mmol/j) ;
* l'arrêt d'une intoxication tabagique. Cette mesure n'entraîne habituellement pas directement une réduction de la PA, mais est essentielle pour réduire la morbi-mortalité ;
* une alimentation privilégiant la consommation de fruits, de légumes et d'aliments peu riches en graisses saturées.

6.2. Consultation d'information et d'annonce de l'HTA (SFHTA 2013)

Cette consultation nécessite un temps éducatif et une écoute dédiée pour :

* informer sur les risques liés à l'HTA ;
* expliquer les bénéfices démontrés du traitement antihypertenseur ;
* fixer les objectifs du traitement ;
* établir un plan de soin à court et à long terme ;
* écouter le patient et échanger avec lui sur les avantages et les inconvénients de suivre les objectifs fixés ;
* évaluer sa future observance au traitement.

6.3. Traitement médicamenteux : comment prescrire ?

6.3.1. Plan de soin initial (6 premiers mois)

Obtenir un contrôle de la pression artérielle dans les 6 premiers mois.

Les visites au cabinet médical doivent être mensuelles, jusqu'à l'obtention de l'objectif de pression artérielle.

L'objectif de pression artérielle, y compris chez les diabétiques et les patients avec maladies rénales, est d'obtenir une pression artérielle systolique comprise entre 130 et 139 mm Hg et une pression artérielle diastolique inférieure à 90 mm Hg, confirmées par une mesure de la PA en dehors du cabinet médical.

Des objectifs plus ambitieux peuvent être proposés chez certains patients, après avis spécialisé.

6.3.1.1. Monothérapie

Une monothérapie permet d'équilibrer la PA 1 fois sur 2 environ. Il faut attendre au moins 4 semaines avant d'envisager un changement de classe ou l'institution d'une bithérapie en privilégiant une association fixe.

6.3.1.2. Bithérapie

Plusieurs combinaisons de molécules et de doses peuvent être essayées avant de passer à une trithérapie (**figure 1**). On recommande de ne pas associer les IEC et les ARA2 en raison du risque d'insuffisance rénale aiguë et d'hyperkaliémie.

Une bithérapie peut être utilisée d'emblée si la PA > 160/100 mmHg et notamment une bithérapie fixe minidosée pour favoriser l'observance. L'association de 2 classes à demi-doses réduit plus la PA que l'utilisation d'une monothérapie à pleine dose, et ceci avec moins d'effets indésirables. L'adaptation ultérieure du traitement se fait selon les chiffres de PA et la tolérance.

Afin d'avoir une bonne observance, il faut privilégier les médicaments ayant une prise unique quotidienne et, en cas de bithérapie, les associations fixes.

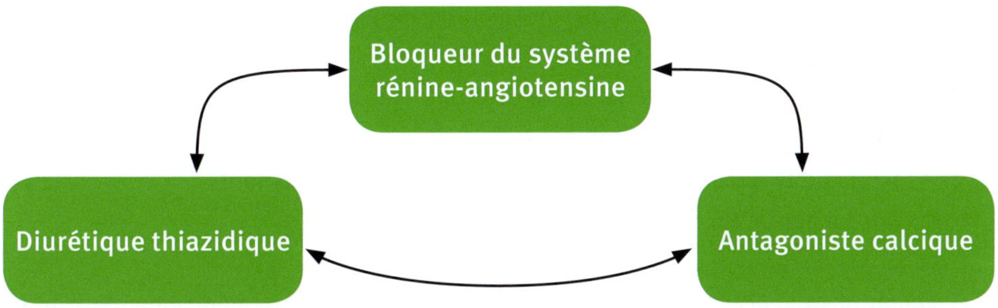

Figure 1. Recommandation sfhta 2013.

6.3.1.3. Sujet âgé

Chez le sujet de plus de 80 ans, il est préconisé de commencer par de petites doses qui seront augmentées progressivement et d'avoir un objectif de PA systolique < 150 mmHg sans hypotension orthostatique et de ne pas utiliser plus de 3 médicaments anti-HTA.

6.3.1.4. Trithérapie

En cas d'inefficacité de la bithérapie à dose maximale, une 3e molécule est ajoutée (trithérapie) après avoir vérifié, à chaque étape, l'observance au traitement mais aussi à l'hygiène de vie (alcool et sel +++) ainsi que la tolérance au traitement. En l'absence de contre-indication, une trithérapie doit comporter un diurétique thiazidique.

6.3.2. Plan de soin à long terme (au-delà de 6 mois)

HTA non contrôlée à 6 mois sous trithérapie : il s'agit d'une HTA résistante. Il faut prévoir un avis spécialisé après avoir vérifié la bonne observance aux mesures thérapeutiques et après avoir confirmé la persistance de l'HTA en dehors du cabinet médical.

En cas d'HTA contrôlée, visite tous les 3 à 6 mois.

Dépister la mauvaise observance des traitements antihypertenseurs.

Favoriser la pratique de l'automesure de PA.

Après 80 ans, objectif de PA modulé et ne pas dépasser 3 antihypertenseurs.

Après complication cardiovasculaire, ajustement des traitements et maintien de l'objectif de PA.

7. HTA RÉSISTANTE

L'HTA résistante est définie par la persistance d'une PA supérieure à l'objectif recommandé (PA ≥ 140/90 mmHg chez un sujet de moins de 80 ans, PAS ≥ 150 mmHg chez un sujet de plus de 80 ans) malgré l'association de règles hygiéno-diététiques et d'une trithérapie antihypertensive à dose optimale comportant un diurétique thiazidique.

Le diagnostic d'HTA résistante doit être confirmé par une mesure objective de la pression artérielle (automesure de PA ou MAPA)

Les 5 facteurs d'HTA résistante à rechercher systématiquement sont :

- la consommation excessive de sel ;
- la consommation excessive d'alcool ;
- la non-observance ou la mauvaise observance du traitement médicamenteux (questionnaire, dosage des médicaments) ;
- l'obésité ;
- le SAOS.

Une HTA secondaire doit être systématiquement recherchée.

En cas d'HTA résistante, le traitement doit être majoré. Les études récentes montrent que le traitement de 4e intention est la Spironolactone en surveillant la tolérance.

Des traitements invasifs (dénervation des artères rénales, stimulation du barorécepteur carotidien) sont en cours d'évaluation en milieu spécialisé.

8. HTA SECONDAIRE

8.1. Indications de bilan d'HTA secondaire (SFHTA/HAS 2016)

* HTA sévère (PAS > 180 ou PAD > 110 mmHg) d'emblée.
* HTA avant l'âge de 30 ans.
* HTA avec hypokaliémie.
* Autres situations cliniques évocatrices d'une HTA secondaire.

8.2. HTA avec sténose artérielle rénale

* La prévalence des sténoses artérielles rénales (SAR) est à l'origine de moins de 5 % des HTA.
* La SAR est d'origine athéromateuse dans 80-90 % des cas, et d'origine fibrodysplasique dans 10-20 % des cas. Les autres étiologies sont rares : Takayasu, artérite radique, dissection, neurofibromatose de type 1, sténose d'artère de greffon rénal.
* Les SAR peuvent être à l'origine d'une HTA et d'une insuffisance rénale.

8.2.1. Évoquer une SAR

Les SAR d'origine athéromateuse sont habituellement proximales, associées à de l'athérome dans d'autres territoires (aorte, artères des membres inférieurs, carotides, coronaires) et touchent des patients plus âgés à haut risque vasculaire.

Les sténoses par dysplasie fibromusculaire sont de type multifocal (sténoses multiples, aspect en collier de perles) ou de type unifocal (lésion unique, aspect tubulaire), siègent sur le tronc des artères rénales ou parfois en distalité (hile ou intra-rein), peuvent être bilatérales et touchent préférentiellement les femmes jeunes.

Une SAR sera cherchée en cas de :

* HTA < 30 ans ;
* HTA Grade 3 (≥ 180/110 mmHg), HTA d'aggravation brutale ;
* HTA résistante (PA > 140/90 mm Hg malgré une trithérapie dont un diurétique) ;
* OAP flash inexpliqué ;
* souffle lombaire sans pathologie athéromateuse connue ;
* dysplasie fibromusculaire dans un autre territoire vasculaire ;
* hyperaldostéronisme secondaire (pouvant entraîner une hypokaliémie) ;
* altération de la fonction rénale de plus de 30 % après introduction d'un bloqueur du SRAA ;
* insuffisance rénale inexpliquée ;
* asymétrie de hauteur rénale supérieure à 1,5 cm ;
* petit rein sans uropathie connue.

77

8.2.2. Retenir une SAR

La SAR est diagnostiquée par:

* écho-Doppler des artères rénales: mise en évidence de la sténose, de son retentissement hémodynamique parenchymateux et mesure de la hauteur des reins ;
* angioscanner : mise en évidence de la sténose, visualisation des autres axes vasculaires. Orientation vers l'étiologie (athérosclérose, dysplasie fibromusculaire) ;
* angio-IRM: moins performante que le scanner pour la caractérisation des SAR ;
* artériographie rénale: examen de référence. Actuellement elle est réservée à la prise en charge thérapeutique.

8.2.3. Traiter une SAR

8.2.3.1. SAR athéromateuse

* L'objectif du traitement est de diminuer la morbi-mortalité cardiovasculaire.
* Il repose en première intention sur une prise en charge médicamenteuse comprenant: IEC/ARA2, statine, agents antiplaquettaires.
* La décision de revascularisation doit être discutée en réunion de concertation multidisciplinaire. En effet, plusieurs essais randomisés ont montré que la revascularisation artérielle rénale n'est pas supérieure au traitement médicamenteux pour contrôler la PA et stabiliser la fonction rénale chez de nombreux patients.

8.2.3.2. SAR par dysplasie fibro-musculaire

* L'objectif est de traiter l'hypertension artérielle. Le traitement repose sur une revascularisation en première intention chez les patients jeunes et chez les patients avec une HTA résistante.

8.3. Les hyperaldostéronismes primaires (HAP)

C'est une autonomisation de la production d'aldostérone par les surrénales à l'origine d'une HTA pouvant être associée à une hypokaliémie dans 30 à 50 % des cas. La fréquence est de l'ordre de 6 % parmi les sujets hypertendus.

Un hyperaldostéronisme primaire (HAP) doit être recherché dans plusieurs situations:

* Hypokaliémie < 3,5 mmol/L lors du bilan initial en régime normosodé et sans étiologie digestive (diarrhée, vomissements) ;
* HTA résistante à un traitement optimal ;
* HTA de grade 3 ;
* HTA du sujet jeune ;
* HTA associée à un nodule surrénal ;
* HTA avec un retentissement inapproprié sur les organes cibles.

Le diagnostic d'HAP repose sur au moins 2 mesures couplées d'aldostérone et de rénine plasmatiques réalisées à jeun entre 8 et 10 h du matin, après 10-15 min en position assise.

Ces dosages doivent être réalisés en situation de normokaliémie (supplémentation potassique si hypokaliémie), normovolémie (natriurèse > 100-150 mM/jour) et sans traitement anti-HTA interférant avec les dosages. Il est donc recommandé d'arrêter les anti-aldostérones pendant 6 semaines, et les diurétiques, IEC, ARA2, ß-bloquant pendant 15 jours.

En cas d'HTA sévère un traitement par inhibiteur calcique non dihydropyridine et α-bloquant peut être introduit.

Le diagnostic d'HAP est :

* suspecté si le rapport aldostérone plasmatique sur rénine est élevé à plusieurs reprises ;
* confirmé par l'absence de freination (par exemple absence de diminution de la concentration d'aldostérone par la perfusion de 2 litres de sérum physiologique) ou par l'élévation des concentrations plasmatiques ou urinaires d'aldostérone à plusieurs reprises.

L'atteinte surrénale peut être unilatérale (adénome produisant de l'aldostérone, hyperplasie unilatérale de la surrénale, rarement corticosurrénalome) ou bilatérale (hyperplasie bilatérale des surrénales).

Le scanner surrénal et le dosage étagé de l'aldostérone dans les veines surrénales ont pour objectif de distinguer les étiologies unilatérales et bilatérales, ce qui conditionne le traitement ultérieur.

Lorsque l'atteinte est unilatérale (sécrétion d'aldostérone latéralisée), le traitement repose sur une surrénalectomie par laparoscopie. L'intervention permet de corriger l'hyperaldostéronisme dans tous les cas, mais ne guérit l'HTA que dans 50 % des cas (dans les autres cas, les chiffres de PA et le score de traitement diminuent).

Lorsque l'atteinte est bilatérale (hyperplasie bilatérale des surrénales) ou que le patient n'est pas candidat à la chirurgie (âge, comorbidités, refus du patient…), le traitement repose sur les médicaments anti-aldostérone (spironolactone, éplérénone sur avis argumenté).

8.3.1. Le phéochromocytome ou paragangliome

Les paragangliomes sont des tumeurs se développant aux dépens des ganglions sympathiques et parasympathiques. Lorsqu'ils se développent dans la médullosurrénale, on les appelle phéochromocytome. Dans ce chapitre nous ne traiterons que les paragangliomes fonctionnels (sécrétant des catécholamines) pouvant entrainer une HTA.

La fréquence de cette tumeur serait de l'ordre de 1/1 000 en cas d'HTA.

Les paragangliomes sont héréditaires dans 40 % des cas et malins dans 10 à 15 % des cas avec quatre pathologies principales : la neurofibromatose de type 1, la maladie de Von Hippel Lindau, la néoplasie endocrinienne multiple de type 2 et le paragangliome familial.

Le diagnostic est évoqué en cas d'HTA permanente ou labile voire paroxystique avec céphalées, sueurs, palpitations (troubles du rythme), malaises voire hypotension ou diabète.

Le diagnostic repose sur le dosage de métanéphrine et normétanéphrine urinaires des 24 heures, ou plasmatiques libres.

Si les dosages sont élevés, le scanner abdominal visualise la plupart du temps la ou les tumeur(s) et les éventuelles métastases.

En fonction du contexte clinique (localisation du paragangliome, forme génétique), le bilan est complété par une scintigraphie (MIBG, octréotide) et/ou par une tomographie par émission de positron.

Une enquête génétique doit être pratiquée pour rechercher les formes familiales.

Le traitement repose sur l'exérèse chirurgicale du phéochromocytome ou du paragangliome au vu du risque de malignité et de complications aiguës (cardiopathies adrénergiques). Un traitement par α-bloquants est mis en place en préopératoire.

Le risque de récidive et la nécessité d'une surveillance annuelle au long cours doivent être expliqués au patient : cette surveillance est clinique (symptômes, PA) et biologique (glycémie et métanéphrine et normétanéphrine urinaires). Une imagerie ne sera réalisée qu'en cas d'anomalie biologique, sauf dans les cas familiaux.

8.4. Coarctation de l'aorte

C'est une sténose aortique constitutionnelle de l'enfant et de l'adulte jeune, le plus souvent située sur l'aorte thoracique.

Le tableau clinique associe :

* souffle mésosystolique ou parfois continu, parasternal gauche et dans le dos ;
* abolition des pouls fémoraux ;
* HTA aux membres supérieurs avec PA basse aux membres inférieurs ;
* asymétrie de PA brachiale selon le siège de la coarctation (par rapport à à l'artère subclavière gauche).

Le traitement est soit chirurgical, soit endovasculaire (dilatation avec pose d'une endoprothèse).

9. Urgence hypertensive

On distingue :

* l'HTA sévère, définie par une HTA sévère ou de grade 3, est définie par une PA systolique ≥ 180 mmHg ou diastolique ≥ 110 mmHg en l'absence de complication viscérale. La prise en charge ne relève pas de l'urgence, se fait en ambulatoire et a déjà été abordée ;
* l'urgence hypertensive est définie par le retentissement de chiffres élevés de pression artérielle sur les organes. L'atteinte d'organe engage le pronostic vital et prime sur le niveau de PA : certaines recommandations ne mentionnent pas de seuil de pression artérielle, d'autres proposent un seuil de 180/120 mmHg. Ce seuil n'est pas adapté à certaines urgences comme l'éclampsie qui peuvent apparaître à niveau de PA < 180/120 mmHg.

Les principales formes d'urgence hypertensive sont l'AVC ischémique, l'IDM et l'OAP avec poussée hypertensive, les hémorragies intracrâniennes, l'encéphalopathie hypertensive dont l'éclampsie, la dissection aortique et l'HTA maligne (fond d'œil stade 3 ou 4).

Une hospitalisation en urgence est nécessaire en unité de soins intensifs.

Le traitement par voie parentérale doit être institué le plus tôt possible (nicardipine, urapidil, β-bloquant si dissection aortique), mais il faut éviter une chute trop brutale de la PA. En l'absence d'OAP, les diurétiques sont contre-indiqués car le mécanisme de cette HTA comporte une part d'hypovolémie efficace (vasoconstriction périphérique) par augmentation de la natriurèse. En cas d'AVC, l'HTA doit être respectée jusqu'à la réalisation d'une imagerie cérébrale.

Le bilan initial en urgence comprend :

* une recherche d'atteinte d'organes en fonction de l'interrogatoire et de l'examen clinique : ECG, troponine, radiographie de thorax, un scanner ou une IRM cérébrale si suspicion d'hémorragie, d'AVC ischémique ou de syndrome d'encéphalopathie postérieure réversible, une imagerie aortique (scanner, échocardiographie transoesophagienne, IRM) si suspicion de dissection aortique ;
* un bilan du retentissement : ECG, créatinine, DFG, fond d'œil, échographie cardiaque, bandelette urinaire (protéinurie) ;

* une recherche de microangiopathie thrombotique : NFS-plaquettes, schizocytes, bilan d'hémolyse (LDH, haptoglobine, bilan hépatique) ;
* une recherche de facteur déclenchant : arrêt des traitements, consommation de toxique (cocaïne...).

Le bilan étiologique de l'HTA est réalisé systématiquement à distance de l'épisode aigu.

10. Décrire les principes de la prise en charge au long cours de l'HTA de l'adulte

La SFHTA a récemment proposé le protocole de suivi suivant pour limiter l'inertie thérapeutique :

* **consulter mensuellement** : jusqu'à l'obtention de la valeur cible de PA confirmée en automesures ou MAPA. Après survenue d'une complication CV, ajuster les traitements et maintenir les valeurs cibles de PA. La posologie du ou des médicament(s) anti-HTA doit être augmentée progressivement, toutes les 4 semaines, le but étant d'atteindre la cible de PA en 6 mois ;
* **conseiller les automesures de la PA avant les consultations ;**
* **corriger les FDR pour atteindre les valeurs cibles (cf. *supra*) ;**
* **vérifier l'observance des mesures d'hygiène de vie et du traitement** : si besoin, simplifier le schéma thérapeutique, utiliser un pilulier ;
* **vérifier la tolérance clinique et biologique du traitement** : si mauvaise tolérance, changer de médicament ;
* **vérifier l'absence d'hypotension orthostatique** : notamment chez le sujet âgé, l'insuffisant rénal et le patient diabétique.

La mise en œuvre de ces recommandations passe par un suivi clinique et paraclinique régulier.

Une fois l'objectif de PA atteint, le patient doit être vu en consultation à intervalles réguliers en fonction du contexte (au minimum annuellement). Le bilan paraclinique a pour objectif de contrôler la tolérance médicamenteuse, le contrôle des FDR cardiovasculaire et de dépister des complications liées à l'HTA.

Bilan biologique annuel : glycémie, ionogramme sanguin, créatinine plasmatique, DFG estimé, protéinurie, bilan lipidique. En cas de diabète, dosage de la microalbuminurie.

ECG 12 dérivations : tous les 3 ans si l'ECG initial était normal et en l'absence de symptômes.

Pas d'indication à prescrire des examens d'imagerie systématiques (échographie cardiaque, dopplers vasculaires) en l'absence d'orientation à l'interrogatoire ou à l'examen clinique.

Orientation vers un spécialiste en fonction des constatations cliniques et paracliniques (diabétologie, cardiologie, néphrologie, médecine vasculaire...).

5 LES 5 IDÉES-FORCES

- **Pathologie chronique fréquente silencieuse sous diagnostiquée, sous traitée avec difficulté d'observance thérapeutique**

- **La référence pour mesure de la pression artérielle est la technique automatique oscillométrique**

- **L'HTA doit être confirmée avant l'initiation d'un traitement oral :**
  - par des mesures ambulatoires type MAPA,
  - ou automesure de PA avec la règle des 3.

- **Le bilan initial de tout hypertendu :**
  - créatininémie et DFG,
  - bandelette urinaire,
  - kaliémie,
  - glycémie à jeun,
  - EAL,
  - ECG.

- **Un bilan d'HTA secondaire est à pratiquer :**
  - sujet < 30 ans,
  - HTA sévère,
  - anomalies cliniques ou paracliniques lors de l'évaluation initiale,
  - HTA résistante.

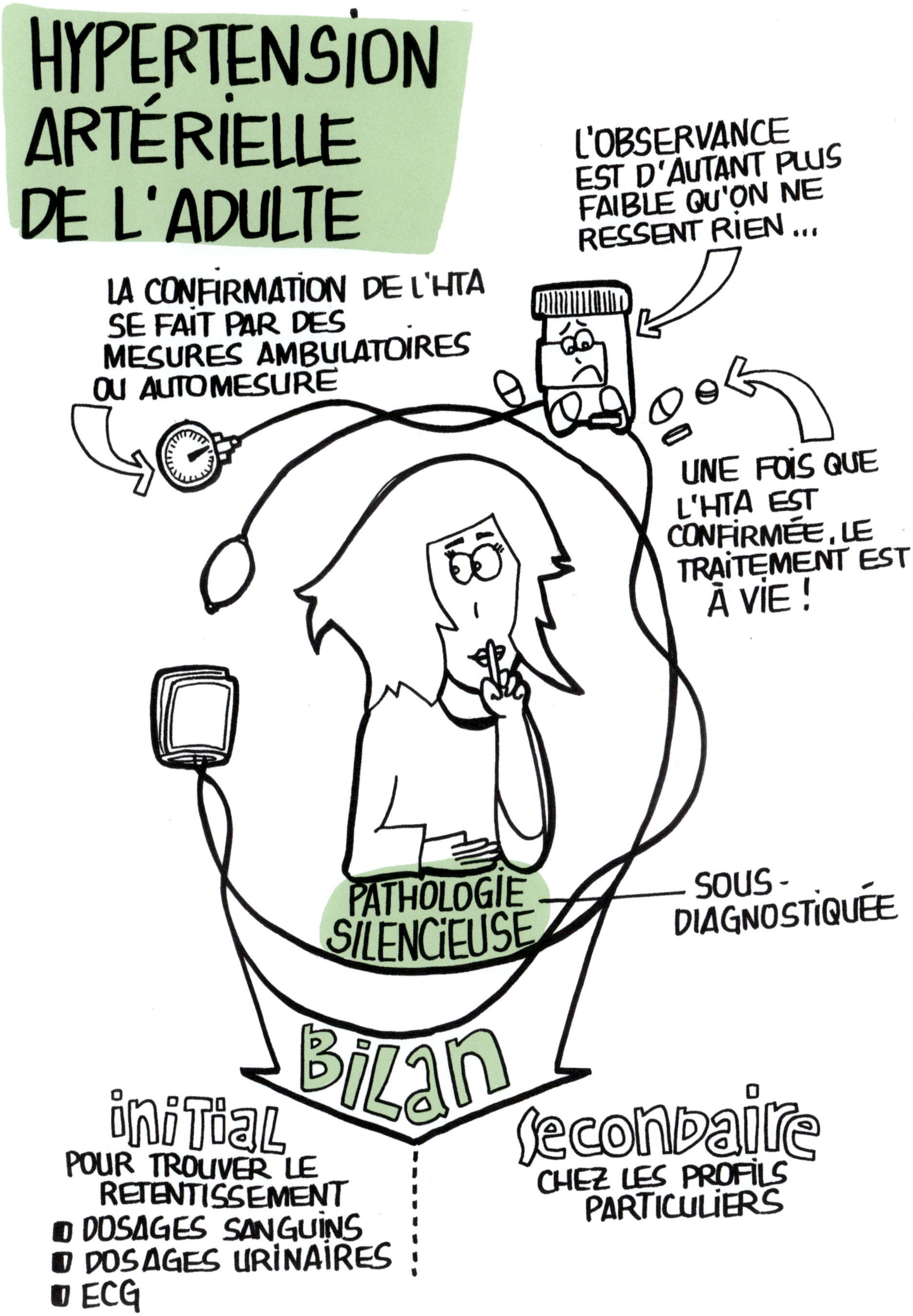
HYPERTENSION ARTÉRIELLE DE L'ADULTE
L'OBSERVANCE EST D'AUTANT PLUS FAIBLE QU'ON NE RESSENT RIEN...
LA CONFIRMATION DE L'HTA SE FAIT PAR DES MESURES AMBULATOIRES OU AUTOMESURE
UNE FOIS QUE L'HTA EST CONFIRMÉE, LE TRAITEMENT EST À VIE !
PATHOLOGIE SILENCIEUSE
SOUS-DIAGNOSTIQUÉE
BILAN
INITIAL
POUR TROUVER LE RETENTISSEMENT
DOSAGES SANGUINS
DOSAGES URINAIRES
ECG
SECONDAIRE
CHEZ LES PROFILS PARTICULIERS

item 223-1

ARTÉRIOPATHIE OBLITÉRANTE DES MEMBRES INFÉRIEURS

OBJECTIFS PÉDAGOGIQUES

A) Savoir établir le diagnostic

Savoir définir l'artériopathie de l'aorte et des artères des membres inférieurs

Savoir identifier et rechercher la population à risque de développer une AOMI

* Connaître les facteurs de risque de l'AOMI (cf. item 08.219).
* Savoir par quels examens complémentaires rechercher les facteurs de risque vasculaire (cf. item 08.219).
* Connaître les moyens de contrôler les facteurs de risque vasculaire (cf. item 08.219).
* Connaître les objectifs thérapeutiques à atteindre pour chaque facteur de risque vasculaire (cf. item 08.219).
* Savoir définir la population cible asymptomatique devant bénéficier d'un dépistage de l'AOMI (cf. item 08.219).

Savoir identifier et rechercher les signes fonctionnels évocateurs d'une AOMI

* Savoir identifier et rechercher les caractéristiques de la douleur de claudication artérielle.
* Savoir identifier et rechercher les caractéristiques de la douleur de repos.
* Connaître la classification clinique et hémodynamique de l'AOMI.

Savoir identifier et rechercher les signes cliniques évocateurs d'une AOMI

* Savoir décrire les signes cliniques à rechercher chez un patient suspect d'AOMI.
* Être capable d'évoquer la nature (sténose – oblitération – anévrisme) et la localisation des lésions artérielles sur les données de l'examen clinique.

Savoir éliminer les diagnostics différentiels de l'AOMI

* Connaître les autres causes de claudication, de douleurs permanentes des membres inférieurs et de troubles trophiques des membres inférieurs.

Savoir à quels examens complémentaires faire appel pour confirmer le diagnostic d'AOMI, rechercher des lésions menaçantes ou réaliser un bilan préopératoire

* Connaître les examens complémentaires permettant de confirmer l'AOMI.
* Être capable d'expliquer le but, les limites et les indications de ces examens complémentaires.
* Être capable de définir, mesurer et interpréter l'index de pression systolique en cheville.
* Être capable de différentier une ischémie d'effort et une ischémie critique sur des critères cliniques et hémodynamiques.
* Savoir quand faire appel aux examens non invasifs (échodoppler) et quand faire appel aux examens radiologiques (angioscanner, angio-IRM et artériographie).

Connaître les spécificités de l'AOMI liées au terrain

* Savoir identifier une AOMI chez un patient asymptomatique.
* Connaître les spécificités de l'AOMI chez un patient diabétique et chez un patient insuffisant rénal.

Savoir mettre en œuvre le bilan d'extension de la maladie athéromateuse

* Savoir évoquer et rechercher par l'interrogatoire et l'examen clinique d'autres localisations de la maladie athéromateuse (cf. Item 08.218).
* Savoir à quels examens complémentaires de première intention faire appel pour chercher une atteinte asymptomatique dans le cadre du bilan d'extension de la maladie athéromateuse (cf. Item 08.218).

B) Argumenter l'attitude thérapeutique et planifier le suivi du patient

Moyens thérapeutiques

* Connaître les modalités du traitement médical (traitements médicamenteux, non médicamenteux).
* Être capable d'expliquer le principe et l'intérêt des programmes d'éducation thérapeutique.
* Connaître les précautions d'utilisation des traitements médicamenteux chez l'artériopathe.
* Connaître les différents moyens de revascularisation pouvant être proposés.

Indications thérapeutiques

* Connaître les modalités réglementaires de prise en charge de l'AOMI.
* Savoir expliquer le principe permettant d'orienter un patient vers une prise en charge médicale ou de revascularisation.
* Connaître la stratégie de prise en charge thérapeutique d'un sujet porteur d'une AOMI asymptomatique.
* Connaître la stratégie de prise en charge thérapeutique d'un sujet au stade d'ischémie d'effort.
* Connaître la stratégie de prise en charge thérapeutique d'un sujet au stade de l'ischémie critique.

Surveillance du patient

* Connaître les complications pouvant émailler l'évolution naturelle de la maladie.
* Connaître les modalités de surveillance devant être mises en place après une prise en charge médicale et après un geste de revascularisation.

C) Décrire les principes de la prise en charge au long cours en abordant les problématiques techniques, relationnelles et éthiques en cas d'évolution défavorable

* Connaître les indications de l'amputation et les mesures d'accompagnement psychosociologique à mettre en place.

1. Définition

L'artériopathie oblitérante des membres inférieurs (AOMI) est définie comme l'obstruction athéromateuse partielle ou totale d'une ou plusieurs artères destinées aux membres inférieurs.

2. Population à risque

La prévalence de la maladie augmente avec l'âge, pour atteindre plus de 20 % au-delà de 70 ans. L'AOMI est l'expression locale d'une maladie systémique dont le pronostic est conditionné par les complications cardiaques (angor et infarctus) et cérébro-vasculaires. La mortalité au stade de claudication intermittente est de 15 % à 5 ans ; la mortalité au stade d'ischémie critique est de 25 % à 1 an.

Les facteurs de risque de l'AOMI sont ceux de l'athérome (cf. item 08.219) ; l'âge, le sexe masculin, le tabagisme et le diabète étant les facteurs de risque prépondérants.

3. Diagnostic

La prise en charge diagnostique d'un patient porteur d'une AOMI consiste à préciser la localisation des lésions artérielles et leur retentissement.

Historiquement, on distinguait 4 stades cliniques (classification de Leriche et Fontaine) :

* stade I : patient asymptomatique ;
* stade II : claudication intermittente ;
* stade III : douleurs de décubitus ;
* stade IV : troubles trophiques.

Cette classification ne doit plus être utilisée. Il faut utiliser une classification clinique plus simple, qui distingue les patients asymptomatiques, les patients symptomatiques à l'effort (claudication) et les patients symptomatiques au repos (ischémie critique). L'hémodynamique permet d'affiner cette classification.

3.1. Stade asymptomatique

Il faut rechercher une AOMI chez :

* tout diabétique à partir de 40 ans ;
* toute personne de plus de 50 ans ayant des facteurs de risque d'athérosclérose ;
* tout sujet de plus de 70 ans ;
* et tout sujet présentant une autre localisation athéromateuse.

Le diagnostic d'AOMI chez ces patients repose sur l'examen clinique avec recherche de pouls abolis, de souffle sur un trajet vasculaire et mesure de l'indice de pression systolique de cheville (IPS).

3.2. Stade d'ischémie d'effort

3.2.1. Signes fonctionnels

Il s'agit de la douleur de claudication artérielle :

* douleur à type de crampe, qui survient progressivement au cours de la marche, toujours dans le même territoire musculaire ;
* la douleur augmente avec la poursuite de l'effort, est majorée en marche rapide ou en côte ;
* son intensité oblige le patient à s'arrêter ;
* la douleur disparaît rapidement à l'arrêt de l'effort et réapparaît à sa reprise, après la même distance de marche dans les mêmes conditions de vitesse de déambulation et de déclivité. On détermine ainsi une distance de marche.

Le mode d'installation de la claudication est habituellement progressif.

La topographie de la douleur se situe en aval des lésions artérielles :

* le mollet en présence de lésions artérielles fémoropoplitées ;
* la cuisse en présence de lésions des artères iliaques ;
* la fesse en présence de lésions des artères iliaques internes ou communes ;
* le pied en présence de lésions des artères jambières.

Une dysfonction érectile peut être associée en cas de lésions oblitérantes aorto-iliaques communes ou iliaques internes (syndrome de Leriche).

3.2.2. Signes cliniques

L'examen clinique recherche :

* l'abolition d'un ou plusieurs pouls périphériques ;
* un souffle systolique à l'auscultation des trajets artériels ;
* une masse pulsatile et expansive à la palpation qui oriente vers la présence d'un anévrisme de l'aorte abdominale ou d'une artère périphérique.

L'examen clinique comporte systématiquement la mesure de pression aux 2 chevilles des artères tibiales postérieures et tibiales antérieures, la mesure de pression aux 2 bras et le calcul de l'IPS à chaque cheville.

L'IPS est le rapport entre la pression systolique la plus élevée des artères tibiale postérieure et dorsale de pied à la cheville et la pression systolique la plus élevée des 2 artères brachiales. Les pressions aux bras et aux chevilles sont mesurées par un appareil Doppler de poche. L'IPS est calculé pour chaque membre inférieur :

* la valeur normale est comprise entre 0,90 et 1,40 ;
* au-dessous du seuil de 0,90, le diagnostic d'AOMI est retenu ;
* au-dessus de 1,40, la mesure témoigne d'une incompressibilité artérielle et d'un risque cardio-vasculaire élevé (sujet âgé, diabétique, insuffisant rénal chronique avec médiacalcose) ;
* dans ce cas, la pression à la cheville et l'IPS ne peuvent pas être utilisés pour établir le diagnostic ou évaluer le statut hémodynamique. La mesure de pression digitale au 1er orteil doit être réalisée.

Un IPS en cheville < 0,90 ou > 1,40 est un marqueur indépendant de risque de morbi-mortalité cardiovasculaire.

3.2.3. Examens complémentaires

3.2.3.1. Écho-Doppler artériel

L'écho-Doppler artériel est l'examen de première intention pour l'exploration de l'aorte et des artères des membres inférieurs. Il permet le diagnostic des lésions et leur suivi y compris après revascularisation. La réalisation de l'examen peut être difficile en cas d'obésité, de calcifications vasculaires majeures ou de non coopération du patient. Cet examen permet de préciser la topographie, le type (sténoses, occlusions), le retentissement hémodynamique des lésions, et de dépister un anévrisme associé.

Le retentissement hémodynamique peut être précisé par le test de marche sur tapis roulant avec évaluation de la diminution de la pression en cheville ou de l'IPS en cheville à la fin de l'effort.

3.2.3.2. Test de marche sur tapis roulant

Ce test permet de quantifier une distance de marche selon une méthode de mesure standardisée sur tapis roulant (vitesse 3 km/h, pente 10 %). L'épreuve est poursuivie jusqu'à ce que la douleur de claudication oblige le patient à s'arrêter, déterminant la distance maximale de marche. Ce test doit être précédé d'un avis cardiologique pour éliminer un risque de survenue d'un accident coronaire au cours de l'examen.

Cette épreuve de marche est associée à la mesure des pressions en cheville (ou de l'IPS en cheville) avant le test, puis à l'arrêt de l'effort et jusqu'à récupération de celui-ci. La chute des pressions en cheville (ou de l'IPS en cheville) à l'arrêt de l'effort et le temps de récupération des pressions en cheville ou de l'IPS en cheville explorent le retentissement des lésions artérielles et la valeur fonctionnelle de la circulation de suppléance.

L'absence de chute de pression en cheville ou de l'IPS en cheville permet d'éliminer une douleur d'origine artérielle.

Ce test n'est pas proposé en cas de coronaropathie ou d'incapacité à marcher.

3.2.3.3. Autres méthodes d'imagerie

Au stade d'ischémie d'effort, les autres méthodes d'imagerie (angioscanner, angio-IRM) ne sont indiquées **que si une revascularisation est envisagée**.

3.3. Stade d'ischémie critique

Plusieurs termes peuvent être utilisés (ischémie critique, ischémie permanente, ischémie de repos) pour désigner une situation où l'AOMI est responsable de symptômes au repos (souffrance tissulaire ischémique).

3.3.3.1. Signes fonctionnels

* Douleurs de décubitus évoluant depuis au moins 15 jours, distales (orteils, avant pied), améliorées par la position déclive, amenant le malade à se lever une ou plusieurs fois par nuit, puis l'obligeant à garder la jambe pendante hors du lit, très intenses et résistantes aux antalgiques de niveau 2. La position déclive permanente aboutit à la constitution d'un œdème qui aggrave le déficit de perfusion.

3.3.3.2. Signes physiques

* Pâleur et diminution de température cutanée inconstantes, pâleur à l'élévation du membre, érythrocyanose de déclivité, augmentation du temps de recoloration, déshabitation des pulpes digitales et des coques talonnières, fissures interdigitales.
* ulcère ou gangrène de topographie distale (orteil, avant-pied). Il est hyperalgique, généralement de petite taille et de forme ronde, creusant parfois jusqu'aux tendons ou l'articulation, à fond atone. Cet ulcère peut être indolore en cas de neuropathie périphérique sensitive, notamment chez le diabétique. Il peut s'agir d'une gangrène sèche ou humide. Lorsqu'elle est humide elle témoigne d'un processus infectieux associé (cellulite) notamment chez le sujet diabétique.

L'ulcère mixte associe un ulcère d'une autre cause (veineux, traumatique, escarre...) à une artériopathie en ischémie permanente. La topographie est fonction de la cause initiale.

3.3.3.3. Examens complémentaires

Une mesure hémodynamique est indispensable pour attribuer des symptômes à l'AOMI :

* pression de cheville < 50 mmHg ;
* pression d'orteil < 30 mmHg ;
* TcPO2 < 30 mmHg.

D'autres valeurs ont été proposées par d'autres classifications ; les valeurs proposées ici permettent de retenir une participation de l'AOMI à un symptôme de repos.

La pression de cheville est souvent faussement normale ou élevée (diabète, insuffisance rénale, grand âge...). Dans ces cas, il faut mesurer la pression d'orteil.

L'ischémie critique comporte un risque d'amputation de membre très élevé (35 % à 6 mois), ainsi qu'un pronostic général très défavorable (mortalité de 25 % à 1 an).

Les possibilités de revascularisation sont évaluées par l'écho-Doppler complété par une autre imagerie permettant une analyse du réseau artériel distal (angioscanner, angio-IRM).

3.4. Formes particulières

3.4.1. L'AOMI du diabétique

Les particularités de l'AOMI chez le diabétique sont :

* l'âge plus jeune des patients ;
* la localisation distale de la douleur d'effort avec claudication du pied en raison de la topographie préférentielle sous-poplitée des lésions ;
* son association avec une neuropathie diabétique qui explique le caractère asymptomatique de l'AOMI ou le caractère atypique de la douleur (brûlures et paresthésies) ;
* sa découverte dans la moitié des cas à un stade avancé avec trouble trophique et son évolution plus rapide vers les troubles trophiques volontiers favorisés par un traumatisme minime avec un taux élevé d'amputation ;
* la nécessité, face à un trouble trophique, de rechercher ce qui revient à l'atteinte artérielle de ce qui relève de la neuropathie diabétique (mal perforant plantaire) ;
* une fréquente surinfection évoluant à bas bruit ;
* la présence d'une médiacalcose entraînant une surestimation des pressions de cheville et de l'IPS en cheville ;
* la nécessité, face à un trouble trophique, de chercher en plus de l'atteinte artérielle, une surinfection et une neuropathie (mal perforant plantaire).

3.4.2. AOMI et insuffisance rénale

Les lésions artérielles sont sévères, diffuses et très calcifiées. La médiacalcose rend non utilisable la mesure de la pression en cheville et celle de l'IPS en cheville. La pression digitale doit être systématiquement mesurée.

3.4.3. Maladie des emboles de cholestérol

Cette pathologie est liée à la migration de cristaux de cholestérol à partir de lésions athéromateuses. Elle peut être spontanée ou le plus souvent secondaire à un facteur déclenchant (cathétérisme artériel, traitement anticoagulant ou fibrinolytique, chirurgie artérielle ou cardiaque), et peut concerner tous les organes.

Les manifestations cliniques sont multiples en fonction de la topographie des emboles :

* orteils pourpres, nécroses cutanées, livedo, douleur avec pouls périphériques présents (atteinte microcirculatoire) ;
* myalgies ;
* neuropathie ;
* atteinte polyviscérale avec atteinte rénale conditionnant le pronostic.

Le diagnostic est clinique mais la recherche de l'origine des emboles fait appel à l'échodoppler ou à l'angioscanner thoraco-abdomino-pelvien (si la clairance de la créatinine l'autorise) qui permettent de visualiser l'origine des emboles ainsi que les territoires atteints. Le fond d'œil peut objectiver des cristaux de cholestérol.

La maladie des emboles de cholestérol est une contre-indication à l'utilisation des anticoagulants et des fibrinolytiques, ainsi qu'aux gestes endovasculaires.

Le traitement comporte un anti-plaquettaire et une statine. Le traitement de la lésion responsable est discuté en concertation médico-chirurgicale.

3.4.4. Complications de l'AOMI

L'évolution à bas bruit en l'absence de traitement médical conduit à une majoration de l'ischémie, à l'apparition d'une ischémie critique et à celle de troubles trophiques. Un diagnostic trop tardif peut conduire à l'absence de possibilité de revascularisation et à la nécessité d'avoir recours à des amputations.

L'évolution peut également être très brutale et se traduire par la survenue d'une ischémie aiguë, urgence médico-chirurgicale (cf. item 08.223-2).

4. Diagnostiquer l'extension de la maladie athéromateuse

Compte-tenu du caractère systémique de la maladie athéromateuse, la présence d'une AOMI, symptomatique ou non, impose la recherche d'autres localisations athéromateuses. Deux tiers des patients avec AOMI sont en effet poly-vasculaires.

Le diagnostic d'AOMI implique la recherche d'antécédents, de symptômes ou de signes cliniques témoignant d'une atteinte coronaire, cérébro-vasculaire, rénale ou digestive. La recherche d'un anévrisme de l'aorte abdominale et d'une dysfonction érectile est systématique.

Les examens complémentaires à réaliser dans tous les cas sont un ECG et une échographie de l'aorte abdominale. Ces examens peuvent être complétés pas un écho-Doppler des troncs supra-aortiques. La réalisation d'un bilan plus complet et notamment cardiologique (épreuve d'effort myocardique ou scintigraphie myocardique ou échographie cardiaque de stress) n'est pas systématique.

Un échoDoppler des artères digestives peut être nécessaire en présence d'un tableau clinique évocateur d'angor mésentérique (cf. item 08.223-3).

L'échoDoppler des artères rénales n'est pas systématique (cf. item 08.221).

5. Diagnostic différentiel

5.1. Éliminer les douleurs ne relevant pas d'une AOMI

	Artérielle	Veineuse	Articulaire	Neurologique
Distance d'apparition	Toujours la même	Variable	Dès les premiers pas	Variable
Douleur/gêne	À type de crampe, de topographie musculaire obligeant rapidement à l'arrêt	Sensation progressive de gonflement douloureux n'obligeant pas à l'arrêt de l'effort	Topographie articulaire D'emblée maximale	Soulagée par l'antéflexion Topographie radiculaire
Récupération	Rapide	Lente	Lente	Lente
Contexte	Contexte athéromateux	Thrombose veineuse profonde d'un tronc collecteur	Arthrose Séquelle de traumatisme Rhumatisme inflammatoire	Arthrose lombaire Canal lombaire étroit

Tableau 1. Caractéristiques sémiologiques des différents types de claudication.

5.2. Éliminer les troubles trophiques ne relevant pas d'une AOMI

	Mal perforant plantaire	Ulcère veineux	Angiodermite nécrotique
Terrain	Neuropathie (diabétique)	Insuffisance veineuse chronique	Femme âgée, hypertendue
Localisation	Plante du pied	Rétro-malléolaire	Face externe du tiers inférieur de jambe
Caractéristiques	Ovale, atone	Grande taille, peu profond, suintant et peu douloureux	pourtour cyanique, hyperalgique Pouls présents

Tableau 2. Caractéristiques sémiologiques des troubles trophiques des membres inférieurs.

6. TRAITEMENT

6.1. Freiner l'évolution de la maladie athéromateuse

Le traitement médical permet de diminuer la morbi-mortalité cardiovasculaire. Il s'appuie sur la correction des facteurs de risque en s'assurant régulièrement de l'obtention des cibles thérapeutiques, et l'institution d'un traitement médicamenteux. L'observance est régulièrement évaluée.

6.1.1. Correction des facteurs de risque

* Tabagisme : viser le sevrage complet.
* HTA (cf. item 08.221) : PA < 140/90 mmHg (systolique < 150 mmHg pour les patients de plus de 80 ans).
* Diabète : équilibre glycémique adapté aux antécédents (voir item 08.245 et 10.326.7).
* Dyslipidémie : LDL-cholestérol < 0,7 g/L avec une diététique adaptée et l'initiation ou l'adaptation posologique d'un traitement par statine.
* Réduction de l'excès pondéral : IMC < 25 kg/m^2.
* Sédentarité : pratiquer une activité physique modérée pendant au moins 150 min par semaine.

6.1.2. Institution d'un traitement médicamenteux

Il est recommandé d'associer au long cours, chez les patients symptomatiques et asymptomatiques, les deux familles thérapeutiques suivantes :

* une statine, **même en l'absence de dyslipidémie** ;
* un IEC, **même en l'absence d'HTA**.

En présence d'une AOMI symptomatique, il est également recommandé d'associer un antiplaquettaire (aspirine 75 à 160 mg/jour ou clopidogrel 75 mg/jour).

En présence d'une AOMI asymptomatique, l'association d'un antiplaquettaire dépend du score de risque vasculaire (échelle de risque SCORE ou de Framingham) du patient et de l'extension de l'athérome aux autres territoires artériels.

La maladie athéromateuse n'est pas une indication de traitement anticoagulant. En cas de coronaropathie associée, l'AOMI au stade d'ischémie d'effort ne contre-indique pas le traitement ß-bloquant.

Les patients avec AOMI doivent bénéficier d'une vaccination anti-grippale.

6.2. Traitement des symptômes au membre inférieur

6.2.1. Au stade d'ischémie d'effort

6.2.1.1. Entraînement à la marche

La réadaptation à la marche est réalisée en ambulatoire de manière quotidienne, après évaluation de la tolérance coronaire à l'effort, sur la base d'un programme personnalisé comportant une évaluation régulière. Elle peut être pratiquée par auto-entrainement à domicile ou optimisée par une prise en charge dans un centre spécialisé avec un programme de réadaptation supervisée. Elle permet de développer des collatérales et d'augmenter la distance de marche.

6.2.1.2. Participation à un programme structuré d'éducation thérapeutique

Un programme structuré d'éducation thérapeutique permet de renforcer l'efficacité de la prise en charge médicale (amélioration de l'hygiène de vie, correction des facteurs de risque cardiovasculaire, observance, réadaptation à la marche).

6.2.1.3. Revascularisation

La revascularisation peut être effectuée par technique endoluminale (angioplastie avec ou sans stent) ou par technique de chirurgie ouverte (endartériectomie ou pontage pour les lésions proximales, pontage pour les lésions distales). Elle peut être discutée en cas de lésions menaçantes par leur localisation ou par leur retentissement hémodynamique, et en cas de lésions avec claudication persistante invalidante malgré une prise en charge médicale optimale pendant 3 mois avec obtention du contrôle des facteurs de risque athéromateux. La revascularisation doit être envisagée avec prudence au stade de claudication, et impérativement après absence d'amélioration sous traitement médical, et essentiellement à l'étage sus-inguinal.

6.2.1.4. Suivi

La surveillance de l'artériopathe nécessite un contrôle régulier :

* de l'observance des consignes d'hygiène de vie, de la réadaptation à la marche et des prescriptions médicamenteuses ;
* de l'obtention des cibles thérapeutiques des facteurs de risque vasculaire ;
* de la tolérance des traitements ;
* de l'efficacité de la prise en charge (absence d'aggravation de l'AOMI, stabilité de l'IPS en cheville, absence de diffusion ou d'aggravation de la maladie athéromateuse dans les autres territoires vasculaires) ;
* de la perméabilité des revascularisations effectuées (thrombo-endartériectomies, angioplasties, stents, pontages).

6.2.2. Au stade d'ischémie critique

6.2.2.1. Revascularisation

L'objectif thérapeutique immédiat est le sauvetage du membre. La prise en charge nécessite une hospitalisation en milieu spécialisé.

Compte tenu du risque élevé d'amputation, la revascularisation s'impose chaque fois qu'elle est possible, par des techniques endovasculaires ou par pontages après évaluation de la balance bénéfices/risques.

6.2.2.2. Traitement médical complémentaire

Le traitement médical complémentaire à la revascularisation comporte :

* la lutte contre la douleur avec des antalgiques de paliers 2 ou 3 ;
* le maintien d'une bonne hémodynamique ;
* le contrôle de l'état nutritionnel ;
* la vaccination antitétanique si non à jour ;
* la prévention des escarres et des rétractions ;
* la prévention et le traitement des surinfections ;
* la prévention de la maladie veineuse thromboembolique (HBPM).

Le traitement par perfusions de prostaglandines (Iloprost) peut être proposé en cas d'impossibilité ou d'échec de la revascularisation.

Une amputation est proposée en cas d'impossibilité de revascularisation et d'échec du traitement médical.

Notes personnelles

5 LES 5 IDÉES-FORCES

- **Artériopathie des membres inférieurs = Marqueur de risque cardiovasculaire.**
- **Patient artériopathe = Patient polyvasculaire jusqu'à preuve du contraire.**
- **Classification :**

	Clinique	Hémodynamique
Stade asymptomatique	Asymptomatique	IPSc < 0,90 Pression en cheville > 50 mmHg
Stade d'ischémie d'effort	Claudication	
Stade d'ischémie chronique permanente	Douleurs de décubitus ± troubles trophiques	Pression en cheville : ≤ 50 mmHg Pression d'orteil : < 30 mmHg TcPO2 en décubitus : < 30 mmHg

- **Prise en charge d'un artériopathe :**
  - corriger les facteurs de risque cardiovasculaire,
  - freiner l'évolution de la maladie athéromateuse (IEC, statine, antiplaquettaire),
  - réentrainement à la marche.
- **Indications opératoires :**
  - persistance d'une claudication invalidante malgré un traitement médical bien conduit pendant 3 mois avec arrêt du tabagisme,
  - présence d'une lésion menaçante.

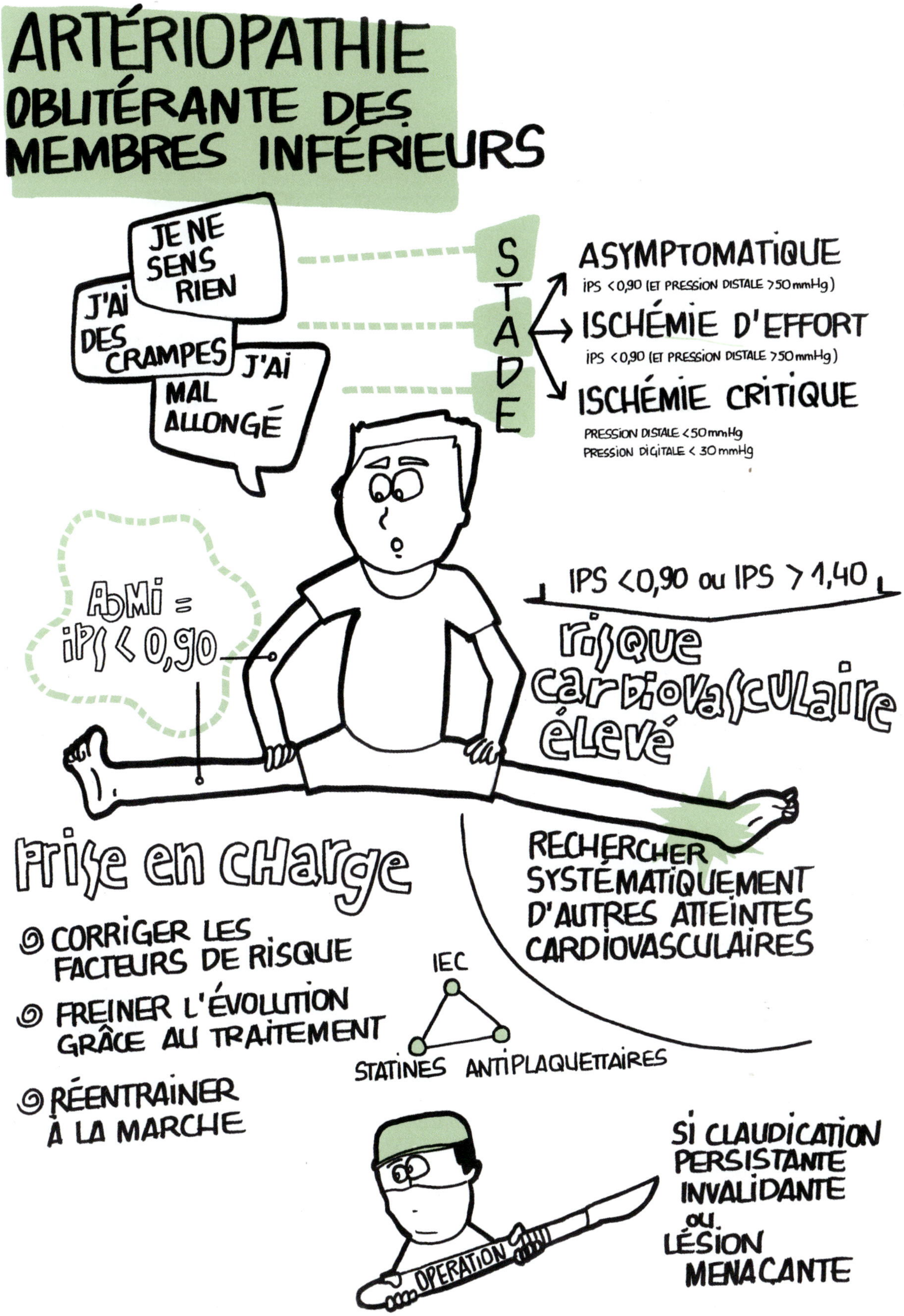
ARTÉRIOPATHIE OBLITÉRANTE DES MEMBRES INFÉRIEURS
JE NE SENS RIEN
J'AI DES CRAMPES
J'AI MAL ALLONGÉ
STADE
ASYMPTOMATIQUE
IPS < 0,90 (ET PRESSION DISTALE > 50 mmHg)
ISCHÉMIE D'EFFORT
IPS < 0,90 (ET PRESSION DISTALE > 50 mmHg)
ISCHÉMIE CRITIQUE
PRESSION DISTALE < 50 mmHg
PRESSION DIGITALE < 30 mmHg
AOMI = IPS < 0,90
IPS < 0,90 ou IPS > 1,40
risque cardiovasculaire élevé
RECHERCHER SYSTÉMATIQUEMENT D'AUTRES ATTEINTES CARDIOVASCULAIRES
prise en charge
CORRIGER LES FACTEURS DE RISQUE
FREINER L'ÉVOLUTION GRÂCE AU TRAITEMENT
IEC
STATINES
ANTIPLAQUETTAIRES
RÉENTRAINER À LA MARCHE
OPERATION
SI CLAUDICATION PERSISTANTE INVALIDANTE ou LÉSION MENACANTE

97

item 223-2

Ischémie aiguë

Objectifs pédagogiques

* Être capable de décrire les signes fonctionnels et cliniques d'ischémie aiguë.
* Être capable de décrire les signes de gravité d'une ischémie aiguë.
* Savoir qu'aucun examen morphologique n'est indiqué.
  dans le bilan préopératoire d'une ischémie aiguë sensitivo-motrice.
* Être capable de préciser la stratégie thérapeutique à mettre en place.
* Être capable de préciser le bilan étiologique à réaliser au décours de l'urgence.

1. Définition

L'ischémie aiguë est une interruption brutale du flux artériel au niveau d'un membre entraînant une ischémie tissulaire. Elle constitue une urgence thérapeutique absolue où tout retard à la mise en route d'un traitement adapté expose au risque d'amputation voire de décès. Le diagnostic repose sur l'examen clinique. Les examens complémentaires ont peu de place s'ils retardent la prise en charge thérapeutique, essentiellement chirurgicale, dont le but est la restauration du flux artériel. Les causes principales d'ischémie artérielle aiguë non traumatique sont les embolies et les thromboses sur artères pathologiques, plus rarement sur artères saines.

2. Reconnaître l'ischémie aiguë

Le diagnostic de l'ischémie artérielle aiguë est clinique.

2.1. L'ischémie aiguë complète (sensitivo-motrice)

Elle est caractérisée par :

* une douleur spontanée, de début brutal ou rapidement progressif, intense à type de broiement, accompagnée d'une impotence fonctionnelle du membre,
* un membre pâle, froid,
* des veines superficielles collabées,
* une abolition des pouls périphériques en aval de l'occlusion.

Signes de gravité :

* douleur à la palpation des masses musculaires, qui signe une ischémie musculaire,
* atteinte neurologique : hypoesthésie qui fait rapidement place à une anesthésie cutanée, et surtout paralysie avec impossibilité de mobiliser les orteils.

Ce tableau se résume dans la sémiologie des « **6P** » des Anglo-Saxons : **P**ain, **P**alor, **P**ulselessness, **P**aresthesia, **P**aralysis, **P**erishing cold.

Les examens complémentaires n'apportent rien au diagnostic positif qui est exclusivement clinique, et ne doivent pas retarder une prise en charge d'urgence en milieu spécialisé. L'urgence est absolue lorsque l'ischémie aiguë est complète, c'est-à-dire lorsqu'il existe un déficit moteur, et la revascularisation doit être effectuée avant la sixième heure qui suit l'installation de l'ischémie.

Tout retard dans cette prise en charge expose à l'évolution vers une ischémie dépassée, caractérisée par l'apparition d'une rigidité musculaire, de marbrures cutanées et de phlyctènes imposant l'amputation de première intention pour éviter le décès.

2.2. L'ischémie aiguë incomplète (non sensitivo-motrice)

Elle est caractérisée par la présence des signes d'ischémie aiguë sans déficit moteur (pas de paralysie).

3. Reconnaître la topographie de l'obstruction artérielle

Elle repose sur la palpation des pouls.

Une oblitération artérielle aiguë fémoro-poplitée est caractérisée par une ischémie distale de la jambe et du pied, avec conservation du pouls fémoral et absence des pouls poplité et distaux.

Une oblitération artérielle aiguë ilio-fémorale se traduit par une ischémie du membre inférieur pouvant atteindre la cuisse, avec disparition du pouls fémoral.

L'oblitération aiguë du carrefour aortique est caractérisée par une ischémie bilatérale atteignant les deux membres inférieurs avec une paralysie sensitivo-motrice simulant une paraplégie ; les pouls fémoraux et tous les pouls distaux sont abolis des deux côtés.

4. Reconnaître le mécanisme de l'obstruction artérielle

À la phase aiguë, on recherche si la cause de l'ischémie est une embolie (migration d'un caillot d'origine cardiaque ou aortique) ou une thrombose (oblitération d'une artère pathologique ou plus rarement saine). Ce sont les antécédents, les circonstances de survenue, le début brutal ou non des symptômes, l'examen cardiaque et l'examen comparatif des membres inférieurs, qui permettent de suspecter, en urgence, le mécanisme de l'obstruction. On distingue habituellement 2 tableaux caricaturaux qui peuvent être intriqués :

* **embolie :** début très brutal, ischémie rapidement sensitivo-motrice et pouls périphériques controlatéraux présents, absence d'artériopathie connue, découverte d'une arythmie cardiaque ;
* **thrombose :** début plus progressif, ischémie moins sévère avec des pouls controlatéraux absents, antécédents d'artériopathie des membres inférieurs, rythme sinusal.

Dans tous les cas, le patient doit être pris en charge en milieu spécialisé.

5. Reconnaître l'atteinte d'un autre territoire artériel en cas d'embolie

Il faut rechercher systématiquement par l'interrogatoire et l'examen clinique des signes d'ischémie mésentérique (douleur abdominale, diarrhée, iléus paralytique intestinal) ou rénale (douleur lombaire aiguë, parfois hématurie). A contrario, une ischémie aiguë d'un membre peut être associée à un accident vasculaire cérébral embolique, elle risque d'être méconnue dans ce contexte.

6. Adapter la stratégie thérapeutique

6.1. Éviter l'extension du thrombus et la récidive embolique

Le traitement anticoagulant doit être mis en route dès le diagnostic. On utilise l'héparine non fractionnée qui est plus maniable dans un contexte d'intervention chirurgicale. Le traitement débute par un bolus intraveineux de 50UI/kg puis est poursuivi, après la revascularisation, à dose adaptée (500 UI/kg/jour) à la seringue électrique. Le TCA doit être compris entre 2 et 3 fois le témoin et sera vérifié 4 heures après chaque modification de posologie.

6.2. Lutter contre la douleur

L'utilisation d'antalgiques de niveau 3 est nécessaire d'emblée, et doit être adaptée après la revascularisation.

6.3. Protéger le membre ischémique

Le risque de survenue très rapide d'escarres et de lésions cutanées impose un nursing immédiat, prolongé jusqu'à la revascularisation. Il est important de protéger le membre, d'éviter tout point de compression et de proscrire tout adhésif sur la peau ischémique.

6.4. Lever l'obstacle artériel

Il s'agit d'une urgence chirurgicale. Au-delà de six heures d'ischémie sensitivo-motrice, le risque d'amputation est majeur.

En cas d'embolie sur artère saine, l'embolectomie à la sonde de Fogarty est la méthode chirurgicale de référence.

En cas de thrombose sur artère pathologique, la revascularisation est effectuée en fonction du type de lésions par des techniques conventionnelles (endartériectomies, pontages) et/ou des techniques endovasculaires (recanalisations, angioplasties, thrombo-aspirations, thrombolyses *in situ*).

Attention : la thrombolyse in situ par voie intra-artérielle administrée sur 12 heures à 24 heures est contre-indiquée chez les patients en ischémie sensitivo-motrice en raison de son délai d'action trop long.

Le geste chirurgical peut être guidé par une artériographie per-opératoire.

En cas de revascularisation tardive ou de thrombose aorto-iliaque, on discutera un lavage de membre, pour prévenir les effets systémiques du relargage des produits du catabolisme musculaire dans la circulation générale (syndrome de revascularisation).

Une amputation du membre peut être réalisée d'emblée lorsque l'ischémie est dépassée, secondairement pour juguler les désordres métaboliques majeurs d'un syndrome de revascularisation, ou après échec de la revascularisation.

6.5. Corriger les processus pathologiques aggravant l'ischémie

Une aponévrotomie jambière sera réalisée en cas de survenue d'un syndrome de loge aigu (œdème musculaire, réactionnel à la revascularisation, au sein de l'enveloppe aponévrotique inextensible de la jambe), et sera discutée quand la revascularisation est pratiquée tardivement.

Un bas débit cardiaque, une hypovolémie, des troubles du rythme imposent une prise en charge adaptée.

7. PRÉVENIR ET TRAITER LES CONSÉQUENCES GÉNÉRALES DE L'ISCHÉMIE ET DE LA REVASCULARISATION

La lyse cellulaire induite par l'ischémie, entraine lors de la revascularisation le rejet dans la circulation sanguine de potassium, de myoglobine. Elle entraine une acidose métabolique, une insuffisance rénale aiguë, un syndrome de détresse respiratoire, des troubles du rythme cardiaque pouvant aboutir à un arrêt cardiaque.

7.1. Conséquences cardiaques

Les troubles du rythme cardiaque favorisés par l'hyperkaliémie et l'acidose sont dépistés par le monitoring continu de l'ECG. Afin d'éviter la survenue de ces troubles du rythme, une prévention active de l'hyperkaliémie et de l'acidose doit être mise en place dès la prise en charge initiale, en particulier au bloc opératoire en cas d'ischémie aiguë complète (sensitivo-motrice).

7.2. Conséquences rénales

Une insuffisance rénale aiguë secondaire à la précipitation de la myoglobine dans les tubules rénaux, doit être systématiquement recherchée par la surveillance de la diurèse, par le dosage de la créatininémie et de l'ionogramme sanguin. Ces examens biologiques sont réalisés au moment du diagnostic, et répétés au cours de la surveillance. La prévention de l'insuffisance rénale aiguë doit être réalisée en maintenant une volémie adaptée et en luttant contre l'acidose. En cas d'anurie, il faut discuter une hémodialyse.

7.3. Conséquences métaboliques

L'acidose est prévenue ou traitée par la perfusion de solutés de bicarbonate.

8. Préciser l'étiologie après revascularisation

Selon le terrain (artère saine ou artériopathie), et le mécanisme (embolie ou thrombose), on distingue 4 groupes (**tableau 1**) :

* embolie d'origine cardiaque,
* embolie d'origine artérielle,
* thrombose sur artère pathologique,
* thrombose sur artère saine.

Les causes les plus fréquentes d'embolie sont les arythmies complètes par fibrillation atriale et les cardiopathies valvulaires. Les causes les plus fréquentes de thrombose sur artères pathologiques sont les artériopathies athéromateuses et les anévrismes poplités.

En fonction de l'étiologie, un traitement au long cours devra être poursuivi (anticoagulants dans la FA...).

Origine cardiaque	Origine artérielle	Sur artère pathologique	Sur artère saine
ACFA, Flutter Infarctus du myocarde FOP, ASIA Cardiomyopathie dilatée Valvulopathie,prothèses valvulaires mécaniques Endocardite Myxome de l'oreillette FOP (embolie paradoxale)	Thrombus intra-artériel Anévrismes aortiques ou iliaques	Aggravation aiguë d'une AOMI chronique Thrombose de pontage Dissection aorto-iliaque Anévrisme poplité thrombosé	Thrombopénie induite par l'héparine SAPL (syndromes des anti-phospholipides) Syndrome myéloprolifératif Thrombose veineuse profonde ischémique Complications iatrogènes du cathétérisme Déshydratation Hémoconcentration

Tableau 1. Principales étiologies des ischémies aiguës des membres, à rechercher après revascularisation.

ACFA : arythmie complète par fibrillation auriculaire, ASIA : anévrysme du septum inter auriculaire, AOMI : artériopathie oblitérante des membres inférieurs, FOP : foramen ovale perméable.

9. Conclusion

L'ischémie aiguë des membres inférieurs est une urgence thérapeutique qui nécessite une prise en charge rapide en milieu spécialisé. Malgré une prise en charge adaptée, le pronostic global reste sombre. La survenue d'une ischémie aiguë s'accompagne en effet de 10 % de décès, de 25 % d'amputations, de 15 % de séquelles et de seulement 50 % de bons résultats.

Notes personnelles

5 LES 5 IDÉES-FORCES

- **URGENCE ABSOLUE : risque d'amputation et de décès.**
- **C'est un diagnostic clinique, les 6 P des Anglo-Saxons :**
  - **P**ain,
  - **P**alor,
  - **P**ulselessness, Ø de Pouls
  - **P**aresthesia,
  - **P**aralysis,
  - **P**erishing cold.
- **Pas d'examen complémentaire.**
- **Risques :**
  - cardiaques car hyperkaliémie et acidose ;
  - rénaux : précipitation de la myoglobine dans les tubules rénaux ;
  - métaboliques : acidose.
- **Prise en charge :**
  - éviter l'extension du thrombus et la récidive embolique (HNF) ;
  - lutter contre la douleur (antalgiques de niveau 3 d'emblée) ;
  - protéger le membre ischémique (proscrire tout adhésif sur la peau ischémique) ;
  - lever l'obstacle artériel : au-delà de six heures, risque majeur d'amputation ;
  - corriger les processus pathologiques aggravant l'ischémie ;
  - aponévrotomie de décharge pour éviter la survenue d'un syndrome des loges.

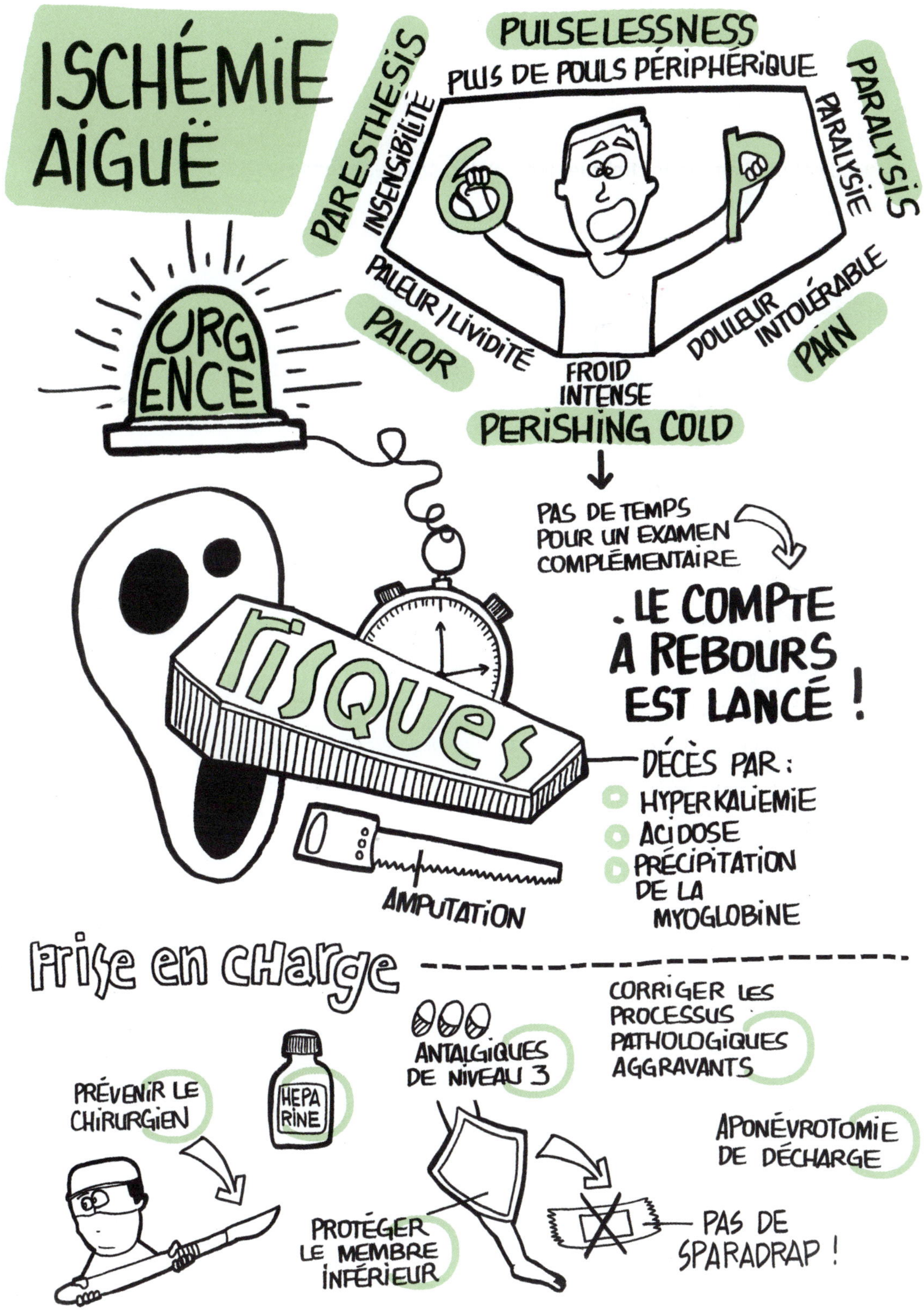
ISCHÉMIE AIGUË
PULSELESSNESS
PLUS DE POULS PÉRIPHÉRIQUE
PARESTHESIS
INSENSIBILITÉ
PARALYSIS
PARALYSIE
PALEUR / LIVIDITÉ
PALOR
DOULEUR INTOLÉRABLE
PAIN
FROID INTENSE
PERISHING COLD
URGENCE
PAS DE TEMPS POUR UN EXAMEN COMPLÉMENTAIRE
. LE COMPTE À REBOURS EST LANCÉ !
RISQUES
DÉCÈS PAR :
HYPERKALIEMIE
ACIDOSE
PRÉCIPITATION DE LA MYOGLOBINE
AMPUTATION
PRISE EN CHARGE
ANTALGIQUES DE NIVEAU 3
CORRIGER LES PROCESSUS PATHOLOGIQUES AGGRAVANTS
PRÉVENIR LE CHIRURGIEN
HEPARINE
APONÉVROTOMIE DE DÉCHARGE
PROTÉGER LE MEMBRE INFÉRIEUR
PAS DE SPARADRAP !

item 223-3

ISCHÉMIE DIGESTIVE

OBJECTIFS PÉDAGOGIQUES

Savoir établir le diagnostic d'une artériopathie digestive

Savoir définir l'artériopathie des artères digestives

* Connaître le processus physiopathologique à l'origine de l'artériopathie des artères digestives (cf. 08.218).
* Connaître les principales étiologies de l'artériopathie des artères digestives (cf. AOMI).

Savoir identifier et rechercher la population à risque de développer une artériopathie des artères digestives

* Connaître les caractéristiques épidémiologiques de la population concernée.
* Connaître les facteurs de risque athéromateux (cf. 08.219).
* Savoir par quels examens complémentaires rechercher les facteurs de risque vasculaires (cf. 08.219).
* Connaître les moyens de contrôler les facteurs de risque vasculaire (cf. 08.218) et les objectifs thérapeutiques (cf. 08.218).

Savoir identifier et rechercher les signes cliniques évocateurs d'une artériopathie digestive

* Savoir identifier et rechercher les signes fonctionnels et cliniques de l'artériopathie digestive.

Savoir éliminer les diagnostics différentiels d'une artériopathie digestive

* Connaître les autres causes de douleurs abdominales.

Savoir à quels examens complémentaires faire appel pour confirmer le diagnostic d'artériopathie digestive

* Connaître les examens complémentaires permettant de confirmer le diagnostic d'artériopathie digestive.
* Savoir quand faire appel aux examens non invasifs (échodoppler) et quand faire appel aux examens radiologiques (angioscanner, angio-IRM).

Savoir mettre en œuvre le bilan d'extension de la maladie athéromateuse (cf. 08.218).

Argumenter l'attitude thérapeutique

Moyens thérapeutiques

* Connaître les modalités de prise en charge et les principales indications thérapeutiques.

Surveillance du patient

* Connaître les complications pouvant émailler l'évolution naturelle de la maladie.

Décrire les principes de la prise en charge au long cours en abordant les problématiques techniques, relationnelles et éthiques en cas d'évolution défavorable

* Connaître les mesures d'accompagnement psychosociologiques à mettre en place en cas d'évolution défavorable nécessitant une colostomie.

Savoir identifier les situations d'urgence et planifier leur prise en charge : ischémie intestinale aiguë

* Être capable de décrire les signes fonctionnels et cliniques d'une ischémie intestinale aiguë.
* Être capable de décrire les signes de gravité d'une ischémie intestinale aiguë.
* Être capable de planifier les examens complémentaires à réaliser en urgence devant une suspicion d'ischémie intestinale aiguë.
* Être capable de préciser la stratégie thérapeutique à mettre en place.

1. DÉFINITION ET PHYSIOPATHOLOGIE

1.1. Définition

L'ischémie digestive correspond à une insuffisance de perfusion artérielle liée à un obstacle chronique (le plus souvent d'origine athéromateuse) ou aigu (le plus souvent d'origine embolique) des artères digestives.

On distingue classiquement deux tableaux :
* l'ischémie intestinale chronique ;
* l'ischémie intestinale aiguë.

1.2. Physiopathologie

1.2.1. Ischémie intestinale chronique

Le débit sanguin digestif dépend des besoins métaboliques du tractus digestif et représente entre 20 et 35 % de la consommation totale de l'organisme en oxygène. Lorsque la demande métabolique augmente en période post-prandiale, le débit sanguin splanchnique est donc majoré. L'hyperémie est maximale dans l'heure qui suit l'arrivée des aliments ingérés. Elle dure environ 5 heures. En cas d'obstruction artérielle, l'hypoperfusion post-prandiale relative explique l'ischémie responsable des douleurs. L'intensité des symptômes et leur durée sont proportionnelles au volume et à la composition des aliments ingérés.

1.2.2. Ischémie intestinale aiguë

Lors d'une occlusion artérielle aiguë ou un bas débit, il se produit une ischémie intestinale. Les conséquences de cette ischémie peuvent être réversibles dans les premières heures en cas de restauration du flux artériel, mais si l'ischémie devient permanente elle aboutit à un infarctus mésentérique.

2. DIAGNOSTIQUER UNE ARTÉRIOPATHIE DES ARTÈRES VISCÉRALES

2.1. Ischémie chronique

L'ischémie digestive chronique touche le sujet âgé ; elle prédomine chez la femme dans plus de 70 % des cas. Cette pathologie est peu fréquente. Elle témoigne d'une maladie athéromateuse évoluée et diffuse.

2.1.1. Sémiologie

2.1.1.1. Signes fonctionnels

C'est une triade associant :

* **douleur abdominale post prandiale :** Elle correspond à la claudication du grêle (angor mésentérique). C'est le symptôme le plus précoce et le plus constant, il s'agit d'une douleur intense à type de crampe. La situation est le plus souvent péri-ombilicale. Elle débute environ 15 à 30 minutes après l'ingestion et s'estompe lentement en une à deux heures. Sa sévérité et sa durée sont corrélées au caractère quantitatif, calorique et lipidique du repas et au degré de mal perfusion. Au stade précoce, seuls les repas importants déclenchent la douleur puis par la suite au fur et à mesure de la progression des lésions, la douleur devient plus fréquente après ingestion d'un volume d'aliment modeste ;
* **éviction et fractionnement alimentaire :** Ces douleurs post-prandiales amènent les patients à réduire leur alimentation par crainte des douleurs post-prandiales. Une dénutrition sévère peut s'installer ;
* **amaigrissement :** Souvent important, il résulte d'une dénutrition.

D'autres symptômes peuvent être associés mais sont moins typiques : diarrhées, vomissements.

2.1.1.2. Signes physiques

Un souffle abdominal est inconstamment présent.

L'examen peut montrer la présence d'autres localisations athéromateuses (souffles carotidiens ou fémoraux, abolition des pouls périphériques).

2.1.1.3. Examens complémentaires

L'examen écho-doppler est réalisé en première intention. Il recherche une sténose ou une occlusion de l'artère cœliaque et des artères mésentériques. L'atteinte d'au moins deux des trois troncs artériels digestifs est nécessaire pour induire une symptomatologie. Il peut permettre d'éliminer un anévrisme abdominal compliqué chez un tel patient athéromateux.

L'angio-TDM permet le diagnostic des lésions artérielles, l'analyse des voies de suppléance entre les artères digestives, et l'analyse du retentissement digestif. Il permet d'éliminer d'autres étiologies (pancréatite, néoplasie pancréatique et tumeur rétro-péritonéale...).

L'angio-IRM est réalisée en cas de contre-indication au scanner.

2.1.2. Principes de prise en charge

L'évolution spontanée de cette affection est défavorable soit vers une ischémie aiguë ou un tableau de dénutrition de plus en plus sévère. La revascularisation peut être réalisée par techniques endovasculaires (angioplastie-recanalisation) ou par des techniques chirurgicales de pontage, sans qu'aucune étude ne permette de trancher. L'angioplastie est souvent préférée chez les malades en mauvais état général.

2.2. Ischémie intestinale aiguë

Elle est définie par l'interruption aiguë de la vascularisation digestive, en rapport avec une occlusion artérielle aiguë par embolie, thrombose ou dissection. C'est une urgence thérapeutique absolue.

Un diagnostic précoce est indispensable au stade d'ischémie intestinale réversible. Une douleur abdominale aiguë survenant chez un patient à risque (sujet > 60 ans, athéromateux, cardiopathie emboligène) doit faire évoquer systématiquement ce diagnostic vu sa gravité.

Le pronostic spontané est extrêmement péjoratif en l'absence de traitement et conduit rapidement au décès du patient. En cas de rétablissement du flux sanguin, le pronostic reste mauvais et dépend de l'étendue de la nécrose intestinale.

2.2.1. Sémiologie

2.2.1.1. Signes fonctionnels

La douleur abdominale est le signe le plus constant: soudaine et intense à type de crampes. Son intensité contraste avec l'examen physique qui est pauvre et un état général conservé au début. Elle siège au niveau de la région ombilicale et dans la fosse iliaque droite. Il existe fréquemment au stade précoce un **hyperpéristaltisme** qui peut se manifester par des diarrhées.

En quelques heures, s'installe une occlusion intestinale (vomissements, défense). Les signes généraux sont présents avec fièvre, état de choc progressif et défaillance multiviscérale. Ces signes traduisent l'existence d'un infarctus irréversible.

2.2.1.2. Signes physiques

On peut différencier:

* **un syndrome ischémique aigu mésentérique réversible** caractérisé par des douleurs très importantes, et l'absence de signes péritonéaux ;
* **un tableau d'infarctus intestinal mésentérique constitué**, caractérisé par des douleurs permanentes importantes, un état occlusif puis un état de choc.

2.2.1.3. Examens complémentaires

L'angio-TDM est réalisé en urgence. Il permet de décrire les lésions artérielles et d'évaluer le retentissement de l'ischémie intestinale.

Une élévation initiale des taux des lactates est un bon indice de gravité de l'état du patient.

2.2.2. Principes de prise en charge

La prise en charge chirurgicale est une urgence absolue. Elle est associée à une réanimation. La revascularisation artérielle peut être endovasculaire ou par pontage. L'existence de signes généraux ou péritonéaux doit conduire à une laparotomie pour évaluer la vitalité intestinale. L'exérèse des anses nécrotiques doit être réalisée. Le patient doit être prévenu avant l'intervention de la possible nécessité d'une colectomie avec éventuelle colostomie.

5 LES 5 IDÉES-FORCES

- L'ischémie digestive correspond à l'oblitération chronique ou aiguë des artères digestives.
- L'ischémie mésentérique chronique est caractérisée par la triade douleur abdominale post-prandiale, crainte de l'alimentation et amaigrissement.
- L'ischémie mésentérique chronique nécessite une revascularisation chirurgicale (chirurgie conventionnelle ou endovasculaire).
- L'ischémie mésentérique aiguë est définie par l'interruption de la vascularisation digestive, en rapport avec une occlusion aiguë par embolie, thrombose ou dissection.
- La prise en charge d'une ischémie mésentérique aiguë est une urgence chirurgicale absolue.

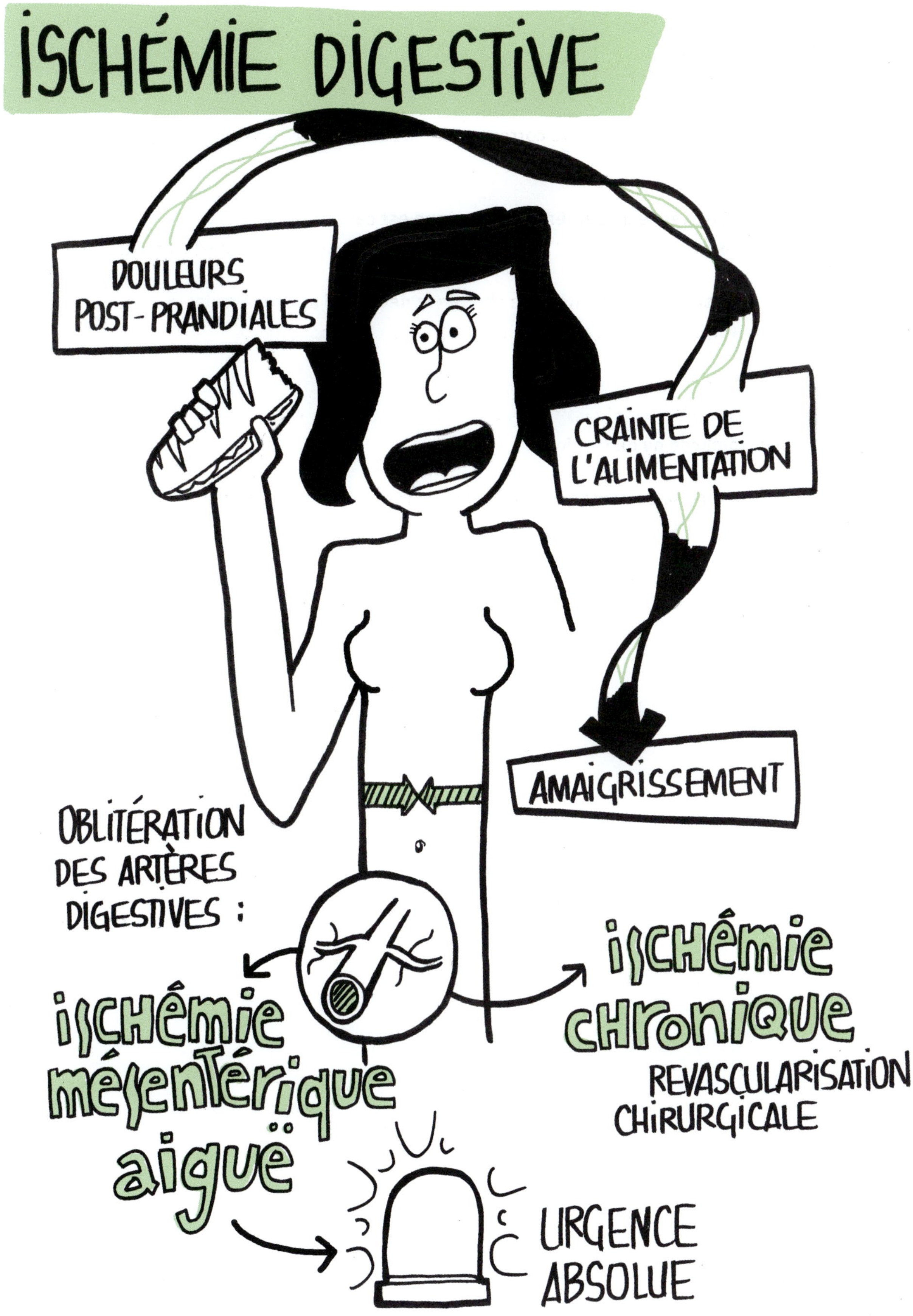
ISCHÉMIE DIGESTIVE
DOULEURS POST-PRANDIALES
CRAINTE DE L'ALIMENTATION
AMAIGRISSEMENT
OBLITÉRATION DES ARTÈRES DIGESTIVES :
ischémie mésentérique aiguë
ischémie chronique
REVASCULARISATION CHIRURGICALE
URGENCE ABSOLUE

item 223-4

ANÉVRISME

DE L'AORTE ABDOMINALE SOUS-RÉNALE ET DES ARTÈRES PÉRIPHÉRIQUES

OBJECTIFS PÉDAGOGIQUES

Anévrismes de l'aorte abdominale sous-rénale

A) Savoir établir le diagnostic

* Savoir définir un anévrisme de l'aorte abdominale :
  - connaître la définition de l'anévrisme aortique ;
  - connaître les principales étiologies des anévrismes de l'aorte abdominale sous-rénale.
* Savoir identifier et rechercher la population à risque de développer un anévrisme de l'aorte abdominale sous-rénale :
  - connaître les facteurs de risque de l'anévrisme de l'aorte abdominale sous-rénale (cf. 08.219) ;
  - savoir par quels examens complémentaires rechercher les facteurs de risque (cf. 08.219) ;
  - connaître les moyens de contrôler les facteurs de risque vasculaires (cf. 08.219) ;
  - sonnaître les objectifs thérapeutiques à atteindre pour chaque facteur de risque (cf. 08.219) ;
  - savoir définir la population cible asymptomatique devant bénéficier d'un dépistage d'anévrisme de l'aorte abdominale sous-rénale.
* Savoir identifier et rechercher les symptômes évocateurs d'un anévrisme de l'aorte abdominale sous-rénale :
  - savoir identifier et rechercher les signes fonctionnels et cliniques devant faire évoquer la présence d'un anévrisme aortique ;
  - savoir que l'anévrisme est le plus souvent asymptomatique de découverte fortuite.

* Savoir à quels examens complémentaires faire appel pour confirmer le diagnostic d'anévrisme de l'aorte abdominale sous-rénale :
  - connaître les examens complémentaires utilisés pour le dépistage, la surveillance et le bilan pré-opératoire des anévrismes de l'aorte abdominale sous-rénale ;
  - être capable d'expliquer le but, les limites et les indications de ces examens complémentaires.
* Savoir mettre en œuvre le bilan d'extension de la maladie athéromateuse et de la maladie anévrismale :
  - savoir évoquer et rechercher par l'interrogatoire et l'examen clinique d'autres localisations de la maladie athéromateuse (cf. 08.218) ;
  - savoir à quels examens complémentaires de première intention faire appel pour chercher une atteinte asymptomatique dans le cadre du bilan d'extension de la maladie athéromateuse (cf. 08.218) ;
  - savoir rechercher d'autres localisations de la maladie anévrismale.

B) Argumenter l'attitude thérapeutique et planifier le suivi du patient

* Moyens thérapeutiques :
  - connaître les modalités de la prise en charge de la maladie athéromateuse (cf. 08.219) ;
  - connaître les différents moyens endoluminaux ou chirurgicaux pouvant être proposés dans la prise en charge d'un anévrisme de l'aorte abdominale sous-rénale.
* Indications thérapeutiques :
  - connaître la prise en charge médicale de la maladie athéromateuse (cf. 08.219) ;
  - connaître la stratégie de prise en charge thérapeutique d'un sujet porteur d'un anévrisme de l'aorte abdominale sous-rénale.
* Surveillance du patient :
  - connaître les complications pouvant émailler l'évolution naturelle de la maladie ;
  - connaître les modalités de surveillance devant la découverte d'un anévrisme et après un geste de revascularisation.

C) Décrire les principes de la prise en charge au long cours en abordant les problématiques techniques, relationnelles et éthiques en cas d'évolution défavorable

* Connaître les éléments pouvant conduire à récuser une prise en charge chirurgicale ou endovasculaire et les mesures d'accompagnement psychosociologiques à mettre en place.

D) Savoir identifier les situations d'urgence et planifier leur prise en charge

* Anévrisme instable et rupture d'anévrisme de l'aorte abdominale sous-rénale :
  - être capable de décrire les signes cliniques devant faire évoquer le diagnostic d'anévrisme instable et celui de rupture d'anévrisme de l'aorte abdominale sous-rénale ;
  - être capable de préciser la stratégie de prise en charge urgente à mettre en place.
* Ischémie aiguë par embole à partir du sac anévrismal :
  - cf. Ischémie aiguë.
* Thromboses veineuses iliaques à bascule :
  - cf. Thromboses veineuses.

Anévrismes des artères des membres inférieurs

A) Savoir établir le diagnostic

* Savoir définir un anévrisme des artères périphériques :
  - connaître la définition des anévrismes artériels ;
  - connaître les principales étiologies des anévrismes artériels.

* Savoir identifier et rechercher la population à risque de développer un anévrisme :
  - connaître les facteurs de risque des anévrismes artériels (cf. 08.219) ;
  - savoir par quels examens complémentaires rechercher les facteurs de risque (cf. 08.219) ;
  - connaître les moyens de contrôler les facteurs de risque vasculaire (cf. 08.219) ;
  - connaître les objectifs thérapeutiques à atteindre pour chaque facteur de risque (cf. 08.219) ;
  - savoir définir la population cible asymptomatique devant bénéficier d'un dépistage des anévrismes des artères des membres inférieurs.
* Savoir identifier et rechercher les symptômes évocateurs d'un anévrisme des artères des membres inférieurs :
  - savoir identifier et rechercher les signes fonctionnels et cliniques devant faire évoquer la présence d'un anévrisme des artères des membres inférieurs.
* Savoir à quels examens complémentaires faire appel pour confirmer le diagnostic d'anévrisme des artères des membres inférieurs :
  - connaître les examens complémentaires utilisés pour le dépistage, la surveillance et le bilan pré-opératoire des anévrismes des artères des membres inférieurs ;
  - être capable d'expliquer le but, les limites et les indications de ces examens complémentaires.
* Savoir mettre en œuvre le bilan d'extension de la maladie athéromateuse et de la maladie anévrismale
  - savoir évoquer et rechercher par l'interrogatoire et l'examen clinique d'autres localisations de la maladie athéromateuse (cf. 08.218) ;
  - savoir à quels examens complémentaires de première intention faire appel pour chercher une atteinte asymptomatique dans le cadre du bilan d'extension de la maladie athéromateuse (cf. 08.218) ;
  - savoir rechercher d'autres localisations de la maladie anévrismale.

B) Argumenter l'attitude thérapeutique et planifier le suivi du patient

* Moyens thérapeutiques :
  - connaître les modalités de la prise en charge de la maladie athéromateuse (cf. 08.219) ;
  - connaître les différents moyens endoluminaux ou chirurgicaux pouvant être proposés dans la prise en charge d'un anévrisme des artères des membres inférieurs.
* Indications thérapeutiques :
  - connaître la prise en charge médicale de la maladie athéromateuse (cf. 08.219) ;
  - connaître la stratégie de prise en charge thérapeutique d'un sujet porteur d'un anévrisme des artères des membres inférieurs.
* Surveillance du patient :
  - connaître les complications pouvant émailler l'évolution naturelle de la maladie ;
  - connaître les modalités de surveillance devant la découverte d'un anévrisme et après la réalisation d'un geste de revascularisation.

C) Décrire les principes de la prise en charge au long cours en abordant les problématiques techniques, relationnelles et éthiques en cas d'évolution défavorable

* Connaître les situations pouvant conduire à la réalisation d'une amputation et les mesures d'accompagnement psychosociologiques à mettre en place.

D) Savoir identifier les situations d'urgence et planifier leur prise en charge

* Ischémie aiguë par embole à partir du sac anévrismal :
  - cf. Ischémie aiguë.
* Thromboses veineuses par compression :
  - cf. Thromboses veineuses.

1. Définition

Un anévrisme artériel est une dilatation focale et permanente de l'artère avec une perte du parallélisme de ses parois, et dont le diamètre est supérieur à 1,5 fois le diamètre d'amont.

La localisation la plus fréquente est l'aorte abdominale. Les anévrismes périphériques les plus fréquents concernent les artères poplitées.

2. Anévrisme de l'aorte abdominale sous-rénale

2.1. Généralités

L'anévrisme de l'aorte abdominale (AAA) se développe préférentiellement dans le segment sous-rénal. Il peut être exclusivement limité à l'aorte sous-rénale ou s'étendre aux artères iliaques.

2.1.1. Épidémiologie

Les facteurs de risque principaux sont le tabagisme, l'âge avancé, le sexe masculin et les antécédents familiaux d'AAA.

L'AAA est souvent associé à des lésions athéromateuses sur d'autres sites (coronaires, carotides, artères viscérales, artères des membres inférieurs).

La prévalence des AAA est de 5 % pour les hommes de plus de 65 ans. La prévalence chez la femme est mal connue et est inférieure à celle observée chez l'homme.

2.1.2. Anatomopathologie

L'AAA est caractérisé par des remaniements de la media aortique. Il existe une protéolyse des fibres élastiques et du collagène entraînant la perte de l'élasticité de la paroi de l'aorte (participant à sa croissance progressive) et une diminution de sa résistance (favorisant sa rupture). Il existe également une apoptose des cellules musculaires lisses. La media est amincie. Le versant endoluminal du sac anévrismal au contact du flux artériel est le plus souvent tapissé d'un thrombus.

2.1.3. Histoire naturelle

Le diamètre de l'AAA augmente avec le temps. Chez un même patient, la vitesse de croissance n'est pas linéaire et il existe des variations d'un patient à l'autre. La vitesse de croissance est d'autant plus rapide que le diamètre aortique est plus grand. Un AAA est dit « à croissance rapide » s'il augmente de plus de 1 cm par an.

Le risque évolutif d'un AAA est sa rupture et ce risque augmente avec le diamètre. Il est faible pour un diamètre inférieur à 40 mm, et important au-delà de 55 mm.

À diamètre égal, le risque de rupture est majoré chez la femme.

2.1.4. Étiologie

Les AAA sont fréquemment associés à une athérosclérose (coronaire, carotides, artères des membres inférieurs, artères rénales et digestives). L'existence de formes familiales fait suspecter dans certains cas une composante génétique. Les prothèses vasculaires peuvent se compliquer de faux anévrismes anastomotiques.

Dans des cas rares, il peut s'agir: d'un anévrisme infectieux, de l'évolution anévrismale d'une dissection aortique, de dystrophies héréditaires du tissu conjonctif (maladie de Marfan, maladie d'Ehlers Danlos, syndrome de Loeys Dietz), d'une aortite inflammatoire (maladie de Takayasu, maladie de Horton et maladie de Behçet).

2.2. Diagnostiquer un anévrisme de l'aorte abdominale sous-rénale

2.2.1. Tableaux cliniques principaux

2.2.1.1. Anévrisme asymptomatique

Dans la majorité des cas, l'AAA est asymptomatique.

Le plus souvent l'AAA est découvert fortuitement par l'examen clinique ou par un examen d'imagerie (échographie, tomodensitométrie (TDM) ou imagerie par résonance magnétique (IRM) abdominale, radiographie simple d'abdomen visualisant les calcifications du sac anévrismal). L'AAA peut être dépisté par une échographie de l'aorte abdominale. Ce dépistage est proposé chez les patients à risque:

* hommes de plus de 65 ans, notamment tabagiques ;
* avec athérosclérose dans un autre territoire ;
* avec des antécédents familiaux d'anévrisme.

La palpation abdominale montre une masse para-ombilicale battante et expansive chez les sujets maigres ou si l'AAA est volumineux.

2.2.1.2. Anévrisme douloureux

Le malade consulte pour une douleur abdominale ou lombaire.

Si l'AAA est connu, il faut redouter une rupture: le malade doit être orienté dans les plus brefs délais vers un centre de chirurgie vasculaire et une imagerie par TDM abdominale doit être réalisée en urgence.

Si l'AAA n'est pas connu, le diagnostic est fait sur l'imagerie réalisée pour explorer les douleurs et le malade est orienté secondairement vers le centre de chirurgie vasculaire en urgence.

2.2.1.3. Anévrisme rompu

Il s'agit d'une urgence vitale. La rupture d'un AAA associe une douleur abdominale ou lombaire et un choc hémorragique.

Lorsque l'état hémodynamique le permet, une TDM abdominale est réalisée. Le patient doit être transféré en urgence vers un centre de chirurgie vasculaire. La TDM confirme le diagnostic et précise la localisation de l'AAA par rapport aux artères rénales avant le transfert d'urgence en salle d'opération. La mortalité globale de l'AAA rompu est supérieure à 80 %.

2.2.2. Autres présentations cliniques

Les autres présentations cliniques révélatrices sont rares :

2.2.2.1. Occlusion artérielle aiguë de membre inférieur

Elle est due à la migration d'un embole fibrino-cruorique à partir du thrombus intra-anévrismal.

2.2.2.2. Embolies de cristaux de cholestérol

Syndrome de l'orteil bleu.

2.2.2.3. Lombalgie ou cruralgie

L'érosion vertébrale par la coque de l'AAA peut être à l'origine de douleurs lombaires ou de cruralgies.

2.2.2.4. Compression des organes de voisinage

Des signes cliniques de compression des organes de voisinage (axes veineux ilio-cave, uretère, tube digestif) peuvent apparaître.

2.2.2.5. Rupture dans un organe de voisinage

La rupture de l'AAA peut se produire dans les structures de voisinage (fistule aorto-digestive, fistule aorto-cave).

2.2.2.6. Anévrismes inflammatoires

Une gangue inflammatoire peut se développer autour de l'anévrisme et entraîner des douleurs abdominales ou lombaires diffuses.

Le diagnostic est porté sur la TDM qui montre la gangue et qui exclut une rupture.

2.2.3. Moyens para-cliniques du diagnostic

Les examens sont pratiqués en fonction du contexte clinique :

* l'échographie abdominale est l'examen de dépistage et de suivi des AAA asymptomatiques. Elle donne la valeur du diamètre maximal et permet la surveillance de la croissance de l'AAA ;
* la TDM abdomino-pelvienne avec injection de produit de contraste iodé est l'examen pré-thérapeutique de référence (en l'absence de contre-indication : insuffisance rénale, allergie aux produits de contraste). Elle précise les diamètres de l'anévrisme et son extension par rapport aux artères rénales et iliaques, la présence de thrombus endo-luminal. Elle diagnostique les anévrismes iliaques associés. La TDM doit être pratiquée en urgence en cas d'anévrisme douloureux ou de suspicion de rupture ;
* l'IRM peut remplacer l'angio-TDM en cas de contre-indication ;
* l'artériographie n'a plus d'indication pour le diagnostic.

2.2.4. Recherche d'autres localisations anévrismales

Ce bilan n'est concevable qu'en dehors de l'urgence.

L'AAA peut être associé à des anévrismes des artères poplitées, fémorales, iliaques communes ou iliaques internes. Ils sont systématiquement recherchés en échographie ou sur une TDM lorsqu'elle est pratiquée.

L'AAA peut être associé à un anévrisme de l'aorte thoracique. Il est recommandé d'effectuer une TDM thoraco-abdomino-pelvienne pour le bilan d'extension de la maladie anévrismale.

2.3. Argumenter l'attitude thérapeutique et planifier le suivi du patient

L'identification d'un AAA entraîne :

* sa surveillance échographique à intervalles adaptés à son diamètre ;
* sa cure chirurgicale conventionnelle ou endo-vasculaire si nécessaire ;
* la recherche d'autres anévrismes, en particulier poplités et iliaques ;
* la recherche d'un AAA chez les enfants et collatéraux de 1er degré de plus de 50 ans ;
* l'arrêt du tabac et le contrôle des facteurs de risque cardiovasculaire ;
* le bilan des autres localisations de la maladie athéroscléreuse.

2.3.1. Traitement médical

Il n'existe pas de traitement médicamenteux spécifique permettant de faire régresser, limiter la croissance ou prévenir la rupture de l'AAA. Le sevrage tabagique est impératif, car le tabac favorise la croissance et la rupture de l'anévrisme. Le contrôle des autres facteurs de risque cardiovasculaire est nécessaire.

Les facteurs de risque de survenue d'un AAA étant communs avec ceux de l'athérosclérose, les patients porteurs d'AAA sont à risque coronarien et neuro-vasculaire. Le traitement médicamenteux consiste en la prévention des complications de l'athérosclérose : contrôle de l'HTA, prescription d'un traitement antiagrégant plaquettaire et d'une statine.

2.3.2. Surveillance de l'AAA

Pour un anévrisme asymptomatique, une échographie de surveillance doit être réalisée tous les ans lorsque le diamètre maximal de l'anévrisme est inférieur à 40 mm, tous les 6 mois entre 40 et 55 mm.

2.3.3. Traitement chirurgical

Le traitement chirurgical de l'AAA a pour objectif de prévenir la rupture. Il est indiqué si le diamètre maximal est ≥ 50-55 mm, en cas de croissance rapide (plus de 1 cm en un an), ou en cas d'anévrisme compliqué. Chez la femme, une indication peut être discutée pour un diamètre inférieur à 50 mm.

Le bilan pré-opératoire comporte une évaluation cardiovasculaire globale, une évaluation de la fonction rénale et de la fonction respiratoire.

Le traitement chirurgical a pour principe d'exclure la zone anévrismale du flux circulatoire par interposition d'une prothèse vasculaire. Deux techniques chirurgicales sont actuellement utilisées : la chirurgie conventionnelle et la chirurgie endo-vasculaire.

Le traitement chirurgical conventionnel consiste en une mise à plat greffe. Après laparotomie ou lombotomie, clampage aortique, ouverture de la coque de l'AAA et ablation du thrombus, un tube prothétique est suturé à l'aorte saine au-dessus et en dessous de l'anévrisme pour reconstruire l'aorte.

Le traitement chirurgical endo-vasculaire est moins invasif. Il consiste à introduire par voie intra-artérielle fémorale une endoprothèse qui est déployée dans l'anévrisme. L'étanchéité est obtenue sur un segment d'aorte saine au-dessus de l'AAA et en dessous des artères rénales (collet), et dans les artères iliaques en distalité. L'exclusion de l'anévrisme par l'endoprothèse nécessite des conditions anatomiques particulières qui en limitent les indications. Le traitement endovasculaire est privilégié chez les malades à risque opératoire élevé. Il peut être proposé, si l'anatomie est favorable, chez les patients à bas risque.

2.4. Identifier les situations d'urgence et planifier leur prise en charge

Les situations d'urgence sont :

2.4.1. Anévrismes rompus

Ils doivent être opérés en urgence. Un scanner peut être réalisé si l'état hémodynamique le permet.

2.4.2. Anévrismes douloureux

Les anévrismes douloureux doivent être opérés rapidement après exploration tomodensitométrique et prise en charge de l'état général, cardiovasculaire, rénal et respiratoire, après avoir éliminé un anévrisme inflammatoire.

2.4.3. Ischémie aiguë de membre inférieur

L'ischémie aiguë par embolie à partir de l'anévrisme nécessite une prise en charge spécifique immédiate. L'anévrisme doit être traité secondairement.

2.4.4. Fistule aorto-cave ou fistule aorto-digestive

Les fistules aorto-cave et aorto-digestive sont des situations rares, graves et qui nécessitent une prise en charge en urgence en chirurgie vasculaire.

2.5. Décrire les principes de la prise en charge après chirurgie de l'anévrisme

2.5.1. Suivi

La survie des malades, mêmes opérés, est inférieure à celle de la population générale. Cette surmortalité s'explique par l'âge avancé, les facteurs de risque cardiovasculaire, l'athérosclérose associée, la BPCO et les autres pathologies post-tabagiques.

La surveillance médicale du malade opéré doit dépister la survenue secondaire ou l'évolution d'autres localisations de la maladie anévrismale ou de la maladie athéromateuse.

2.5.2. Prise en charge

La prise en charge repose sur le contrôle des facteurs de risque et la prévention médicamenteuse du risque cardiovasculaire (anti-plaquettaire, statine, IEC ou sartan).

2.5.3. Surveillance

La surveillance dépend du type de prothèse implantée :

* les prothèses utilisées lors de la chirurgie conventionnelle peuvent se compliquer d'anévrismes anastomotiques justifiant une surveillance annuelle par écho-doppler ;
* les endoprothèses nécessitent une surveillance au long cours par écho-doppler ou angio-TDM pour détecter la présence d'une endofuite, de migration ou de plicature de jambage pouvant se compliquer d'occlusion.

3. Anévrisme de l'artère poplitée

3.1. Points clés

Ils touchent quasi-exclusivement les hommes ; ils sont souvent bilatéraux (50 % des cas).

Il faut toujours rechercher un AAA associé (30 % des cas). Le risque évolutif principal est l'ischémie du membre inférieur (ischémie aiguë ou ischémie critique), par embolies itératives à bas bruit obstruant le réseau artériel d'aval, ou par thrombose de l'anévrisme, les deux mécanismes étant souvent associés. Le risque d'amputation du membre inférieur après thrombose d'anévrisme poplité est élevé.

3.2. Tableaux cliniques

3.2.1. Anévrisme poplité asymptomatique

L'anévrisme est découvert lors de l'examen clinique (pouls poplités trop bien perçus) ou lors d'une exploration échographique (par exemple lors du bilan d'un AAA).

3.2.2. Anévrisme poplité symptomatique

L'anévrisme est découvert devant un tableau d'ischémie aiguë, d'ischémie critique, plus rarement d'ischémie d'effort.

Rarement l'anévrisme entraîne des compressions locales (veines, nerfs). Une compression veineuse peut entraîner une thrombose veineuse poplitée et sous poplitée.

La rupture est exceptionnelle et doit faire suspecter une origine infectieuse.

3.3. Recherche d'autres localisations anévrismales

La découverte de l'anévrisme impose une évaluation du réseau artériel jambier d'aval (clinique et écho-doppler) à la recherche d'occlusions des axes de jambe et à la recherche d'autres localisations anévrismales (artère poplitée controlatérale, aorte abdominale, artères iliaques et fémorales).

3.4. Prise en charge

3.4.1. Prise en charge du sujet asymptomatique

Il faut discuter le traitement chirurgical d'un anévrisme poplité en cas :

* de diamètre supérieur à 20 mm ;
* de thrombus pariétal important ;
* d'occlusions des artères jambières en aval.

La technique chirurgicale est une exclusion-pontage ou une mise à plat-greffe (dans les 2 cas de préférence avec une veine saphène inversée). Le traitement endovasculaire est en cours d'évaluation.

Lorsqu'il n'y a pas d'indication chirurgicale, une surveillance par écho-doppler tous les 6 mois est nécessaire.

3.4.2. Prise en charge du sujet symptomatique

L'ischémie aiguë par thrombose de l'anévrisme nécessite une revascularisation (pontage le plus souvent) en urgence pour sauvetage du membre inférieur.

Le pontage est associé à une exclusion de l'anévrisme (ligature de l'artère poplitée en amont et en aval de l'anévrisme). La localisation des anastomoses du pontage dépend du réseau artériel en amont et en aval de l'anévrisme.

3.4.3. Dans tous les cas

Le traitement médical de l'athérosclérose doit être mis en place.

4. Anévrismes des artères iliaques

Les anévrismes iliaques concernent principalement les artères iliaques communes et internes.

Ce chapitre exclut les anévrismes de l'artère iliaque commune prolongeant un AAA. Les anévrismes iliaques peuvent néanmoins coexister avec un anévrisme aortique avec une paroi artérielle saine entre les deux.

4.1. Anévrismes iliaques communs

Les anévrismes iliaques communs sont rares, touchent quasi-exclusivement les hommes âgés tabagiques ; ils sont bilatéraux dans 50 % des cas.

L'anévrisme asymptomatique est diagnostiqué sur une imagerie abdomino-pelvienne ou chez un patient ayant un anévrisme artériel dans un autre territoire, notamment aortique ou poplité.

En cas d'anévrisme asymptomatique, la conduite à tenir est la suivante :

* surveillance échographique à intervalles adaptés à son diamètre (tous les 6 mois si le diamètre est supérieur à 25 mm, tous les 12 mois sinon) ;
* cure chirurgicale conventionnelle ou endovasculaire en cas de diamètre supérieur à 30 ou 35 mm ;
* recherche d'autres anévrismes, en particulier aortique et poplités ;
* arrêt du tabac et contrôle des facteurs de risque cardiovasculaire ;
* bilan des autres localisations de la maladie athéroscléreuse.

En cas de rupture, l'anévrisme est symptomatique : douleur abdomino-pelvienne et choc hémorragique. Il s'agit d'une urgence vitale qui nécessite une prise en charge chirurgicale dans les plus brefs délais. Le bilan de la maladie anévrysmale et athéroscléreuse est fait dans un deuxième temps.

L'anévrisme peut aussi être symptomatique en cas de fistule artério-veineuse, de compression (veine iliaque commune, uretère, paquet nerveux), de claudication fessière ou de douleurs abdomino-pelviennes.

4.2. Anévrismes iliaques internes

Les anévrismes iliaques internes sont rares et touchent également quasi exclusivement les hommes âgés tabagiques.

Leur diagnostic est souvent réalisé lors d'une imagerie abdomino-pelvienne, plus rarement devant un tableau de rupture.

Ils doivent être systématiquement recherchés devant un anévrisme localisé dans un autre territoire.

Notes personnelles

5 Les 5 idées-forces
Anévrisme aorte abdominale

- **Population cible pour le dépistage :**
  - artériopathes ;
  - hommes âgés de 60 à 85 ans ;
  - femmes âgées de 60 à 85 ans (hypertendues ou tabagiques) ;
  - hommes et femmes de plus de 50 ans avec des antécédents familiaux d'anévrisme aortique chez des apparentés de premier degré.

- **Un anévrisme aortique douloureux est un anévrisme rompu jusqu'à preuve du contraire (TDM en URGENCE).**

- **Indications opératoires :**
  - Diamètre antéro-postérieur > 50-55 mm ;
  - Croissance rapide (augmentation du diamètre de plus de 1 cm/an).

- **Risques :**
  - Risque majeur à redouter : rupture +++++ (risque de décès +++) ;
  - Autres complications fréquentes et graves emboles distaux, ischémie aiguë et occlusion.

- **Rechercher d'autres localisations anévrismales (Poplitées en particulier).**

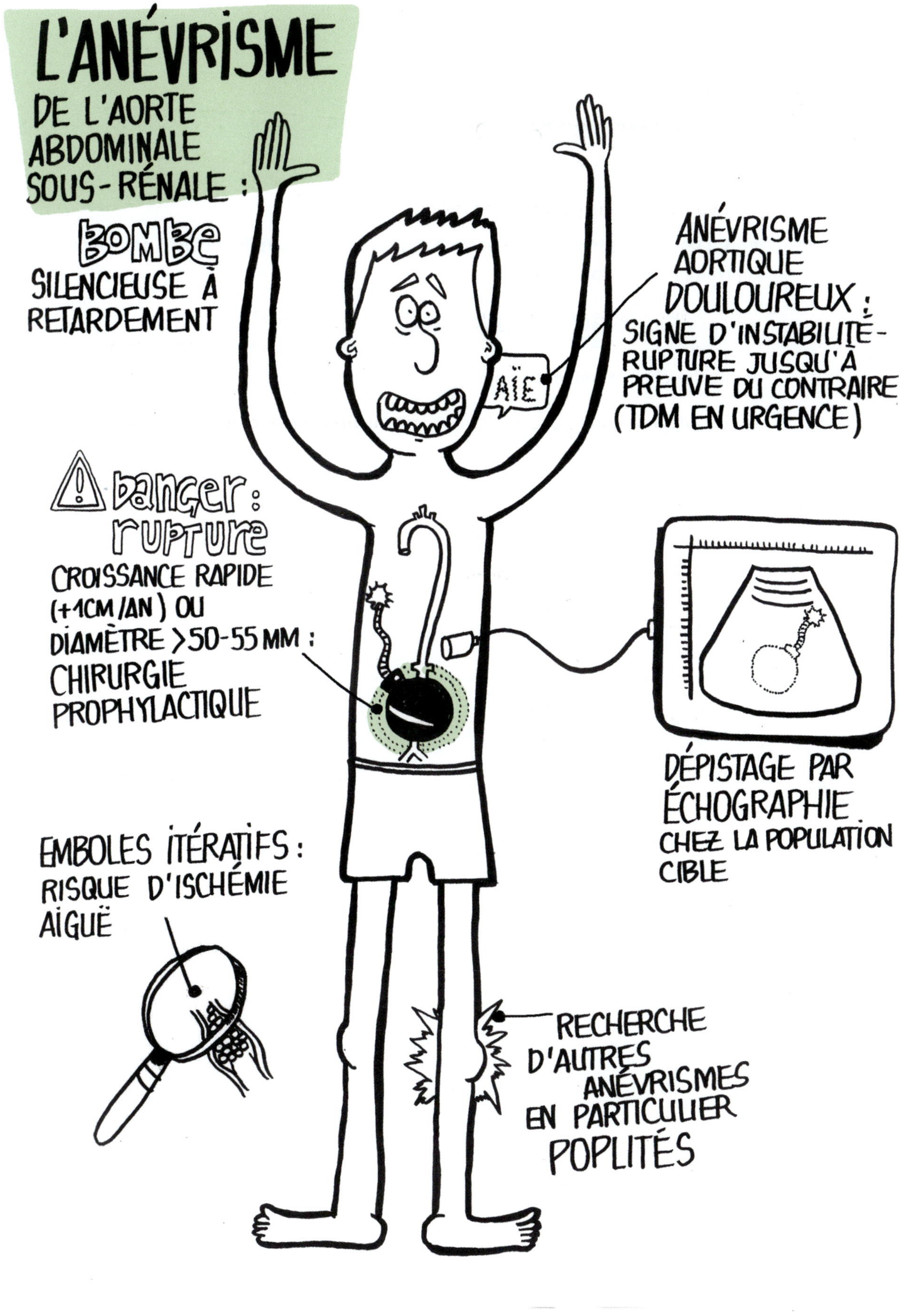
L'ANÉVRISME
DE L'AORTE ABDOMINALE SOUS-RÉNALE :
BOMBE SILENCIEUSE À RETARDEMENT
ANÉVRISME AORTIQUE DOULOUREUX :
SIGNE D'INSTABILITÉ-RUPTURE JUSQU'À PREUVE DU CONTRAIRE (TDM EN URGENCE)
AÏE
DANGER : RUPTURE
CROISSANCE RAPIDE (+1CM/AN) OU DIAMÈTRE >50-55 MM :
CHIRURGIE PROPHYLACTIQUE
DÉPISTAGE PAR ÉCHOGRAPHIE CHEZ LA POPULATION CIBLE
EMBOLES ITÉRATIFS :
RISQUE D'ISCHÉMIE AIGUË
RECHERCHE D'AUTRES ANÉVRISMES EN PARTICULIER POPLITÉS

5 Les 5 idées-forces

Anévrisme artère poplitée

- **Un pouls poplité trop bien perçu est un anévrisme poplité jusqu'à preuve du contraire (échographie).**
- **Anévrismes poplités bilatéraux dans 50 % des cas.**
- **Rechercher un anévrisme aortique associé (présent dans 30 % des cas).**
- **Risques :**
  - Ischémie aiguë par thrombose de l'anévrisme ;
  - Emboles distaux itératifs ;
  - Thrombose veineuse profonde par compression de la veine poplitée.
- **Discuter une prise en charge chirurgicale si diamètre > 20 mm (mise à plat greffe ou exclusion pontage).**

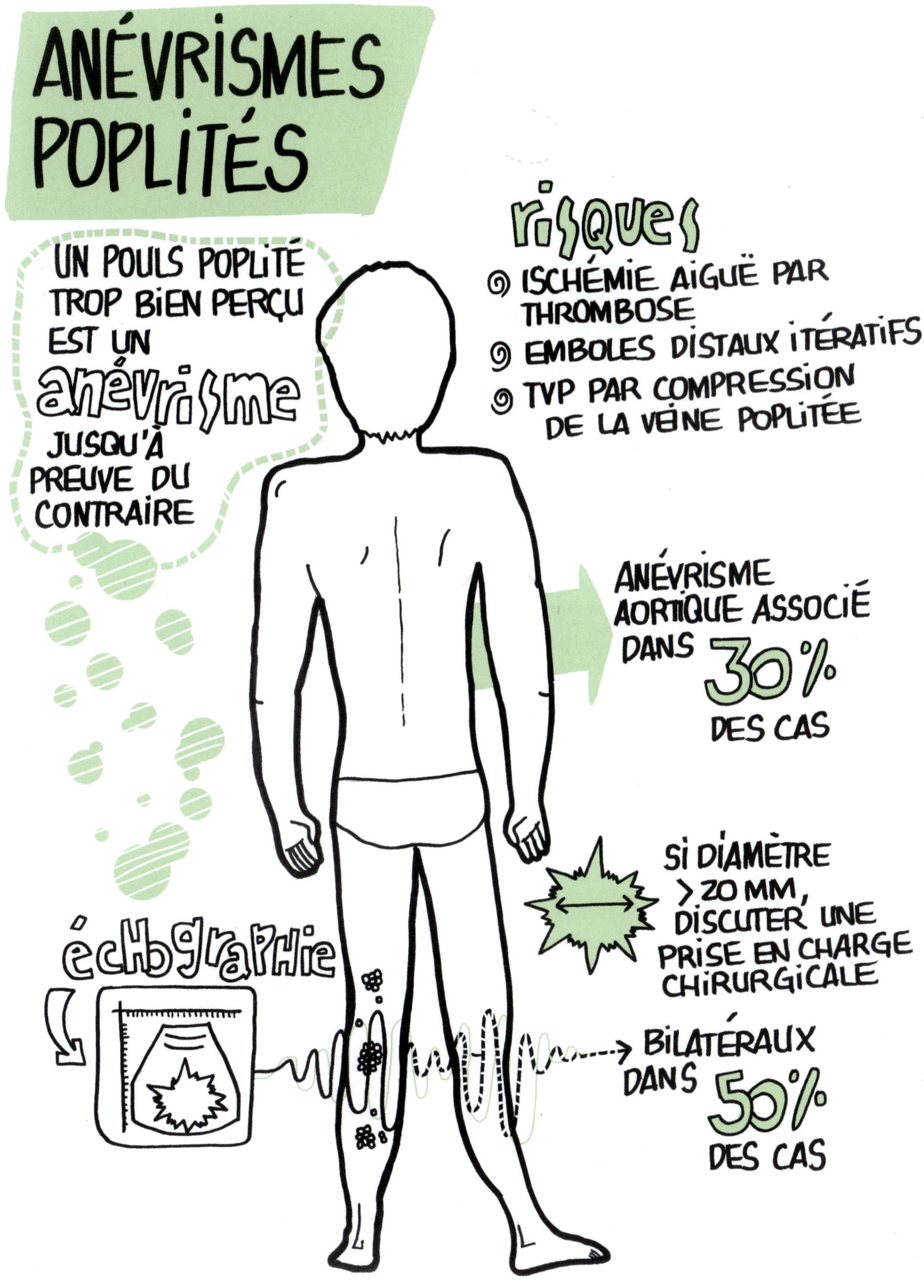
ANÉVRISMES POPLITÉS
UN POULS POPLITÉ TROP BIEN PERÇU EST UN anévrisme JUSQU'À PREUVE DU CONTRAIRE
risques
ISCHÉMIE AIGUË PAR THROMBOSE
EMBOLES DISTAUX ITÉRATIFS
TVP PAR COMPRESSION DE LA VEINE POPLITÉE
ANÉVRISME AORTIQUE ASSOCIÉ DANS 30% DES CAS
SI DIAMÈTRE > 20 MM, DISCUTER UNE PRISE EN CHARGE CHIRURGICALE
échographie
BILATÉRAUX DANS 50% DES CAS

item 224

THROMBOSE VEINEUSE PROFONDE ET EMBOLIE PULMONAIRE

OBJECTIFS PÉDAGOGIQUES

Diagnostic de la thrombose veineuse profonde (TVP) et de l'embolie pulmonaire (EP)

* Savoir définir la maladie thrombo-embolique veineuse (MTEV).
* Connaître les signes fonctionnels et cliniques de la MTEV ainsi que les circonstances favorisant sa survenue.
* Savoir évoquer les diagnostics différentiels de la MTEV.
* Savoir estimer la probabilité clinique en cas de suspicion de thrombose veineuse profonde ou d'embolie pulmonaire.
* Connaître les indications et la valeur séméiologique du dosage de D-dimères.
* Connaître les indications des examens complémentaires à faire pratiquer en fonction du résultat du score de probabilité clinique et du dosage des D-dimères.
* Connaître les principales étiologies de la MTEV et savoir quand et comment les rechercher.

Identifier les situations d'urgence et planifier leur prise en charge

* Connaître les complications de la MTEV.
* Savoir prévenir la survenue d'une complication dès la suspicion de MTEV.
* Savoir évaluer le risque emboligène d'une TVP en fonction de sa topographie.
* Connaître les signes fonctionnels et cliniques d'une TVP ischémique.
* Connaître les signes fonctionnels et cliniques d'une EP grave.
* Connaître la stratégie à mettre en œuvre devant la survenue d'une TVP ischémique.
* Connaître la stratégie à mettre en œuvre devant la survenue d'une EP grave.

Argumenter l'attitude thérapeutique et planifier le suivi du patient

Moyens thérapeutiques (cf. item 326)

* Savoir prescrire et surveiller un traitement anticoagulant par héparine de bas poids moléculaire, fondaparinux, héparine non fractionnée.
* Savoir prescrire et surveiller un traitement anticoagulant par anticoagulant oral direct (AOD).
* Savoir initier, prescrire et surveiller un relais par anti-vitamine K (AVK).
* Connaître les principales interactions médicamenteuses avec les AVK et les AODs.
* Connaître les principales contre-indications de chaque classe d'antithrombotiques en fonction du terrain.
* Savoir prescrire une compression veineuse des membres inférieurs (classe, type et durée) en cas de TVP.
* Connaître les indications de pose d'un filtre cave.
* Savoir déterminer la durée du traitement anticoagulant en fonction de la localisation de la MTEV (TVP distale, TVP proximale, EP), ses circonstances de survenue (facteurs favorisants transitoires ou non), le terrain de survenue (néoplasie, grossesse) et le risque hémorragique.
* Savoir comment surveiller un patient traité pour MTEV.

Indications thérapeutiques

* Connaître les facteurs limitant une prise en charge en ambulatoire de la MTEV.
* Connaître les antithrombotiques utilisables en fonction du terrain (cancer, grossesse).
* Connaître les médicaments devant être substitués chez les patients traités par antithrombotiques (médicaments majorant le risque hémorragique ou le risque thrombotique).

Connaître les indications et les limites du bilan de thrombophilie

* Savoir à qui prescrire un bilan de thrombophilie.
* Savoir quel bilan de thrombophilie prescrire.
* Savoir quand prescrire un bilan de thrombophilie par rapport à la prise en charge de la MTEV.

1. Introduction

La thrombose veineuse profonde (TVP) et l'embolie pulmonaire (EP) sont les deux entités principales de la maladie thromboembolique veineuse (MTEV). Cette pathologie constitue une urgence diagnostique et thérapeutique, car elle peut mettre en jeu le pronostic vital du patient en cas d'EP. Au-delà du risque de récidive, la MTEV peut aussi donner des complications tardives, représentées par le syndrome post-thrombotique (SPT) et le cœur pulmonaire chronique post-embolique. La présentation clinique de la MTEV est polymorphe et la démarche diagnostique doit être standardisée, associant l'estimation initiale de la probabilité clinique a priori à l'aide de scores de probabilité clinique, à des dosages de marqueurs biologiques et à l'imagerie. La prise en charge thérapeutique de la MTEV repose sur le traitement anticoagulant à dose curative. Dans cet item nous aborderons la présentation clinique, la stratégie diagnostique et la prise en charge thérapeutique de la MTEV. Nous ne détaillerons pas les modalités de prescription du traitement anticoagulant ni ne traiterons les complications chroniques de la MTEV qui seront abordées dans des items spécifiques.

2. Données épidémiologiques

La MTEV est une pathologie fréquente dont l'incidence augmente avec l'âge. On estime sa fréquence annuelle en France à de plus de 100 000 cas, à l'origine de 5 000 à 10 000 décès.

La MTEV est une maladie multifactorielle. TVP et EP partagent les mêmes facteurs de risque (**encadré 1**). On distingue ainsi des facteurs de risque transitoires et des facteurs de risque persistants, dont la présence permet de déterminer la durée du traitement anticoagulant.

3. Stratégie diagnostique de la MTEV

Devant l'absence de signes cliniques pathognomoniques de MTEV, le diagnostic de la MTEV repose sur une démarche diagnostique standardisée associant l'évaluation de la probabilité clinique (**encadré 2**) à une démarche para-clinique validée (biologie, imagerie). Ces stratégies sont résumées dans les **figures 1 et 2**. La stratégie diagnostique de l'EP grave est traitée dans la section cas particuliers (**figure 3**).

3.1. Présentation clinique

En cas de suspicion de TVP, les principaux signes cliniques à rechercher sont :

* une douleur spontanée du membre inférieur ;
* un œdème unilatéral ;
* une dilatation veineuse superficielle en l'absence de varices.

Ces signes ont d'autant plus de valeur qu'ils sont survenus brutalement et sont unilatéraux.

La TVP peut aussi être complètement asymptomatique et être découverte devant un tableau d'EP ou lors d'un dépistage systématique.

Encadré 1. Principaux facteurs de risque de MTEV

A. Facteurs de risque transitoires forts

Type de facteur de risque	Principales situations cliniques correspondantes
Chirurgie récente (< 3 mois)	orthopédie (prothèse totale de hanche, prothèse totale de genou, fracture de hanche), neurochirurgie, chirurgie abdominale lourde ou carcinologique
Traumatologie	Fractures des membres inférieurs < 3 mois, immobilisation prolongée (plâtre, attelle)
Immobilisation ≥ 3 jours	AVC, insuffisance cardiaque aiguë, décompensation respiratoire aiguë, sepsis…
Gynécologie	Contraception orale œstroprogestative, traitement hormonal substitutif oral
Obstétrique	Grossesse, post-partum

B. Facteurs de risque transitoires mineurs

Type de facteur de risque	Principales situations cliniques correspondantes
Voyage	Prolongé (avion > 6 heures)

C. Facteurs de risque persistants

Type de facteur de risque	Principales situations cliniques correspondantes
Cancer	Cancer actif ou traité, syndrome myéloprolifératif, certaines chimiothérapies
Antécédents de MTEV	Antécédent personnel ou chez un apparenté de 1er degré
Thrombophilie biologique acquise/constitutionnelle	Syndrome des anti-phospholipides, déficits en antithrombine, protéine C, protéine S, facteur V Leiden et variant G20210A gène Facteur II
Maladies inflammatoires	Lupus, syndrome néphrotique, maladie inflammatoire chronique de l'intestin, maladie de Behçet
Caractéristiques générales	Âge (risque croissant), obésité (IMC > 30 kg/m²)

ENCADRÉ 2. SCORE DE PROBABILITÉ CLINIQUE

Scores de probabilité clinique dans la maladie veineuse thromboembolique. Il existe d'autres scores validés, notamment estimant la probabilité clinique en 3 niveaux de probabilité (faible, fort).

A. Dans la TVP

Score de Wells simplifié en cas de suspicion de thrombose veineuse des membres inférieurs.

Item	Score
Antécédent de TVP (ou EP)	+1
Paralysie, parésie, immobilisation plâtrée d'un membre inférieur	+1
Alitement récent > 3 jours ou chirurgie < 12 semaines	+1
Cancer actif	+1
Douleur/sensibilité le long d'un trajet veineux profond	+1
Augmentation de volume de tout un membre inférieur	+1
Augmentation de volume mollet > 3 cm comparativement au membre mesuré 10 cm au dessous de la tubérosité tibiale	+1
Œdeme unilatéral prenant le godet	+1
Collatéralité veineuse non variqueuse	+1
Diagnostic alternatif au moins aussi probable	-2
Score total Score < 2 : TVP improbable (score faible) Score ≥ 2 : TVP probable (score fort)	

B. Dans l'EP

Score de Wells simplifié.

Item	Score
Antécédent de TVP/EP	+1
Chirurgie ou immobilisation récentes	+1
Cancer actif	+1
Fréquence cardiaque ≥ 100/min	+1
Signes cliniques de TVP	+1
Diagnostic alternatif moins probable que EP	+1
Hémoptysie	+1
Score total Score ≤ 1 : EP improbable (score faible) Score > 1 : EP probable (score fort)	

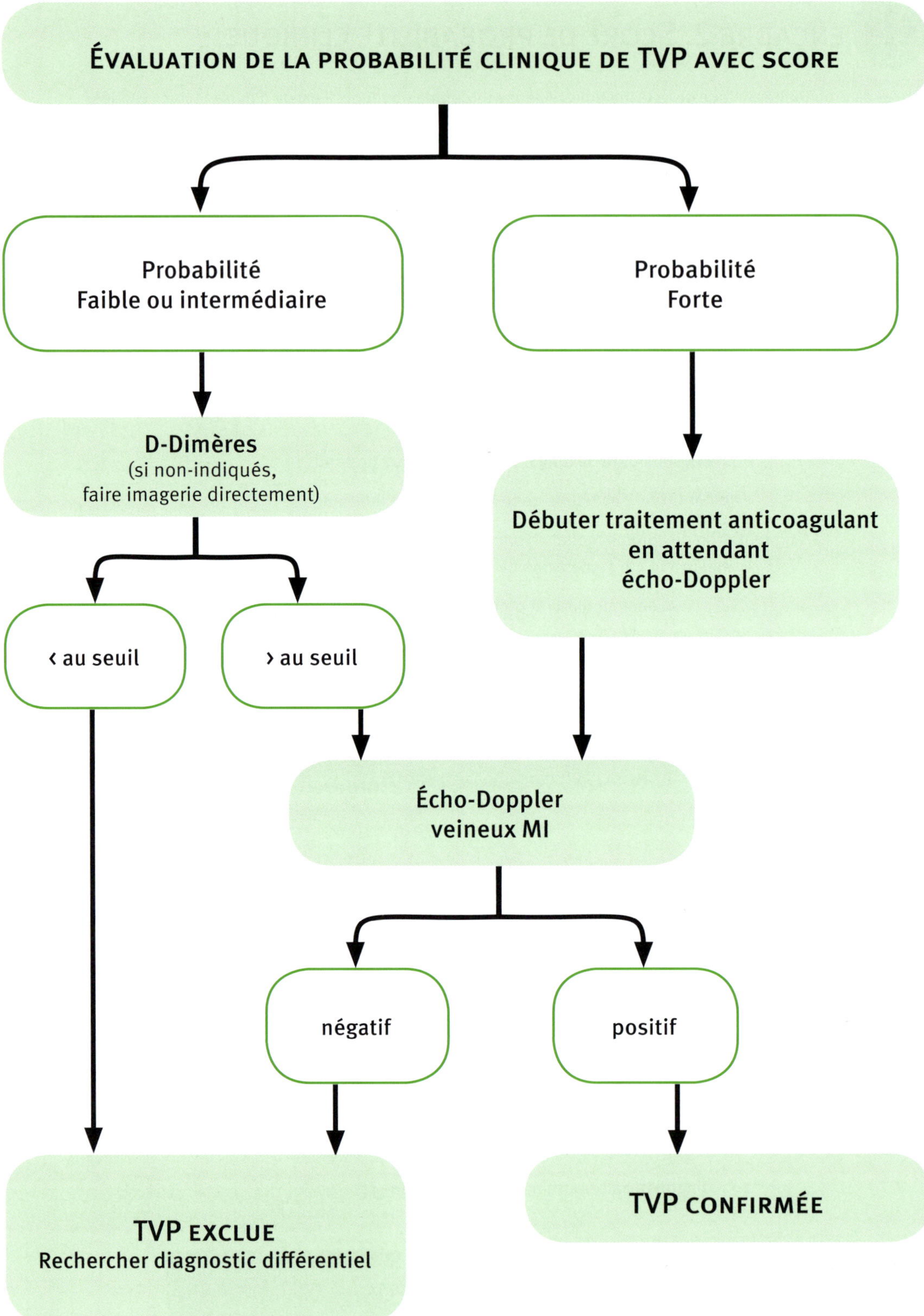

Figure 1. Stratégie diagnostique en cas de suspicion de TVP des membres inférieurs.

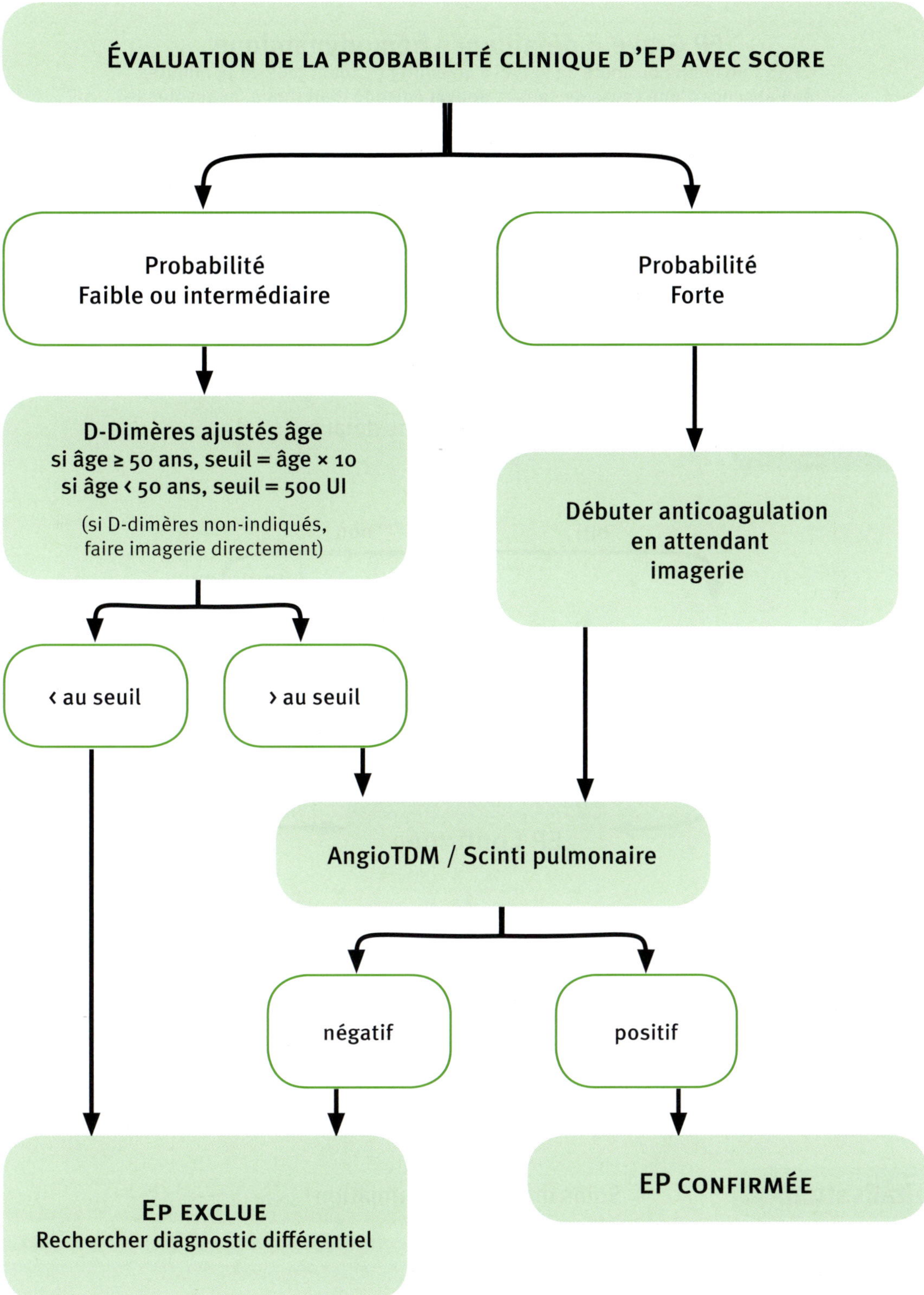

Figure 2. Stratégie diagnostique de l'EP non grave.

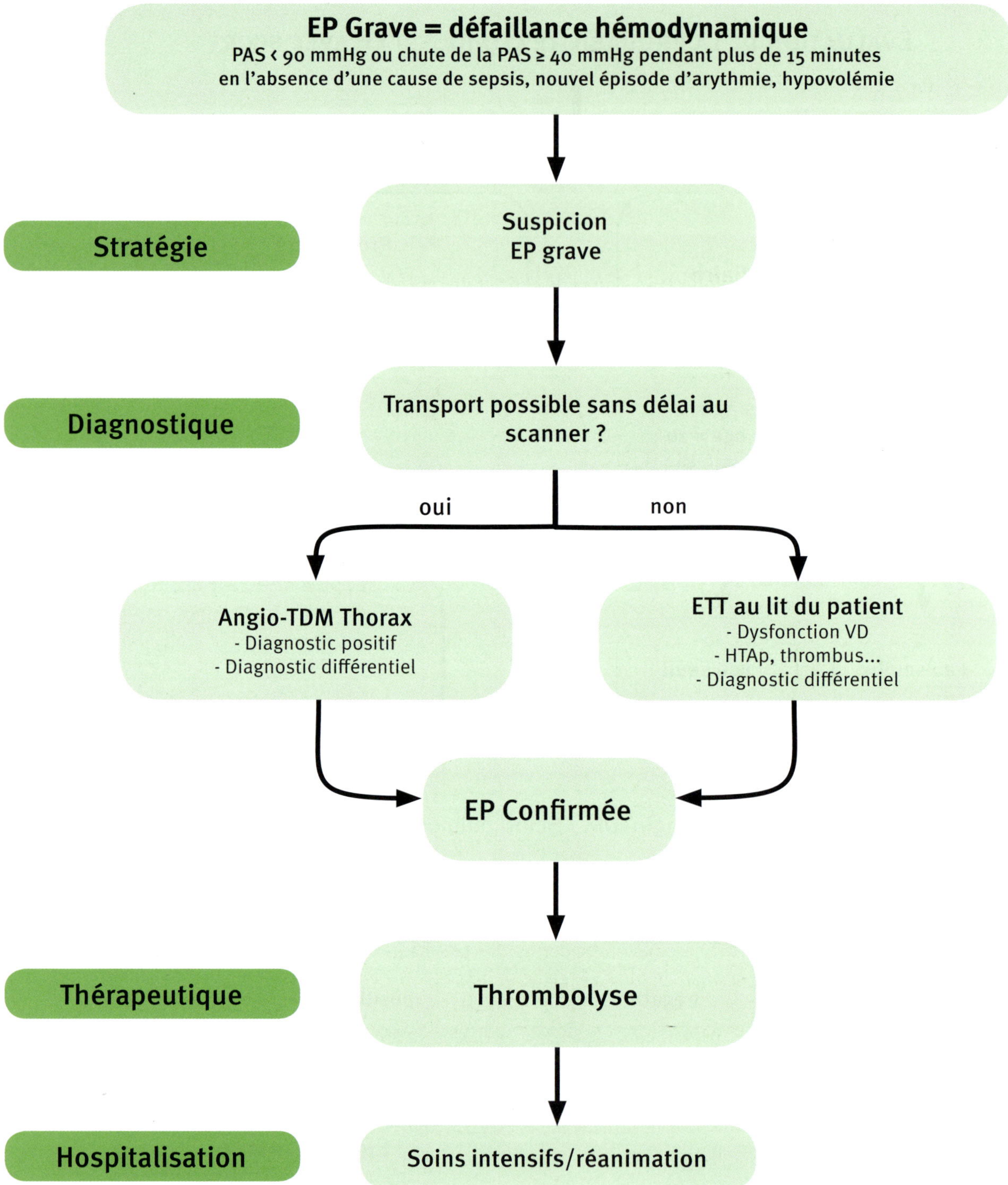

Figure 3. Prise en charge diagnostique et thérapeutique de l'EP grave, d'après Konstantinides, Eur H J 14.

L'EP doit être suspectée devant une dyspnée, une douleur thoracique, une syncope ou leur association. Comme pour la TVP, ces signes ne sont pas pathognomoniques et se rencontrent dans d'autres situations cliniques.

Les principales présentations ou tableaux cliniques de l'EP sont :

* douleur basi ou latéro thoracique ;
* dyspnée ;
* expectorations hémoptoïques ;
* tachycardie ;
* lipothymie ;
* syncope ;
* défaillance hémodynamique avec signes de choc et de cœur droit.

La dyspnée est d'autant plus évocatrice qu'il n'existe pas de cause évidente (pneumopathie, OAP...). Enfin, l'EP peut être asymptomatique, de découverte fortuite sur un scanner thoracique prescrit pour une autre indication.

3.2. Algorithmes diagnostiques

La probabilité clinique a priori permet d'orienter la réalisation des examens complémentaires et de discuter l'instauration en urgence ou non d'un traitement anticoagulant.

En cas de suspicion de TVP ou d'EP, si la probabilité clinique est faible ou intermédiaire (ou improbable en cas d'utilisation de score à 2 niveaux), il est licite de doser les D-Dimères dont la négativité exclut le diagnostic. Dans les autres cas, il faut compléter le bilan par la réalisation d'une imagerie, écho-Doppler veineux en cas de suspicion de TVP, angioscanner thoracique ou scintigraphie pulmonaire de ventilation perfusion en cas de suspicion d'EP. En cas de probabilité élevée, il faut débuter un traitement anticoagulant avant les résultats de ces examens.

3.3. Examens complémentaires

3.3.1. Dosage des D-Dimères

Il s'agit de produits de la dégradation de la fibrine. Ils sont élevés en cas de thrombose en raison de l'activation de la fibrinolyse physiologique. Ils ont une haute valeur prédictive négative en cas de suspicion de TVP proximale ou d'EP. Le seuil de positivité est de 500 ng/mL. Ils peuvent être augmentés dans de nombreuses autres situations cliniques telles le cancer, la grossesse, l'infection et l'inflammation. Enfin, ils augmentent avec l'âge. Ainsi en cas d'EP, afin d'augmenter la rentabilité du dosage des D-dimères, un seuil ajusté à l'âge selon la formule âge × 10 µg/L est désormais utilisé au-delà de 50 ans.

3.3.2. Echo-doppler veineux

L'échographie veineuse est l'examen de première intention pour confirmer un diagnostic de TVP. Le diagnostic est posé en cas d'impossibilité de comprimer la veine. Il n'y a aucune contre-indication à sa réalisation. L'échographie veineuse permet d'exclure ou confirmer un diagnostic de TVP. L'échographie veineuse peut aussi permettre de retenir un diagnostic d'EP en cas de symptomatologie respiratoire et de mise en évidence d'une TVP proximale (TVP de la veine poplitée ou des veines profondes plus proximales). En cas de suspicion d'EP chez la femme enceinte et le sujet présentant une insuffisance rénale sévère, l'échodoppler est réalisé en première intention.

L'échodoppler veineux, bilatéral, comparatif et exhaustif permet de poser un certain nombre de diagnostics différentiels (rupture de kyste poplité, hématome intramusculaire, déchirure musculaire, etc.).

3.3.3. Angiotomodensitométrie thoracique (angio-TDM)

Il constitue l'examen de référence pour diagnostiquer une EP. Lorsqu'il est réalisé dans de bonnes conditions techniques, il permet de retenir ou d'exclure formellement un diagnostic d'EP et de poser les principaux diagnostics différentiels ou des diagnostics associés. Ses contre-indications sont l'allergie aux produits de contraste et l'insuffisance rénale sévère.

3.3.4. Scintigraphie de ventilation-perfusion au 99^m Technétium

La scintigraphie constitue, à défaut d'angioscanner thoracique, l'examen de confirmation diagnostique d'EP. Moins irradiante que l'angioscanner, ses principales limites sont la fréquence des examens non conclusifs, notamment en cas de pathologie respiratoire sous-jacente et sa disponibilité moindre, notamment la nuit. Elle est particulièrement indiquée chez la femme enceinte, notamment en raison d'une moindre irradiation des seins.

L'interprétation de la scintigraphie s'effectue en comparant les clichés de perfusion avec les clichés de ventilation et en recherchant les zones de discordance (mismatch). Le diagnostic d'EP est évoqué en cas de segments pulmonaires présentant une ventilation normale et une perfusion défectueuse.

Le résultat de la scintigraphie est exprimé en 3 classes de probabilité : probabilité élevée, examen non-diagnostique, scintigraphie normale. Seule la probabilité scintigraphique élevée permet de conclure au diagnostic. La scintigraphie normale permet d'éliminer le diagnostic.

3.3.5. Autres examens complémentaires utiles au diagnostic

L'échographie cardiaque trans-thoracique constitue l'examen diagnostique de première intention en cas de suspicion d'EP grave (avec choc ou hypotension), lorsque l'état du malade ne lui permet pas d'être transporté au scanner. L'EP grave nécessite une prise en charge rapide par fibrinolytiques. Dans ce cas, des signes indirects d'EP (notamment une surcharge ventriculaire droite) peuvent suffire à poser le diagnostic et administrer rapidement le traitement. Par ailleurs, elle permet de quantifier l'hypertension artérielle pulmonaire et d'éliminer les principaux diagnostics différentiels (choc cardiogénique d'autre origine, dissection aortique). Une échographie cardiaque normale ne permet néanmoins pas à elle seule d'éliminer un diagnostic d'EP.

La radiographie pulmonaire (atélectasie en bande, épanchement pleural isolé, ascension d'une coupole diaphragmatique ou image d'infarctus pulmonaire), l'ECG (tachycardie sinusale, déviation axiale droite S1Q3, bloc de branche droit, hypertrophie de l'oreillette droite) et les gaz du sang (hypoxie-hypocapnie) n'amènent que des signes non spécifiques et inconstants. Leur normalité n'exclut pas le diagnostic. Une radiographie pulmonaire normale chez un patient dyspnéique est au contraire évocatrice.

L'angiographie pulmonaire n'est plus pratiquée.

4. PRISE EN CHARGE THÉRAPEUTIQUE

En cas de probabilité clinique élevée, le traitement anticoagulant est débuté avant la confirmation diagnostique. Une fois le diagnostic de MTEV posé, il convient d'en évaluer la gravité, de décider du lieu de prise en charge initiale et de débuter le traitement anticoagulant et les mesures complémentaires éventuelles à associer.

4.1. Évaluation de la gravité de la MTEV

EP grave : Il s'agit d'une EP associée à une défaillance hémodynamique définie comme une pression artérielle systolique (PAS) < 90 mmHg ou une chute de la PAS ≥ 40 mmHg pendant plus de 15 minutes en l'absence d'une autre cause tel un sepsis, une arythmie ou une hypovolémie. C'est une urgence vitale absolue compte tenu d'un risque de mortalité > 30 % (cf. paragraphe cas particuliers).

En cas d'EP non grave, il est indispensable d'en évaluer plus précisément la sévérité pour déterminer le lieu de prise en charge initiale et le choix du traitement anticoagulant. La gravité s'évalue par le calcul du score du Pulmonary Embolism Severity Index (PESI) ou de sa version simplifiée (sPESI) qui estime la mortalité à 1 mois (**encadré 3**) :

* un score de sPESI à 0 définit une **EP à faible risque**.
* en cas de sPESI ≥ 1, l'**EP est à risque intermédiaire**. Il faut alors évaluer le retentissement cardiaque à l'imagerie (estimation du rapport ventricule droit sur ventricule gauche au scanner ou à l'échographie [VD/VG > 0,90]) et d'un point de vue biologique (dosage de la troponine et du peptide natriurétique B). En cas de retentissement biologique et à l'imagerie, l'EP est considérée comme de gravité intermédiaire haute.

ENCADRÉ 3. SIMPLIFIED PULMONARY EMBOLISM SEVERITY

Item	Score
Age > 80 ans	+1
Cancer	+1
Insuffisance cardiaque chronique ou pathologie respiratoire chronique	+1
Fréquence cardiaque ≥ 110/min	+1
Pression artérielle systolique < 100 mmHg	+1
Saturation artérielle en oxygène < 90 %	+1
Score total Score = 0 : Risque faible Score ≥ 1 : Risque élevé	

4.2. Prise en charge ambulatoire/hospitalière de la MTEV

Cas de la TVP : sauf cas particuliers, les patients avec TVP sont traités en ambulatoire. L'hospitalisation est recommandée chez les patients :

* insuffisants rénaux sévères (clairance de la créatinine < 30 mL/mn) ;
* présentant une pathologie à risque hémorragique ;
* avec embolie pulmonaire non à faible risque ;
* en cas de contexte psycho-social et d'environnement géographique et médical ne permettant pas une prise en charge optimale à domicile ;
* en cas de TVP proximale avec syndrome obstructif sévère ou de localisation ilio-cave ou de TVP ischémique ;
* en cas de TVP survenant malgré un traitement anticoagulant bien conduit.

Cas de l'EP : En règle générale, la prise en charge de l'EP se fait en milieu hospitalier. Une prise en charge ambulatoire peut être proposée, notamment en cas d'EP à faible risque (sPESI = 0). Les EP de gravité intermédiaire haute doivent être initialement surveillées de façon rapprochée, idéalement en unités de soins intensifs.

Dans tous les cas, un alitement n'est pas indiqué.

4.3. Traitement anticoagulant

Les anticoagulants à dose curative constituent la base du traitement de la MTEV. Leurs modalités d'utilisation sont abordées dans le chapitre antithrombotiques. Dans ce chapitre nous n'abordons que le choix de la molécule en fonction de la situation clinique et la durée du traitement anticoagulant.

4.3.1. Choix du traitement anticoagulant et schémas thérapeutiques disponibles

* **Anticoagulants oraux directs (AODs)**. Ces molécules, disponibles par voie orale, ne nécessitent pas de surveillance de l'hémostase et sont prescrites d'emblée (rivaroxaban, apixaban). Les principales contre-indications spécifiques à leur utilisation sont l'insuffisance rénale sévère (clairance de la créatinine < 30 mL/min selon Cockcroft), la grossesse et l'allaitement. L'edoxaban et le dabigatran ont une AMM européenne pour le traitement de la MTEV mais ne sont pas disponibles en France dans cette indication.
* **Héparine de bas poids moléculaire (HBPM) / fondaparinux – AVK**. Le traitement par AVK est débuté dès le premier jour de traitement. Le traitement parentéral (prescrit à dose curative pour les HBPM) est interrompu après au moins 5 jours de traitement et une fois l'obtention de 2 INR > 2 à au moins 24 heures d'intervalle.
* **HNF – AVK**. Ce schéma thérapeutique est réservé aux EP graves et au traitement de la MTEV chez les patients insuffisants rénaux sévères. Après un bolus initial de 5 000 UI d'HNF, la posologie initiale d'HNF est de 500 UI/Kg/jour avec contrôle TCA quotidien et à chaque changement de dose. Le relais AVK doit être réalisé selon les mêmes modalités que pour tout relais AVK.
* **HBPM sans relais AVK**. ce schéma est proposé aux patients avec cancer, en cas de risque hémorragique très élevé et chez les femmes enceintes.

4.3.2. Durée du traitement anticoagulant

Quel que soit le contexte clinique, une durée minimale de 3 mois de traitement anticoagulant en cas de TVP proximale ou d'embolie pulmonaire est recommandée. Au-delà de 3 mois, l'intérêt de la prolongation d'un traitement anticoagulant dépend du rapport bénéfice/risque entre récidive thrombo-embolique et hémorragie.

En pratique :

* la durée de traitement de la TVP proximale et de l'EP est identique ;
* TVP proximale ou EP avec facteur favorisant transitoire fort identifié : 3 mois de traitement ;
* TVP proximale ou EP idiopathique : au moins 6 mois de traitement, discuter au cas par cas la prolongation du traitement ;
* TVP proximale ou EP idiopathique récidivante : traitement prolongé ;
* TVP proximale ou EP et cancer : traitement tant que le cancer est actif ;
* EP associée à un cœur pulmonaire chronique post-embolique : traitement au long cours.

Dans tous les cas de figure, en cas de traitement prolongé, il est indispensable de ré-évaluer régulièrement le rapport bénéfice/risque du traitement et de demander la préférence du patient vis-à-vis du traitement.

4.4. Traitements complémentaires

Ces traitements peuvent être administrés dans des situations particulières.

4.4.1. Compression élastique

En cas de TVP des membres inférieurs, le port d'une compression élastique (classe III) est indiqué. Il permet en phase aiguë de diminuer l'œdème et la douleur. Son utilisation à plus long terme (2 ans) réduirait le risque de développer un syndrome post-thrombotique.

4.4.2. Traitement fibrinolytique

Contrairement aux anticoagulants qui préviennent seulement l'extension et la migration des thrombi, les fibrinolytiques ont une action lytique sur le thrombus mais sont associés à un risque hémorragique élevé. Ils ne doivent donc être utilisés qu'en cas de situation d'urgence absolue c'est-à-dire en cas d'EP grave et de phlébite bleue (phlegmatia cerulea ou TVP ischémique).

Les fibrinolytiques sont relayés par le traitement anticoagulant dont ils ne modifient ni la durée ni la posologie.

4.4.3. Interruption cave

Les filtres caves temporaires ou définitifs sont indiqués en cas de contre-indication temporaire ou définitive des anticoagulants et en cas de progression de la MTEV malgré un traitement anticoagulant bien conduit.

4.4.4. Éducation thérapeutique

Tout patient bénéficiant d'un traitement anticoagulant quelle qu'en soit la molécule doit bénéficier d'une éducation thérapeutique.

4.4.5. Contraception

En cas d'antécédent de MTEV, la contraception oestro-progestative est contre-indiquée en raison d'un risque accru de récidive après l'arrêt du traitement anticoagulant. Un autre moyen de contraception doit être proposé, principalement un traitement par micro-progestatifs ou par stérilet.

4.5. Bilan étiologique

La réalisation d'un bilan étiologique n'est pas justifiée en cas de MTEV survenant dans un contexte de facteur favorisant transitoire fort (alitement, chirurgie), sauf chez la femme en âge de procréer chez laquelle une thrombophilie biologique peut être recherchée.

Les 2 principales étiologies à rechercher sont un cancer méconnu (qui est trouvé dans moins de 5 % des MTEV idiopathiques) et une cause génétique qui peut dans certains cas être mise en évidence grâce à la réalisation d'un bilan de thrombophilie.

* Recherche de cancer: l'interrogatoire, l'examen clinique du patient et les résultats des examens biologiques de routine (hémogramme, bilan hépatique...) constituent la première étape indispensable à ce bilan. À ce bilan, il est légitime d'ajouter chez l'homme un dosage du PSA et chez la femme un bilan gynécologique. En l'absence d'orientation clinique, il n'est pas recommandé de réaliser d'autres examens sauf en cas de MTEV récidivante.

* Bilan de thrombophilie: il comporte la recherche d'un syndrome des anti-phospholipides (lupus anticoagulant, anticorps anticardiolipines et antiβ2GP1), d'un déficit en antithrombine, protéine C, protéine S et la recherche des mutations des facteurs II et V. Il peut être réalisé en cas de MTEV idiopathique du sujet jeune (avant 50 ans), de MTEV chez la femme en âge de procréer ou sous œstroprogestatif. Il ne doit en aucun cas être réalisé en cas de 1er épisode chez le sujet âgé ou en cas de MTEV provoquée. Les résultats de ce bilan modifient rarement la prise en charge thérapeutique. Le moment où le bilan de thrombophilie est réalisé est discuté. Il peut soit être réalisé à distance du traitement anticoagulant, soit être réalisé immédiatement en sachant que certains tests pourront nécessiter d'être refaits (anticoagulant circulant lupique).

4.6. Suivi des patients

Les patients présentant une MTEV doivent être régulièrement suivis pour s'assurer de la bonne évolution clinique, de l'absence d'apparition de complications à long terme (SPT, cœur pulmonaire chronique post-embolique) et de la bonne tolérance au traitement. En cas de traitement anticoagulant prolongé, l'indication de la poursuite de celui-ci devra être régulièrement réévaluée avec le patient.

À l'arrêt du traitement anticoagulant, en cas de TVP, il est recommandé de réaliser un écho-Doppler veineux des membres inférieurs pour évaluer les séquelles post-thrombotiques. En cas de suspicion de récidive de TVP, l'interprétation de l'écho-Doppler veineux se fera en comparaison à l'examen de référence réalisé à l'arrêt du traitement.

5. Situations particulières

5.1. EP grave

La stratégie de prise en charge est présentée en **figure 3**. D'un point de vue diagnostique, l'examen de référence est l'échographie cardiaque transthoracique au lit du patient, sauf si ce dernier est jugé stable pour être transporté sans délai au scanner. D'un point de vue thérapeutique, le traitement associe fibrinolyse (en l'absence de contre-indication absolue) et anticoagulation par HNF jusqu'à stabilisation du malade qui sera hospitalisé initialement en réanimation.

5.2. TVP distale

Il s'agit d'une TVP infra-poplitée touchant les troncs collecteurs (tibiales postérieures, tibiales antérieures ou fibulaires) ou les veines musculaires (soléaires, gastrocnémiennes). Le risque d'embolie pulmonaire ou de récidive de MTEV est très inférieur à celui des TVP proximales. Un traitement anticoagulant curatif pendant 3 mois constitue la prise en charge habituelle en pratique courante.

5.3. Thrombose veineuse superficielle spontanée des membres inférieurs

Il s'agit d'une thrombose d'une veine superficielle, survenant le plus souvent sur un terrain variqueux. Le diagnostic repose sur la clinique : cordon veineux induré avec inflammation locale associée. Un écho-Doppler veineux des membres inférieurs doit être réalisé pour exclure une TVP qui est fréquemment associée. La compression élastique associée à un traitement anticoagulant pour 6 semaines (fondaparinux 2,5 mg 1 injection sous-cutanée par jour) est la base du traitement. Le traitement des varices devra être discuté à distance de l'épisode thrombotique.

5.4. « Phlébite bleue » (Phlegmatia cerulea = TVP ischémique)

Il s'agit d'une TVP associée à une ischémie aiguë de membre. À l'examen clinique, le membre est douloureux, augmenté de volume, cyanique, froid, pouvant se compliquer de déficit sensitif ou moteur associé. C'est une urgence thérapeutique nécessitant une recanalisation veineuse complémentaire du traitement anticoagulant.

5.5. MTEV et cancer

Le cancer constitue une situation à haut risque de MTEV. Compte tenu du risque de récidive le traitement anticoagulant doit être prolongé tant que la néoplasie est considérée comme active. Les traitements par HBPM sont associés à un moindre risque de récidive que les AVK dans cette situation clinique et doivent leur être préférés.

5.6. MTEV et femme enceinte

Les D-dimères sont souvent positifs en cours de grossesse. En cas de négativité des D-dimères le diagnostic est exclu. En cas de suspicion d'EP, l'examen diagnostique de première intention est l'écho-Doppler veineux. Il permet de retenir le diagnostic d'EP en cas de TVP proximale. Dans le cas contraire il faut poursuivre les explorations par la réalisation d'un angio-scanner thoracique ou d'une scintigraphie de ventilation perfusion.

Du point de vue thérapeutique, seules les héparines (en pratique HBPM) peuvent être utilisées tout au long de la grossesse. En cas de MTEV au cours de la grossesse la patiente doit être traitée par anticoagulant pour une durée minimale de 3 mois incluant obligatoirement les 6 premières semaines de post-partum.

En cas d'allaitement, il est possible d'utiliser une HBPM ou la warfarine. Les AOD sont contre-indiqués.

6. Prévention de la MTEV

L'évaluation du risque thromboembolique veineux doit être systématique pour tout patient alité, médical ou chirurgical, hospitalisé ou à domicile. Il faut tenir compte des facteurs de risque propres au patient et à la situation clinique.

Les moyens de prévention de la MTEV sont de 3 ordres :

* **physiques** : déambulation précoce, lutte contre la déshydratation ;
* **mécaniques** : compression élastique ou compression pneumatique intermittente ;
* **médicamenteux** : anticoagulants à dose préventive. La durée de la prophylaxie est codifiée en fonction de la situation clinique et doit en pratique couvrir la situation à risque.

On prescrit habituellement une thromboprophylaxie médicamenteuse en cas de risque élevé :

* **en médecine**, chez un patient présentant plusieurs facteurs de risque de MTEV ;
* **en chirurgie**, en cas de chirurgie orthopédique (hanche genou), carcinologique ou bariatrique, ou en présence de facteurs de risque multiples de MTEV.

7. Conclusion

La MTEV est une pathologie fréquente, multifactorielle, grave. En cas de suspicion de MTEV une démarche diagnostique standardisée associant évaluation de la probabilité clinique a priori et des examens complémentaires est indispensable. Du point de vue thérapeutique, le traitement repose sur l'anticoagulation à dose curative pour au moins 3 mois, à adapter en fonction de la circonstance de survenue de la MTEV.

Notes personnelles

5 LES 5 IDÉES-FORCES

- Le diagnostic de la TVP et de l'embolie pulmonaire repose sur un algorithme diagnostique intégrant la probabilité clinique, 1re étape de la prise en charge.
- La prise en charge est stratifiée selon la gravité de la MTEV (EP et TVP).
- L'intensité et la durée du traitement anticoagulant sont modulées par le risque de récidive thrombo-embolique.
- La durée du traitement dépend des circonstances de survenue de l'événement, en particulier des facteurs de risque identifiés.
- Le traitement utilise les anticoagulants oraux directs ou les héparines de bas poids moléculaire avec ou sans relais AVK.

THROMBOSE VEINEUSE PROFONDE ET EMBOLIE PULMONAIRE

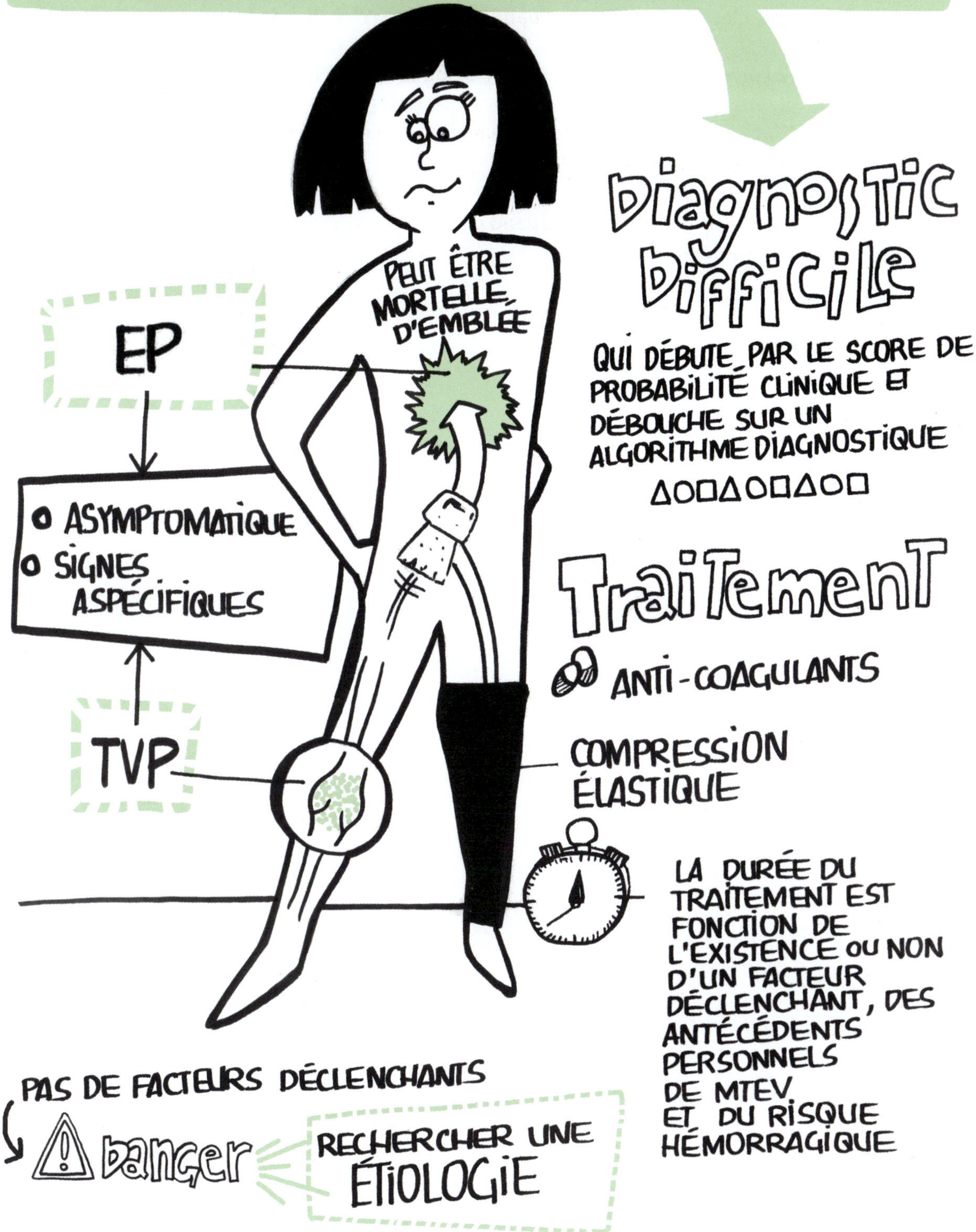

item 225

INSUFFISANCE VEINEUSE, VARICES

OBJECTIFS PÉDAGOGIQUES

Diagnostiquer une insuffisance veineuse chronique et/ou des varices

* Savoir définir l'insuffisance veineuse chronique profonde et superficielle.
* Connaître les signes fonctionnels et cliniques de l'insuffisance veineuse chronique.
* Connaître les signes fonctionnels et cliniques des varices.
* Connaître l'examen complémentaire à prescrire dans le cadre du bilan d'une maladie variqueuse et savoir quand le prescrire.
* Savoir évoquer un diagnostic différentiel d'une insuffisance veineuse
* Connaitre les diagnostics étiologiques d'une insuffisance veineuse ou des varices.

Argumenter l'attitude thérapeutique et planifier le suivi du patient

* Connaître et savoir prescrire les règles d'hygiène de vie en cas d'insuffisance veineuse chronique ou de varices.
* Connaître les bases des traitements de l'insuffisance veineuse chronique avec ou sans varice.
* Connaître la prévention et les traitements de l'insuffisance veineuse chronique et de la maladie variqueuse.
* Savoir vérifier l'observance des traitements de l'insuffisance veineuse chronique et de la maladie variqueuse.

1. Diagnostiquer une insuffisance veineuse

L'insuffisance veineuse chronique (IVC) des membres inférieurs est un problème de santé publique important. Sa prévalence globale est estimée entre 30 et 60 % selon les études dans les pays industrialisés avec une nette prépondérance féminine (sex-ratio homme-femme = 1/3) mais qui a tendance à s'équilibrer avec l'âge. En 2011 en France, 20 millions de patients environ présentaient une IVC et plus de 400 000 patients présentaient un ulcère d'origine veineuse.

1.1. Définitions

1.1.1. Insuffisance veineuse chronique (IVC)

Dysfonctionnement du système veineux profond et/ou superficiel, résultant d'une incontinence valvulaire, avec ou sans une oblitération veineuse associée. Il touche préférentiellement les membres inférieurs.

1.1.2. Varice

Dilatation permanente d'une ou plusieurs veines superficielles des membres inférieurs de plus de 3 mm de diamètre en orthostatisme associée à un reflux.

1.1.3. Rappel d'anatomie et de physiologie

Il existe deux réseaux veineux au niveau des membres inférieurs :

* le réseau veineux profond : il draine 90 % du sang veineux de retour ;
* le réseau veineux superficiel (grande veine saphène VGS et petite veine saphène VPS) : il prend en charge les 10 % restants. Les VGS et VPS sont reliées par les veines communicantes.

Ces deux réseaux sont reliés par des veines perforantes directes (du réseau superficiel au réseau profond) et indirectes (via le réseau musculaire).

Les veines des membres inférieurs sont pourvues de valvules qui empêchent le reflux sanguin à l'état physiologique.

Le retour veineux des membres inférieurs se fait contre la pression orthostatique liée à la pesanteur. Il est assuré par **3 mécanismes musculaires successifs**, qui en plus de la systole ventriculaire gauche facilitent le retour veineux :

* **la pompe musculaire du mollet**, essentielle pour le drainage du réseau profond. La contraction des muscles de la jambe (surtout mollet) va assurer par une compression répétée des veines profondes, la progression du flux veineux. Le relâchement musculaire va entrainer une aspiration du sang du système superficiel vers le système profond. La direction centripète et unidirectionnelle du flux veineux est assurée par la continence valvulaire ;
* **la semelle plantaire de Lejars** qui dépend de la statique plantaire et du déroulement du pas, Ce système est accessoire ;
* **le système abdomino-diaphragmatique**. Ce système est accessoire.

1.2. Étiologies

L'IVC résulte d'une incapacité au réseau veineux d'assurer le drainage correct du membre inférieur. On distingue trois grandes causes principales de défaillance du retour veineux.

1.2.1. Insuffisance veineuse primitive

1.2.1.1. La maladie variqueuse ou varices essentielles

Les varices se définissent comme des veines dont la paroi est pathologique, et qui deviennent dilatées et tortueuses, avec incontinence valvulaire. Il s'agit de l'étiologie la plus fréquente.

Il existe deux types de varices :

* **les varices systématisées :** elles sont développées aux dépens des réseaux des VGS et VPS ;
* **les varices non systématisées ou diffuses**, dites non saphènes. Ces varices sont développées aux dépens de perforantes crurales ou jambières incontinentes ou de varices pelviennes.

Le plus souvent les varices sont **primitives**. Elles relèvent de plusieurs facteurs favorisants : l'hérédité (facteur majeur), le mode de vie sédentaire, l'âge, le sexe féminin, les grossesses multiples, l'obésité, un travail exposé à la chaleur en orthostatisme prolongé...

1.2.1.2. L'insuffisance valvulaire primitive profonde

Elle résulte d'un défaut de continence ou d'une dysgénésie valvulaire au niveau des veines profondes. Elle a pour conséquence l'apparition et le développement d'un reflux veineux profond. Il s'agit d'une pathologie rare voire exceptionnelle.

1.2.2. Insuffisance veineuse secondaire

1.2.2.1. Le syndrome post-thrombotique

La thrombose veineuse peut générer une maladie post-thrombotique. Deux mécanismes essentiels sont possibles : la destruction valvulaire, source de reflux, et/ou l'obstruction résiduelle.

Le risque est particulièrement important en cas de thrombose ilio-fémorale. On estime que 20-50 % des TVP se compliqueront d'un syndrome post thrombotique (SPT) malgré un traitement bien conduit (5-10% auront un SPT sévère). L'évaluation de la sévérité du SPT se fait à l'aide du score de Villalta (**tableau 1**). Les varices secondaires à un SPT doivent habituellement être respectées car elles peuvent suppléer l'obstruction profonde.

1.2.2.2. Les syndromes veineux compressifs

Le syndrome de Cockett est la compression plus ou moins importante de la veine iliaque commune gauche par l'artère iliaque commune droite. Il peut aller d'une simple compression aux synéchies voire à la thrombose ou l'occlusion fémoro-iliaque gauche complète.

Les autres compressions veineuses extrinsèques chroniques sont essentiellement dues à des tumeurs pelviennes. Elles sont responsables habituellement de thromboses ilio-fémorales.

Symptômes subjectifs (patient)	Signes objectifs (médecin)
* Lourdeur * Douleur * Crampes * Prurit * Paresthésies	* Œdème * Douleur à la pression des mollets * Induration de la peau * Hyperpigmentation * Rougeur
Pour chaque symptôme ou signe, des points sont attribués : 0 = absent, 1 = léger, 2 = modéré, 3 = sévère ulcère présent = 1, ulcère absent = 0 **Interprétation :** score ≤ 4 : absence de SPT 5-14 : SPT modéré, 10-14 : SPT intermédiaire ≥ 15 : SPT sévère ou ulcère présent	

Tableau 1. Score de Villalta (sévérité du SPT).

1.2.3. L'insuffisance veineuse fonctionnelle

Ce terme est actuellement réservé au retour veineux défaillant avec des veines morphologiquement normales. Cette situation peut être liée à une diminution de la marche, à une ankylose tibio-tarsienne, à une perte du volume musculaire, ou encore à une altération de la dynamique cardio-respiratoire. Elle est fréquemment rencontrée chez le sujet âgé.

1.2.4. Autres causes d'insuffisance veineuse

Elles ne représentent qu'une partie infime des causes d'insuffisance veineuse. Ce sont des anomalies embryologiques comme par exemple les malformations veineuses simples ou complexes. Le syndrome malformatif le plus fréquent est le syndrome de Klippel-Trénaunay qui associe une dysplasie veineuse, une malformation capillaire et un allongement / hypertrophie du membre.

1.3. Expression clinique de l'insuffisance veineuse chronique

Les symptômes de l'IVC sont fréquents, variés et peu spécifiques.

1.3.1. Les signes fonctionnels :

* pesanteurs ou lourdeurs des membres inférieurs : il s'agit très certainement du symptôme le plus fréquent dans l'IVC. Elles siègent dans les mollets ou les jambes, elles peuvent être limitées à une simple gêne voire une fatigabilité,
* crampes,
* trajet veineux douloureux ou phlébalgie : douleur exacerbée sur le trajet d'une veine.

L'étiologie veineuse de ces symptômes est évoquée devant leur majoration :

* au cours de la journée,
* après une station debout ou assise prolongée,
* par la chaleur (chauffage par le sol) ou l'exposition au soleil,

* par une grossesse, par la prise d'œstro-progestatif, en période prémenstruelle ;

et devant leur amélioration par :

* le froid,
* la surélévation des membres inférieurs,
* l'exercice physique,
* la compression veineuse.

D'autres symptômes, moins connus, peuvent introduire une confusion avec un autre diagnostic :

* les impatiences nocturnes (besoin impérieux de mobiliser les jambes), pouvant s'intégrer dans le cadre du syndrome des jambes sans repos : le patient décrit une sensation d'engourdissement du membre en position d'immobilité, rapidement intolérable, l'obligeant à bouger ;
* les brûlures et rougeur du pied après quelques heures de sommeil, réveillant le malade, l'obligeant à rechercher le contact avec le froid (carrelage, eau froide), et à différencier de l'érythermalgie vraie ;
* la claudication intermittente veineuse en rapport avec l'obstruction chronique d'un confluent veineux majeur. À l'inverse de la claudication artérielle, elle ne cède pas rapidement à l'arrêt de la marche en position debout mais cède en décubitus.

1.3.2. Les modalités de l'examen clinique

1.3.2.1. Position du patient

Les signes cliniques sont recherchés chez un malade en position debout (escabeau de phlébologie), le membre inférieur examiné en rotation externe et légèrement en flexion pour la VGS. L'examen doit être bilatéral et comparatif.

1.3.2.2. Inspection et palpation des veines

On distingue les varices des secteurs VGS et VPS, des varices non systématisées. La palpation recherche une douleur, une induration évocatrice d'une thrombose veineuse.

1.3.2.3. Les manœuvres cliniques

Plusieurs manœuvres cliniques permettent d'évaluer et localiser l'incontinence valvulaire veineuse :

* **recherche du signe du flot** : le médecin place une main sur la partie haute d'une grosse veine et avec l'autre main il effectue une percussion sur une veine dans sa partie basse. La perception de la percussion par la main haute permet d'affirmer que les deux mains se trouvent bien sur le même axe veineux (VGS et VPS) ;
* ensuite, il procède à la manœuvre inverse (la main haute qui exerce une percussion). Si la main basse la perçoit, cela signifie qu'il y a une insuffisance des valvules veineuses. Cette manœuvre est la **manœuvre de Schwartz** ;
* **l'épreuve de Trendelenburg** : après avoir drainé les varices par surélévation des membres inférieurs, un garrot est placé à la racine de la cuisse. Le sujet est aussitôt remis en position debout. À l'ablation du garrot, on observe un gonflement rapide des varices chez le patient présentant une insuffisance valvulaire, non observé chez le sujet sain.

Ces manœuvres sont maintenant supplantées par la réalisation d'un écho-doppler veineux qui confirmera le diagnostic.

1.3.3. Les signes cutanés

Ils sont regroupés dans la rubrique C (Clinique) de la classification CEAP qui prend en compte des critères cliniques, étiologiques, anatomiques et physiopathologiques et qui permet de grader la sévérité de l'insuffisance veineuse (**tableau 2**)

Les varicosités (veines de moins de 3 mm) de la cheville et de l'arche plantaire sont appelées *corona phlébectatica* et sont un signe précurseur de troubles trophiques.

L'œdème du pied est blanc, mou, prenant le godet, avec une nette recrudescence vespérale, sans redistribution vers d'autres territoires.

1.3.3.1. Troubles cutanés trophiques

Les dermites purpuriques et pigmentées traduisent le passage dans le derme des hématies, libérant leurs pigments ferriques. La dermite ocre en est la variété la plus commune, débutant sur la face interne et inférieure de la jambe.

L'eczéma, localisé au tiers inférieur de jambe, est une complication également fréquente de la stase veineuse chronique. Les lésions sont érythémato-vésiculeuses ou squameuses dans le territoire veineux pathologique.

C : pour les signes cliniques (grade 0-6) A pour asymptomatique, S pour symptomatique	
0	Pas de signe visible ou palpable
1	Présence de télangiectasie ou de veines réticulaires
2	Veines variqueuses
3	Œdème
4	Troubles trophiques : dermite ocre, eczéma, hypodermite
5	Ulcère cicatrisé
6	Ulcère non cicatrisé
E : pour la classification étiologique	
C	Congénital
P	Primitive
S	Secondaire
A : pour la répartition anatomique suivant le secteur intéressé (ces lésions peuvent intéresser un seul ou plusieurs secteurs)	
S	Superficiel
D	Profond (*deep*)
P	Perforante
P : pour le mécanisme physiopathologique responsable (ces deux mécanismes peuvent être isolés ou associés)	
R	Reflux
O	Obstruction

Tableau 2. Classification CEAP de l'IVC.

La dermo-hypodermite de stase (lipodermatosclérose) est localisée au tiers inférieur de jambe, prenant initialement un aspect inflammatoire avec rougeur cutanée et douleurs, puis évoluant en poussées. Ces lésions sont en rapport avec l'extravasation de polynucléaires. L'évolution progressive se fait vers une sclérose induisant une guêtre rigide (« hypodermite scléreuse »). Elle altère la dynamique du retour veineux en raison de l'ankylose de la cheville par cette fibrose engainante.

L'atrophie blanche de Milian prend l'aspect de petites zones blanc porcelaine, cicatricielles, de siège essentiellement malléolaire. Elle est entourée par de nombreuses télangiectasies. Elle traduit une raréfaction des capillaires au sein d'un tissu fibreux, donc la présence d'une véritable ischémie cutanée.

La stase lymphatique est la conséquence de l'IVC évoluée qui altère le réseau lymphatique. Elle induit un œdème infiltré permanent, une peau épaissie et cartonnée. La stase lymphatique est souvent aggravée par les surinfections itératives. Le diagnostic d'érysipèle est un diagnostic différentiel de l'hypodermite inflammatoire de stase important à connaître.

L'ulcère est le stade ultime de l'IVC. Ses principales caractéristiques sont le caractère indolore, non creusant, exsudatif et fibrineux et le siège péri-malléolaire. De façon exceptionnelle après de longues années d'évolution sans cicatrisation, ils peuvent se transformer en carcinome. La biopsie est indiquée dans les cas de bourgeonnement exubérant.

1.4. Complications aiguës propres aux varices

1.4.1. Complications thrombotiques

La thrombose veineuse superficielle TVS se traduit par un cordon rouge induré inflammatoire sur le trajet d'une varice.

On doit distinguer :

* les TVS segmentaires dont le potentiel évolutif est banal,
* les TVS saphènes extensives vers les crosses ou par les veines perforantes avec un risque de thrombose veineuse profonde et d'embolie pulmonaire. Ceci justifie la réalisation d'un écho-doppler veineux systématique lors de la découverte d'une TVS.

Ces thromboses veineuses superficielles sur varices sont à différencier des thromboses veineuses superficielles sur veines saines.

1.4.2. Complications hémorragiques ou de rupture

La rupture d'une varice est une complication hémorragique classique mais rare. Elle est le plus souvent d'origine traumatique ou sur un ulcère. Il convient de la traiter rapidement par une compression locale et une surélévation du membre.

2. ÉVALUATION D'UNE INSUFFISANCE VEINEUSE CHRONIQUE

Le diagnostic positif d'IVC ou de varices est essentiellement clinique. L'anamnèse doit faire rechercher les facteurs de risque de varices (hérédité, obésité, sédentarité, grossesse) ou de maladie thrombo-embolique veineuse. Le diagnostic étiologique et l'importance des lésions en cause sont précisés par des examens complémentaires, en premier lieu par un **écho-doppler veineux couleur pulsé**. C'est l'examen de référence d'un bilan de varices.

Il permet de :

* confirmer le diagnostic ;
* orienter la thérapeutique en réalisant une véritable cartographie veineuse ;
* rechercher des séquelles thrombotiques profondes ou superficielles.

Le phléboscanner peut être parfois nécessaire dans le diagnostic étiologique et l'orientation thérapeutique (syndrome de Cockett, varices pelviennes).

3. Diagnostics différentiels

Deux diagnostics différentiels sont à évoquer :

* les « varices du sportif » sont des dilatations veineuses superficielles en rapport avec une lyse du tissu adipeux. Elles se distinguent des varices « vraies » par l'absence de reflux ;
* la hernie musculaire donne une dilatation comparable à une perforante variqueuse musculaire sous cutanée. L'examen échographique réoriente le diagnostic.

Dans le cas d'un œdème, il convient d'évoquer les diagnostics responsables d'un œdème uni ou bilatéral, inflammatoire ou non (cf. item 323).

4. Argumenter l'attitude thérapeutique et planifier le suivi du patient

4.1. Hygiène de vie

Elle consiste à favoriser le retour veineux afin de diminuer l'hyperpression veineuse :

* surélévation des jambes et des pieds du lit de 7-10 cm ;
* marche régulière ;
* éviter de croiser les jambes en position assise ;
* éviter les stations debout, immobile prolongées ;
* éviter le chauffage par le sol, les bains chauds et l'exposition au soleil prolongée.

4.2. Compression élastique

Il s'agit d'appliquer sur un segment de membre une pression par un matériel élastique (bandes ou chaussettes, bas auto-fixants, collants pouvant être sur-mesure). À tension élastique constante, cette pression sera naturellement dégressive de la cheville à la cuisse en raison de la morphologie du membre. Son action passe par un effet hémodynamique (troncs veineux) et microcirculatoire. Son efficacité est maximale lorsque la pose se fait le matin dans l'heure qui suit le lever. Cela nécessite parfois l'utilisation de dispositifs d'aide à l'enfilage ou le recours à une tierce personne.

Au stade de complication ulcéreuse, l'utilisation de coussinets de mousse ou de ouate de cellulose est parfois nécessaire pour homogénéiser les forces de compression.

Pour les bas et les collants de compression, il existe 4 classes en fonction de la pression exercée au niveau de la cheville :

* **compression faible** = classe I. Indications : prévention de la TVP (grossesse, professions exposées...), IVC fonctionnelle ;
* **compression moyenne** = classe II. Indications : varices, TVP, en post-opératoire d'une chirurgie variqueuse ;
* **compression forte** = classe III. Indications : syndrome post-thrombotique, TVP ;
* **compression très forte** = classe IV. Indications : insuffisance lymphatique.

Attention, la classe I française correspond à une classe II européenne, etc.

Les indications sont résumées par les recommandations de l'HAS de 2010 (**tableau 3**).

Les contre-indications à une compression sont :

* la présence d'une artériopathie oblitérante avec des IPS < 0,6 ;
* la thrombose veineuse septique ;
* la phlegmatia caerulae ;
* la microangiopathie diabétique avec une TCPO2 < 30 mmHg.

Situation clinique	Dispositifs	Modalités
Varices 3 mm (stade C2)	* bas (chaussettes, bas-cuisse, collants) de 15 à 20 ou 20 à 36 mmHg	Traitement au long cours
Après sclérothérapie ou chirurgie des varices	* bas indiqués pour les varices * ou bandes sèches à allongement court	4 à 6 semaines
Œdème chronique (stade C3)	* bas (chaussettes, bas-cuisse, collants) de 20 à 36 mmHg * ou bandes sèches à allongement court ou long	Traitement au long cours, avec réévaluation régulière du rapport bénéfices/risques
Pigmentation, eczéma veineux (stade C4a)	* bas (chaussettes, bas-cuisse, collants) de 20 à 36 mmHg * ou bandes sèches inélastiques ou à allongement court * ou bandes enduites	
Lipodermatosclérose, hypodermite veineuse, atrophie blanche (stade C4b)	* bandes sèches inélastiques * ou à allongement court * ou bandes enduites * bas (chaussettes, bas-cuisse, collants) de 20 à 36 mmHg (au stade chronique)	
Ulcère cicatrisé (stade C5)	* bas (chaussettes, bas-cuisse, collants) de 20 à 36 mmHg ou > 36 mmHg * bandes sèches à allongement court	
Ulcère ouvert (stade C6)	* bandages multiples en première intention * ou bandes sèches inélastiques * ou à allongement court * ou bandes enduites * ou bas (chaussettes, bas-cuisse, collants) > 36 mmHg	Jusqu'à cicatrisation complète

Tableau 3. Indication de la compression selon les recommandations HAS 2010.

4.3. Traitement médicamenteux

Les médicaments veinotropes, veinotoniques ou veino-actifs, ne sont prescrits que lors de la présence d'une symptomatologie fonctionnelle (gêne, lourdeur des jambes), à titre adjuvant. Ils sont prescrits de manière séquentielle.

4.4. Traitements endovasculaires

Ces traitements ont pour objectif la destruction définitive des veines pathologiques. L'indication doit donc tenir compte des symptômes de l'IVC mais également du terrain. Chez les patients présentant des facteurs de risque cardio-vasculaires (tabac, cardiopathie, artériopathie oblitérante...), il faut, dans la mesure du possible, rester conservateur au niveau des troncs saphéniens, pouvant servir pour un pontage artériel ultérieur.

4.4.1. Techniques thermiques endo-veineuses

Ces techniques endovasculaires thermiques ont supplanté les techniques chirurgicales classiques. Elles correspondent aux techniques par laser ou radiofréquence. Elles sont réservées aux IVC avec atteintes des VGS de grands diamètres chez des patients symptomatiques. Elles sont actuellement le traitement de première intention quand elles sont techniquement possibles. Elles correspondent à une destruction pariétale par effet thermique. Les gestes peuvent être réalisés sans anesthésie générale et permettent une reprise rapide de l'activité par l'absence d'hématome et de douleur post opératoire.

4.4.2. Sclérothérapie

Elle consiste à injecter un produit sclérosant (produit liquide en mousse) dans une varice sous contrôle échographique ou non (=échosclérothérapie) par voie percutanée. L'inflammation endothéliale générée va évoluer vers une cicatrisation fibreuse et rétractile de la veine traitée.

Elle peut être réalisée seule ou en complément d'une technique endovasculaire. Ses indications sont larges. Certaines complications ne doivent néanmoins pas faire banaliser ce traitement (hématome, pigmentation séquellaire et injection intra-artérielle particulièrement grave mais exceptionnelle). La balance bénéfice/risque de ce traitement doit être particulièrement pesée dans les formes d'IVC peu sévères.

4.5. Chirurgie

Ses indications dans les varices sont de plus en plus réduites.

Les techniques les plus fréquentes restent l'éveinage par stripping (encore utile dans les formes étendues tortueuses mais réalisées sous anesthésie générale et souvent associées à un arrêt de travail), les phlébectomies (ablation de segments de veines variqueuses superficielles par micro-incisions cutanées) ou la technique ASVAL (ablation sélective des varices sous anesthésie locale). Cette dernière technique consiste à réaliser des phlébectomies étagées sous anesthésie locale tout en conservant le tronc saphène.

4.6. Crénothérapie ou cure thermale

La crénothérapie peut être proposée comme traitement adjuvant dans quelques cas ciblés restant symptomatiques après une prise en charge médicale ou interventionnelle (IVC avec retentissement cutané important, lymphœdème invalidant, maladie post-thrombotique invalidante...).

Notes personnelles

5 LES 5 IDÉES-FORCES

- L'insuffisance veineuse chronique (IVC) est un dysfonctionnement du système veineux profond et/ou superficiel, résultant d'une incontinence valvulaire, avec ou sans oblitération veineuse associée. Elle est soit primitive, soit secondaire (syndrome post-thrombotique essentiellement).

- Les signes fonctionnels de l'IVC sont fréquents, variés et peu spécifiques tels que des jambes lourdes, crampes, démangeaisons. Le caractère veineux est évoqué devant leur majoration en fin de la journée, après station debout ou assise prolongée, par la chaleur et leur amélioration par le froid, la surélévation des membres inférieurs, l'exercice physique, la contention ou compression veineuse.

- La CEAP permet de classer l'insuffisance veineuse en précisant le stade clinique (C), l'étiologie (E), l'anatomie (A) et la physiopathologie (P).

- L'écho-doppler veineux est l'examen paraclinique de référence qui permet de confirmer l'insuffisance veineuse et d'en faire la cartographie.

- Le traitement est composé de l'optimisation des règles hygiéno-diététiques et de la compression médicale (traitement symptomatique). Les traitements plus invasifs sont les procédures endovasculaires (chimique = sclérose, échosclérose ; thermique = laser ou radiofréquence) ou la chirurgie.

INSUFFISANCE VEINEUSE VARICES

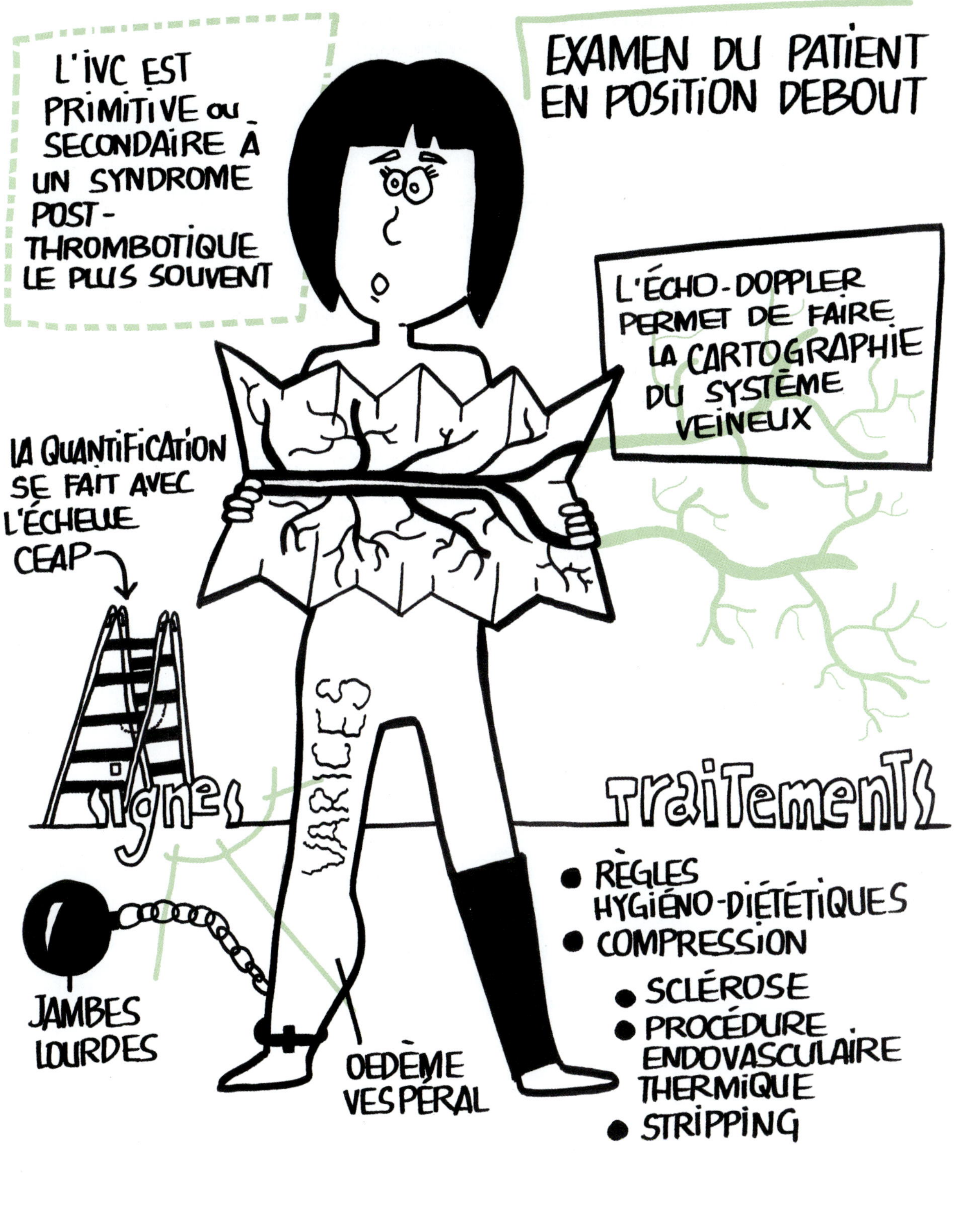
L'IVC EST PRIMITIVE ou SECONDAIRE À UN SYNDROME POST-THROMBOTIQUE LE PLUS SOUVENT
EXAMEN DU PATIENT EN POSITION DEBOUT
L'ÉCHO-DOPPLER PERMET DE FAIRE LA CARTOGRAPHIE DU SYSTÈME VEINEUX
LA QUANTIFICATION SE FAIT AVEC L'ÉCHELLE CEAP
signes
VARICES
JAMBES LOURDES
OEDÈME VESPÉRAL
traitements
• RÈGLES HYGIÉNO-DIÉTÉTIQUES
• COMPRESSION
• SCLÉROSE
• PROCÉDURE ENDOVASCULAIRE THERMIQUE
• STRIPPING

item 226

Ulcère de jambe

Objectifs pédagogiques

Diagnostiquer un ulcère de jambe

- Savoir définir ce qu'est un ulcère de jambe.
- Connaître les principales étiologies des ulcères de jambe d'origine vasculaire et de ceux d'origine non vasculaire.
- Connaître les caractéristiques cliniques d'un ulcère de jambe d'origine vasculaire en fonction de son mécanisme (artériel, veineux ou microcirculatoire).
- Connaître les signes cliniques d'accompagnement d'insuffisance veineuse chronique à rechercher.
- Connaître les signes cliniques d'accompagnement d'artériopathie oblitérante des membres inférieurs à rechercher.
- Savoir prescrire un bilan complémentaire en cas d'ulcère de jambe d'origine vasculaire (quel(s) examen(s), quand et pourquoi ?).
- Savoir évoquer un diagnostic différentiel.
- Savoir porter le diagnostic étiologique d'un ulcère de jambe.

Argumenter l'attitude thérapeutique et planifier le suivi du patient

- Connaître les moyens thérapeutiques locaux et généraux à mettre en œuvre pour la prise en charge d'un ulcère de jambe d'origine vasculaire.
- Connaître les indications et contre-indications de ces différents moyens thérapeutiques.
- Connaître les complications pouvant émailler l'évolution d'un ulcère de jambe d'origine vasculaire.
- Savoir prévenir, dépister et traiter ces complications au cours du suivi du patient.
- Connaître les principes généraux de la prise en charge d'une insuffisance veineuse chronique.
- Connaître les principes généraux de la prise en charge d'une artériopathie oblitérante des membres inférieurs.

1. Définition

L'ulcère de jambe est une perte de substance cutanée dermique chronique. Sa prévalence augmente avec l'âge : 1 % après 60 ans, 5 % après 80 ans. L'ulcère de jambe entraîne un handicap et représente un coût élevé pour la santé publique.

Le principal problème devant un ulcère est d'en déterminer la cause. La majeure partie des ulcères de jambe est d'origine vasculaire : veineuse, microcirculatoire ou artérielle. Certains ulcères ne sont pas de cause vasculaire.

Le traitement de l'ulcère est avant tout le traitement de son étiologie et pas seulement son traitement local.

2. Physiopathologie

2.1. Ulcère veineux

Il est secondaire à une hyperpression cutanée par stase veineuse. Celle-ci est généralement secondaire à une maladie variqueuse (incontinence du réseau veineux superficiel) ou à une maladie post-thrombotique (dévalvulation ou occlusion du réseau veineux profond).

Cette hyperpression veineuse entraîne une souffrance microcirculatoire :

* altération de la barrière endothéliale avec passage de plasma, de macromolécules, d'éléments figurés du sang dans le secteur interstitiel,
* diapédèse leucocytaire à l'origine de phénomènes inflammatoires,
* formation de manchons péricapillaires de fibrine.

Cela aboutit à une hypoxie tissulaire locale à l'origine de la perte de substance cutanée chronique.

2.2. Angiodermite nécrotique (ulcère de Martorell)

Il s'agit d'un infarctus cutané, secondaire à une occlusion artériolaire compliquant la plupart du temps une hypertension artérielle.

2.3. Ulcère artériel

L'ulcère est secondaire à une hypoxie tissulaire ischémique consécutive à une AOMI sévère (au stade d'ischémie critique chronique).

2.4. Ulcère mixte (ulcère à composante artérielle)

C'est un ulcère associant plusieurs composantes étiologiques. Il s'agit par exemple d'un ulcère veineux qui ne cicatrise pas en raison de l'existence d'une artériopathie associée.

2.5. En conclusion

5 situations peuvent ainsi se présenter : l'ulcère veineux (le plus fréquent), l'ulcère mixte, l'angiodermite nécrotique, l'ulcère artériel, et l'ulcère non vasculaire.

3. Savoir reconnaître les ulcères d'origine vasculaire

3.1. Ulcère veineux

L'origine veineuse est **évoquée** devant un ulcère :

* péri-malléolaire ;
* peu ou pas douloureux ;
* superficiel (non creusant, pas d'exposition articulaire ou tendineuse) ;
* exsudatif ;
* souvent étendu, parfois circonférentiel ;
* à bord régulier.

On **recherche** :

* des antécédents de thrombose veineuse profonde (TVP) ;
* des varices ;
* des complications cutanées de l'insuffisance veineuse (œdème, eczéma, atrophie blanche, dermite ocre) ;
* les pouls qui sont présents avec des indices de pression systolique de cheville (IPS) normaux.

On **demande** :

* un écho-Doppler veineux : réalisé en position debout, il étudie le réseau veineux superficiel (incontinence grande veine saphène – GVS, incontinence petite veine saphène – PVS), incontinence des veines perforantes, séquelles de TVP du réseau veineux profond (reflux ou obstruction).

3.2. Ulcère artériel

L'origine artérielle est **évoquée** devant un ulcère :

* douloureux ;
* souvent récent ;
* de petite taille ;
* siégeant typiquement au niveau du pied ;
* creusant avec risque d'exposition des articulations et des tendons ;
* à fond atone.

On **recherche** :

* les facteurs de risque cardiovasculaire ;
* un antécédent d'ischémie d'effort (claudication intermittente) ;

* des douleurs de décubitus ;
* une diminution de la chaleur cutanée ;
* un allongement du temps de recoloration pulpaire ;
* une déshabitation des pulpes digitales et des coques talonnières ;
* une érythrocyanose de déclivité ;
* une abolition des pouls périphériques.

On **demande** :

* un écho-Doppler de l'aorte et des artères de membres inférieurs : cet examen confirme l'artériopathie, permet de localiser les lésions artérielles significatives ;
* une mesure hémodynamique est indispensable pour attribuer des symptômes à l'AOMI :
  - pression de cheville < 50 mmHg ;
  - pression d'orteil < 30 mmHg ;
  - TcPO2 < 30 mmHg.

D'autres valeurs ont été proposées par d'autres classifications. Les valeurs proposées ici permettent de retenir une participation de l'AOMI à un symptôme de repos.

La pression de cheville est souvent faussement normale ou élevée (diabète, insuffisance rénale, grand âge...). Dans ces cas, il faut mesurer la pression d'orteil.

On **complète, en cas d'indication de revascularisation** par une imagerie artérielle :

* angioscanner,
* angioIRM (en particulier s'il s'agit de lésions des artères jambières).

3.3. Angiodermite nécrotique

Le diagnostic est **évoqué** devant un ulcère :

* de la face antéro-externe de la jambe ;
* avec des zones de nécrose superficielle ;
* à bords irréguliers ;
* avec un halo péri-ulcéreux cyanique et livédoïde ;
* très douloureux, insomniant.

On **recherche** :

* une HTA, un diabète ;
* les pouls qui sont présents (il n'existe pas d'artériopathie dans les angiodermites pures).

3.4. Ulcère mixte

Il s'agit d'un ulcère associant plusieurs composantes étiologiques (par exemple veineuse et artérielle) qui survient chez un patient ayant une artériopathie avec ischémie de repos. Il est souvent nécessaire d'envisager un geste de revascularisation artérielle. Cliniquement, il s'agit le plus souvent d'un ulcère d'allure veineuse avec pouls abolis et pression d'orteil abaissée. On recherche les facteurs de risque cardiovasculaire, une claudication intermittente, une dermite ocre. Un écho-Doppler veineux et artériel est réalisé voire une imagerie artérielle (par angioscanner ou angioIRM) lorsqu'un geste thérapeutique est envisagé.

4. Savoir reconnaître les ulcères d'origine non vasculaire

Ils sont beaucoup plus rares. Le diagnostic étiologique repose sur la réalisation de prélèvements spécifiques (bactériologiques, mycologiques, biopsiques) en présence d'un ulcère qui ne cicatrise pas et dont l'étiologie vasculaire n'est pas évidente.

4.1. Ulcère neurotrophique

Il complique une neuropathie des membres inférieurs évoluée, comportant notamment une altération de la sensibilité douloureuse. Il siège classiquement sur les zones d'appui de la plante du pied (appuis normaux ou pathologiques), au sein d'une hyperkératose et sont indolores.

4.2. Ulcère infectieux

L'ecthyma est une infection cutanée à streptocoque A, caractérisée par une ulcération de petite taille à périphérie érythémateuse succédant à une croûte noirâtre.

4.3. Pyoderma gangrenosum

Il s'agit d'une ulcération superficielle à bords irréguliers constituée de clapiers purulents, avec une extension centrifuge rapide. Cette affection est associée dans deux tiers des cas à une pathologie sous-jacente : hémopathie, maladie inflammatoire chronique de l'intestin ou cancer essentiellement.

4.4. Ulcères des hémopathies

Un ulcère de jambe chez un sujet jeune doit faire suspecter une anémie hémolytique congénitale (drépanocytose, thalassémie). Les syndromes myéloprolifératifs (maladie de Vaquez, thrombocytémie...) peuvent se manifester par des ulcérations chroniques et nécrotiques superficielles.

4.5. Cancers cutanés

Il faut évoquer cette étiologie devant une ulcération chronique et rebelle de petite taille, d'aspect atypique (carcinome basocellulaire ou spinocellulaire, mélanome). Tout ulcère veineux qui ne guérit pas après plusieurs mois d'un traitement bien conduit doit être biopsié à la recherche d'un cancer.

4.6. Vascularites cutanées

Certaines vascularites cutanées (vascularites leucocytoclasiques), systémiques (périartérite noueuse, vascularite au cours du lupus érythémateux et des cryoglobulinémies) et le syndrome des antiphospholipides peuvent se manifester par un purpura nécrotique évoluant vers des ulcérations des membres inférieurs.

4.7. Ulcères médicamenteux

Après prises de certains médicaments au long cours (hydroxy-urée, interféron γ), des ulcères très fibreux et rebelles peuvent apparaître. Ils disparaissent généralement en quelques semaines après l'arrêt du traitement en cause.

4.8. Pathomimie

C'est un diagnostic difficile d'élimination à évoquer devant des ulcérations récidivantes d'aspect inhabituel chez un sujet jeune.

5. Savoir argumenter l'attitude thérapeutique et planifier le suivi du patient

5.1. Principes généraux

Le traitement local d'un ulcère de jambe est associé à la prise en charge de l'affection vasculaire qui l'a généré. Toute plaie possède une dynamique propre qui passe par différents stades au cours du processus de guérison : stade de détersion (fibrine ou nécrose), bourgeonnement, épidermisation.

Dans tous les cas, il faut vérifier la date de la vaccination antitétanique. Près des 2/3 des cas de tétanos ont pour porte d'entrée un ulcère de jambe.

5.2. Prise en charge spécifique

5.2.1. Ulcère veineux

En cas de varices, la compression est nécessaire car elle aide à la guérison de l'ulcère. Le traitement curatif (sclérose, techniques thermiques endoveineuses ou chirurgie) permet de prévenir la récidive. La greffe cutanée en pastille ou en filet est un moyen de réduire la durée de cicatrisation.

En cas de maladie post-thrombotique, le port d'une compression et la demande d'un avis spécialisé sont nécessaires.

La compression est le traitement démontré de l'ulcère veineux. Elle repose sur l'utilisation de bandes élastiques étalonnées. L'usage de dispositifs multitypes (superposition de bandes élastiques et ineslastiques) est actuellement recommandé car il permet d'assurer des pressions malléolaires stables situées entre 30 à et 40 mmHg. La mise en place d'une compression nécessite de s'assurer de l'absence d'AOMI en ischémie critique.

L'adhésion à la compression est de l'ordre de 50 %, ce qui explique les difficultés de cicatrisation et les récidives. Les ulcères veineux sont le plus souvent exsudatifs et des pansements absorbants sont nécessaires à ce stade de l'ulcère.

5.2.2. Angiodermite nécrotique

Le premier objectif est d'assurer l'antalgie. On utilise les antalgiques de niveau 2 voire 3 (morphiniques). Au moment des soins, il faut souvent prévoir une anesthésie locale et inhalée. L'exérèse de la nécrose doit être envisagée précocement. La greffe cutanée est souvent la meilleure solution, permettant d'obtenir une antalgie et la cicatrisation. Le reste de la prise en charge est celui de la maladie systémique : contrôle de l'HTA, recherche et contrôle d'un diabète éventuellement associé.

5.2.3. Ulcère à composante artérielle

En cas d'ischémie critique chronique (pression d'orteil < 30 mmHg, $TcPO_2 \leq 30$ mmHg), la revascularisation est le seul moyen d'obtenir une cicatrisation. C'est une situation grave qui nécessite un bilan hémodynamique et d'imagerie spécialisé pour porter les indications et choisir les modalités de la revascularisation (voie endovasculaire ou pontage).

5.2.4. Ulcère mixte

L'association d'une insuffisance veineuse et d'une AOMI, situation la plus fréquente en pratique, doit conduire à évaluer et à prendre en charge les deux composantes en milieu spécialisé. La mise en place d'une bande de compression doit tenir compte du retentissement hémodynamique de l'AOMI. Il faut privilégier dans ce cas la compression non élastique (bande « à allongement court »), limitant les pressions au repos.

5.3. Soins locaux

Le traitement local a comme seul but de favoriser la détersion des tissus nécrotiques puis la cicatrisation. Le traitement local ne dispense pas du traitement étiologique.

5.3.1. Gestion des exsudats

Elle doit être assurée par des pansements suffisamment absorbants (choix adapté au degré d'exsudation – cf. plus loin). L'insuffisance de gestion des exsudats est à l'origine d'une dermite péri-ulcéreuse de macération, facteur d'extension de l'ulcère.

5.3.2. Détersion

Le nettoyage se fait à l'aide d'eau ou de sérum physiologique, en évitant les antiseptiques et les antibiotiques locaux. La détersion est mécanique par curette, brosse, etc. Elle est nécessaire mais ne doit pas être algique et sera réalisée après anesthésie locale. L'importance des lésions ou des douleurs peut justifier une détersion au bloc opératoire.

5.3.3. Bourgeonnement et épithélialisation

Le principe général est de maintenir un milieu chaud et humide par le caractère occlusif du pansement.

De très nombreux pansements sont disponibles. Ce sont des dispositifs médicaux et non pas des médicaments. On distingue :

* hydrogel : polymères, H_2O, carboxyméthylcellulose (CMC) sous forme de gel ;
* hydrocolloïdes : pansements constitués de CMC qui existent sous forme de plaques adhésives, de poudres ou de pâtes, mais qui ont souvent une odeur nauséabonde. Ils sont peu utilisés ;
* hydrocellulaires : ce sont des pansements constitués de mousse de polyuréthane (foam). Ils existent sous forme de plaques adhésives ou non, de formes anatomiques et de formes adaptées au remplissage des plaies cavitaires ;
* hydrofibres : fibres non tissées de CMC ;
* alginates : extraits des parois cellulaires d'espèces d'algues brunes ;
* pansement imprégné-interface : une trame associée à de la vaseline, une silicone, du CMC.

Mais aussi : pansement à l'argent, charbon, superabsorbant, etc.

Dans certaines indications, certains pansements ont montré une efficacité supérieure à un pansement de la même classe, permettant à ces pansements d'avoir un libellé de « marque », contrairement aux autres pansements d'une même gamme étant considérés alors comme « génériques ». Dans la plupart des cas, aucune étude n'a réellement démontré la supériorité d'un pansement par rapport à un autre. Sans niveau de preuve, on ne peut faire que des propositions reposant sur la pratique :

* plaie sèche, nécrosée : hydrogel ;
* plaie moyennement exsudative : hydrocellulaire ;
* plaie très exsudative : hydrofibre, alginates, superabsorbants ;
* plaie hémorragique : alginate ;
* plaie infectée : pansements à l'argent ;
* bourgeonnement :
  - sans exsudat : tulles et interfaces,
  - avec exsudat : hydrocellulaires ;
* épidermisation : interface ou hydrocellulaire fin.

5.3.4. Greffes cutanées

Outre l'antalgie, elles assurent une épithélialisation rapide et favorisent la cicatrisation. Leur application se fait soit par pastilles pour les ulcères de petite surface, soit par filets pour les ulcères de plus grande taille. Elles nécessitent une surface bourgeonnante et non infectée.

5.4. Traitement des complications

5.4.1. Allergies cutanées

Les allergies cutanées aux topiques utilisés sont très fréquentes. Le traitement habituel repose sur l'utilisation de dermocorticoïdes et l'éviction de l'allergène, le plus souvent un produit présent dans le pansement (baume du Pérou, iode). Le diagnostic différentiel très fréquent est celui des intolérances cutanées.

5.4.2. Infection

La présence de bactéries sur un ulcère est un phénomène de colonisation bactérienne normal. Les prélèvements bactériologiques ne sont donc pas systématiques.

Certains critères additionnés peuvent évoquer une surinfection locale (émergence d'une souche pathogène) qui peut amener à un traitement local spécifique de type pansement à l'argent dont la durée est réglementée à maximum 4 semaines.

Il n'y a pas d'indication à l'utilisation de pommades antibiotiques. Il faut traiter par antibiotiques par voie générale les infections de type érysipèle, cellulite, lymphangite.

5.4.3. Transformation maligne

Tout bourgeonnement anormal d'un ulcère chronique qui ne cicatrise pas doit faire évoquer une transformation carcinomateuse. Une biopsie cutanée au sein de l'ulcère doit être réalisée au moindre doute.

Notes personnelles

5 LES 5 IDÉES-FORCES

- **Les étiologies sont par ordre de fréquence décroissante :**
  - l'ulcère veineux (80 % des cas),
  - l'ulcère mixte,
  - l'angiodermite nécrotique,
  - l'ulcère artériel,
  - et l'ulcère non vasculaire.

- **L'écho-Doppler est le premier examen para-clinique à réaliser en cas d'ulcère de jambe chronique pour confirmer ou non l'insuffisance veineuse ou l'artériopathie et permettre le traitement étiologique si possible. Il permet de localiser les lésions artérielles significatives et précise le degré d'ischémie (ischémie chronique : pression systolique de cheville inférieure à 50 mmHg).**

- **En cas de médiacalcose ou d'ischémie chronique, des examens microcirculatoires doivent être réalisés (mesure de la pression au 1er orteil, TcPO2 (pression transcutanée en O2) pour évaluer le pronostic de cicatrisation. Une imagerie artérielle complémentaire (angioscanner, angioIRM, voire artériographie) doit être demandée en cas d'indication potentielle de revascularisation.**

- **Si l'étiologie vasculaire de l'ulcère n'est pas retenue, des prélèvements spécifiques (bactériologiques, mycologiques, biopsiques) doivent être réalisés.**

- **Le traitement local a comme but de favoriser la détersion (avant tout mécanique) des tissus nécrotiques puis la cicatrisation. Les antiseptiques et les antibiotiques locaux sont proscrits. Le principe général de la cicatrisation est de maintenir un milieu chaud et humide par le caractère occlusif du pansement. Ne pas oublier de vérifier la VAT, surtout chez la personne âgée.**

ULCÈRE DE JAMBE

ANTISEPTIQUES ET ANTIBIOTIQUES LOCAUX

traitement local de l'ulcère de l'insuffisance veineuse et des varices

ULCÈRE VEINEUX

ULCÈRE MIXTE

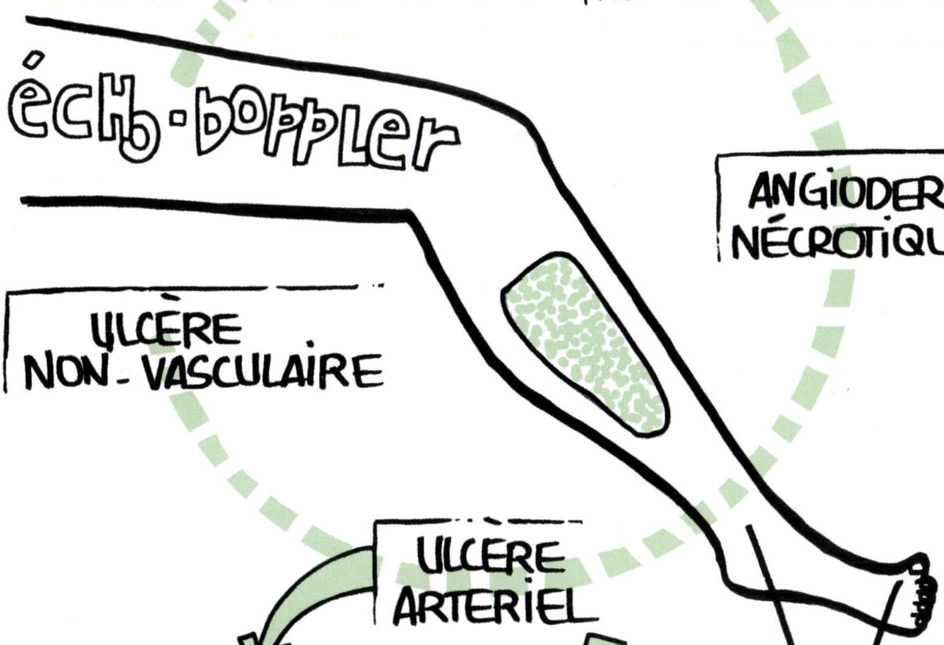

ANGIODERMITE NÉCROTIQUE

ULCÈRE NON-VASCULAIRE

ULCÈRE ARTERIEL

revascularisation cF "Artériopathie"

PRESSION DE CHEVILLE < 50 mmHg OU PRESSION DIGITALE < 30 mmHg SI MÉDIACALCOSE

NE PAS OUBLIER LA VAT SURTOUT CHEZ LES PERSONNES AGÉES

item 227

Surveillance et complications des abords veineux

Objectifs pédagogiques

Situations cliniques fréquentes et urgentes

* Connaître les principaux types d'abord veineux.
* Connaître les principales complications pouvant survenir lors de la mise en place d'un abord veineux.
* Connaître les complications infectieuses, thrombotiques et mécaniques pouvant survenir lors du suivi d'un abord veineux.
* Connaître les mesures de surveillance et de prévention de ces complications.
* Savoir reconnaître le degré d'urgence de la prise en charge d'une complication d'un abord veineux.

1. Introduction

Dans ce chapitre, un abord veineux est défini comme la mise en place dans une veine par voie transcutanée ou chirurgicale d'un cathéter court ou long, mono ou multi-lumières. Lorsque la veine est superficielle, l'abord est considéré comme périphérique ; et central lorsque la veine est profonde. L'abord veineux est à but diagnostique ou thérapeutique.

Les principales formes d'abords veineux profonds sont :

* les cathéters extériorisés (jugulaire, sub-clavier, fémoral) ;
* les cathéters pour dialyse à double courant temporaire (sans collerette) ou longue durée (avec collerette) ;
* les chambres implantables (boîtier relié à un cathéter) ;
* le cathéter central implanté par voie périphérique (PICC-line des Anglosaxons). Ce dernier est le plus souvent inséré par la veine basilique, jusqu'à la veine cave supérieure.

Les complications des cathéters peuvent apparaître lors de la pose ou lors de la surveillance. Nous distinguerons les complications mécaniques, infectieuses et thrombotiques.

1.1. Complications lors de la pose

Elles sont dominées par les complications mécaniques. Ces dernières sont le plus souvent une conséquence directe de l'acte de pose. Elles sont fonction du territoire de ponction et des structures de voisinage. Leur fréquence varie suivant les localisations. Pour les cathéters centraux, elles sont plus fréquentes lors des ponctions fémorales (13-19 %) que lors des abords sub-claviers (6-11 %) ou jugulaires internes (6-12 %). Elles sont potentiellement moins graves en fémoral qu'en sub-clavier ou jugulaire, situations où sont présents les risques d'hémothorax et pneumothorax. La fréquence des complications graves est < 2,5 %.

Ces complications sont à type :

* de ponction artérielle avec risque d'hématome, de faux anévrisme, de fistule artério-veineuse ;
* d'embolie gazeuse ;
* de pneumothorax, hémothorax (ponctions jugulaires et sub-clavières) ;
* de chylothorax (ponction sub-clavière) ;
* de tamponnade cardiaque ;
* d'irritation du plexus brachial (ponction jugulaire) ;
* de malposition du cathéter avec un trajet aberrant par rapport au système cave supérieur (sub-clavier avec trajet en jugulaire ou jugulaire avec trajet en sub-clavier).

Pour les cathéters centraux, les ponctions échoguidées semblent associées à un moindre taux de complication. Ces voies d'abord, doivent être utilisées par des opérateurs expérimentés avec un contrôle radioscopique pour les chambres implantables. Une radiographie thoracique doit être réalisée après la pose afin de vérifier la bonne position de l'extrémité du cathéter à la jonction veine cave supérieure-oreillette droite et vérifier l'absence de pneumothorax.

Lors de la pose, les règles d'asepsie doivent être respectées afin de limiter l'apparition ultérieure de complications infectieuses (mise en place au bloc pour les cathéters centraux). Il est recommandé de ne pas utiliser d'antibioprophylaxie avant la pose des chambres implantables.

Les localisations ou contextes suivants contre-indiquent la pose de cathéter :

* abord d'hémodialyse (présent ou futur) ;
* curage ganglionnaire ou radiothérapie ;
* lésions infectieuses ou suintantes ;
* membre paralysé ou avec une prothèse orthopédique.

2. Complications lors du suivi

Ces complications peuvent être locorégionales ou générales. Elles sont mécaniques, thrombotiques ou infectieuses. Leur fréquence est fonction de la localisation ainsi que du contexte clinique et de la durée d'implantation du matériel.

2.1. Les complications infectieuses

Elles sont les plus fréquentes. Elles répondent à différents mécanismes :

* voie locale par migration de micro-organismes de la flore cutanée (voies veineuses centrales de moins de 10 jours) ;
* voie endogène ou exogène à travers la lumière du cathéter ;
* dissémination hématogène à partir d'un foyer à distance (rare).

L'infection du matériel peut entraîner une bactériémie et des foyers secondaires. Les infections précoces sont le plus souvent en rapport avec la pose et les infections tardives avec les manipulations. En onco-hématologie les chambres implantables sont associées à un plus faible taux de complications infectieuses que les cathéters transcutanés.

Les facteurs favorisants la survenue d'une infection sont nombreux :

* terrain (âge, immunodépression, néoplasie...) ;
* traitement (corticothérapie, immunosuppresseurs) ;
* cathéter (localisation, ancienneté de mise en place, fréquence d'utilisation) ;
* expérience des équipes soignantes ;
* respect des règles et protocoles de bonnes pratiques.

Les complications infectieuses peuvent se manifester sous forme de :

* suppuration au point de ponction ;
* érythème sur le trajet veineux ou en regard de la chambre de perfusion ;
* fièvre isolée disparaissant après le retrait du matériel ;
* fièvre lors de l'utilisation du matériel ;
* décharge bactérienne ;
* cellulite ;
* fixation septique secondaire (endocardite, abcès profonds...).

La disparition des symptômes après retrait du matériel est un argument diagnostique important.

La présence de signes évocateurs d'une infection du matériel doit amener au retrait de celui-ci. Le cathéter est mis en culture. En cas de signes généraux, des hémocultures sont réalisées. La décision d'introduire une antibiothérapie est fonction du caractère local ou général des symptômes. Si le sujet présente une fièvre, des signes généraux de sepsis, un choc septique, une antibiothérapie est initiée avec comme cible les staphylocoques aureus et epidermidis. Elle est étendue aux bacilles Gram – en cas d'immunodépression, neutropénie ou autres facteurs de risque.

2.2. Les complications mécaniques

Les malpositions de cathéter central sont dépistées par réalisation systématique d'un contrôle radiographique après la pose.

Les dysfonctions de cathéter peuvent être en rapport avec la constitution d'un manchon fibreux au pourtour de l'extrémité du cathéter, la thrombose ou la précipitation de produit dans la lumière.

La ponction des chambres implantables peut se compliquer :

* d'hématome, parfois compressif ;
* d'extravasation en cas de positionnement inadéquat de l'aiguille, source de nécrose tissulaire par diffusion de produit irritant.

Les ruptures de matériel avec migration de segment de cathéter sont parfois de découverte fortuite (radiographie) mais peuvent entraîner des manifestations à type de troubles du rythme cardiaque, perforation myocardique, embolie, sepsis. Les techniques endovasculaires (lassos) permettent le plus souvent d'extraire le matériel.

Les perforations pariétales vasculaires sont associées à l'extravasation.

Le retrait accidentel du matériel de la lumière veineuse est une complication des cathéters périphériques.

2.3. Les complications thrombotiques

Les sujets dont l'état nécessite la mise en place d'un cathéter central sont à risque élevé de thrombose de cathéter. Le risque varie suivant les localisations : il est plus élevé en fémoral (jusqu'à 21 %), moindre en jugulaire et plus faible en sub-clavier (environ 2 %). Les thromboses associées aux cathéters sont de deux types :

* un manchon fibreux se constitue autour du cathéter et peut rendre celui-ci non fonctionnel ;
* la thrombose murale se développe au niveau de l'extrémité ou du point d'entrée du cathéter.

Il existe un risque d'embolie pulmonaire qui justifie l'introduction d'un traitement anticoagulant.

Les thromboses associées aux chambres implantables sont plus fréquentes en sub-clavier gauche et lorsque l'extrémité du cathéter est positionnée trop haut (normalement terminason à la jonction veine cave supérieure-oreillette droite)

Au niveau des veines périphériques, les thromboses se manifestent sous forme de veinites avec parfois l'association d'une composante septique. Elles sont favorisées par la perfusion de produits irritant la paroi veineuse. Elles nécessitent le retrait du matériel et l'application de topiques.

La thrombose des abords veineux profonds est confirmée par écho-doppler. Il n'y a pas d'indication à réaliser un dépistage systématique. Un angio-scanner peut être utile pour explorer la veine cave supérieure et les troncs veineux brachio-céphaliques.

Les PICC-lines sont plus thrombogènes que les chambres implantables mais seraient moins emboligènes que ces dernières. On recommande de poser un PICC-line si on désire un abord veineux pour une durée de moins de 3 mois, et une chambre implantable pour plus de 3 mois. En cas de thrombose veineuse centrale, le cathéter peut être laissé en place s'il est fonctionnel, avec prescription d'une anticoagulation curative.

3. Les mesures de surveillance et prévention

Ces mesures comportent :

* la formation des équipes et l'établissement de protocoles ;
* le respect des conditions d'asepsie lors de la pose et lors de l'utilisation ;
* la désinfection de la peau lors de la pose ;
* la préparation aseptique des solutés de perfusion ;
* la mise en place d'un prolongateur pour éviter la manipulation de l'embase ;
* les changements réguliers de tubulures ;
* l'utilisation de pansements stériles ;
* l'hygiène des mains (nettoyage et gants) ;
* la désinfection des embouts ;
* le respect de la traçabilité du matériel, de la pose et des soins ;
* la surveillance quotidienne de la peau en regard de la porte d'entrée du cathéter ;
* la surveillance des pansements et leur réfection uniquement en cas de décollement ou de souillure ;
* le retrait du matériel lorsque celui-ci n'est plus utile.

En cas d'utilisation de chambre de perfusion, on veillera à vérifier le bon fonctionnement du dispositif.

Dans tous les cas, une surveillance clinique régulière à la recherche d'une complication locale ou générale est indispensable.

Notes personnelles

5 LES 5 IDÉES-FORCES

- **Complications lors de la pose = complications mécaniques :**
  - hématome,
  - faux anévrisme,
  - fistule artério-veineuse,
  - embolie gazeuse,
  - pneumothorax,
  - hémothorax,
  - chylothorax,
  - tamponnade cardiaque,
  - irritation du plexus brachial (ponction jugulaire),
  - malposition du cathéter.

- **Complications lors de la surveillance :**
  - complications infectieuses,
  - complications mécaniques,
  - complications thrombotiques.

- **Prévention des complications :**
  - formation,
  - aseptise rigoureuse,
  - surveillance précoce.

SURVEILLANCE ET COMPLICATIONS DES ABORDS VEINEUX

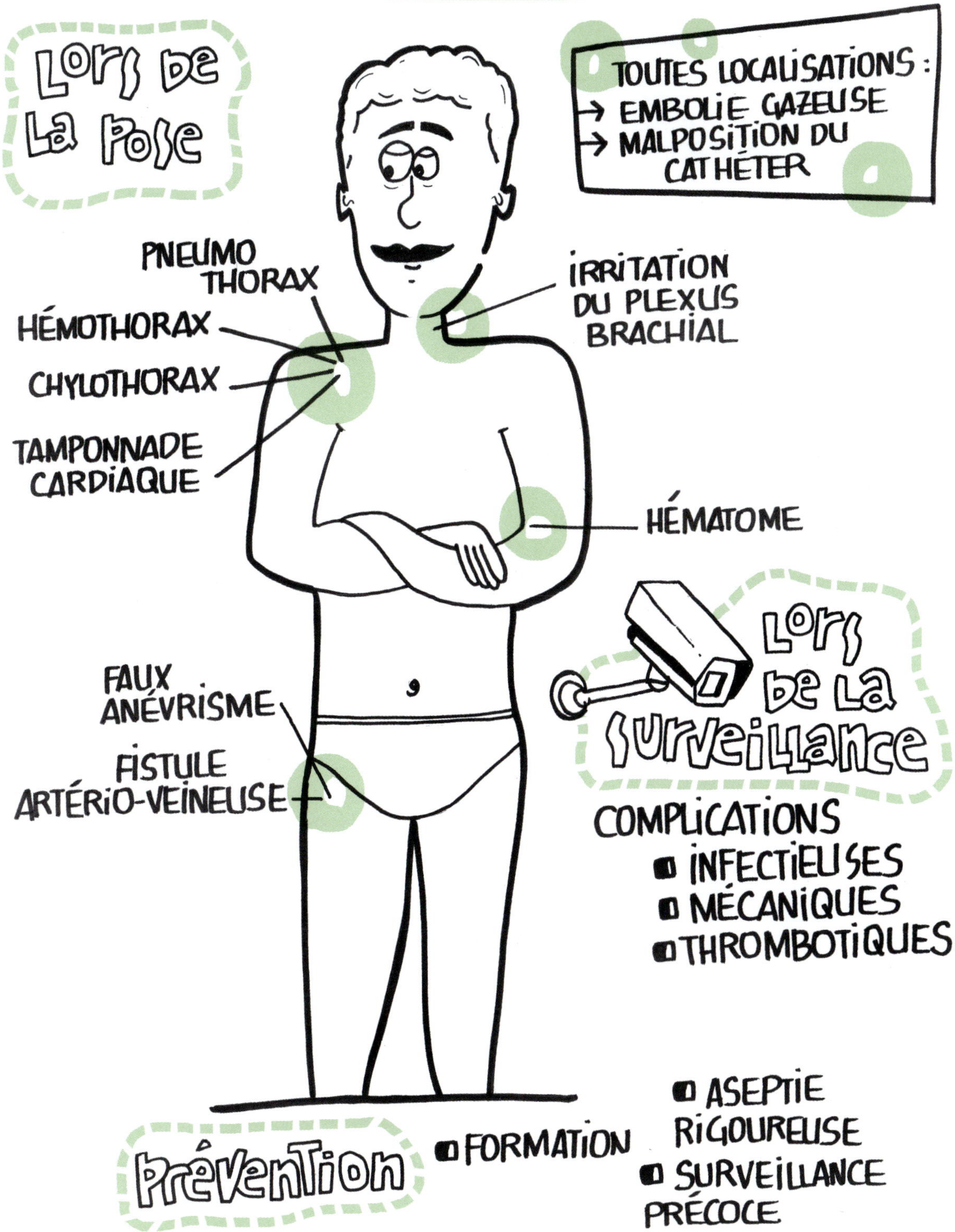

item 237

Acrosyndromes vasculaires :

Phénomène de Raynaud, érythermalgie, acrocyanose, engelures, ischémie digitale

Objectifs pédagogiques

Phénomène de Raynaud

Argumenter les principales hypothèses diagnostiques.

- Affirmer le phénomène de Raynaud :
  - être capable de décrire le phénomène de Raynaud,
  - être capable d'énumérer les éléments indispensables à son diagnostic,
  - être capable de décrire les circonstances favorisantes de sa survenue,
  - être capable de caractériser la population concernée.
- Orienter le diagnostic étiologique :
  - être capable d'énumérer les éléments cliniques, orientant vers un phénomène de Raynaud primitif,
  - être capable d'énumérer les éléments cliniques orientant vers un phénomène de Raynaud secondaire,
  - connaître les principales étiologies rencontrées dans le phénomène de Raynaud secondaire.
- Évoquer les diagnostics différentiels :
  - être capable d'évoquer les autres acrosyndromes paroxystiques.

Justifier les examens complémentaires pertinents.

- Savoir justifier les deux examens complémentaires à faire pratiquer en première intention devant un phénomène de Raynaud.
- Savoir justifier le bilan initial à faire pratiquer en cas de suspicion de sclérodermie.

Érythermalgie

Argumenter les principales hypothèses diagnostiques.

- Affirmer le diagnostic d'érythermalgie :
  - être capable de décrire les signes cliniques d'érythermalgie,
  - être capable d'énumérer les éléments indispensables à son diagnostic,
  - être capable de décrire les circonstances favorisantes de sa survenue.

* Orienter le diagnostic étiologique :
  - connaître les principales étiologies rencontrées dans l'érythermalgie.
* Évoquer les diagnostics différentiels :
  - être capable d'évoquer les autres acrosyndromes.

Justifier les examens complémentaires pertinents
* Savoir justifier les examens complémentaires à faire pratiquer en première intention devant une érythermalgie.

Acrocyanose

Argumenter les principales hypothèses diagnostiques.
* Argumenter le diagnostic d'acrocyanose :
  - être capable de décrire les signes cliniques d'acrocyanose,
  - être capable d'énumérer les éléments indispensables à son diagnostic,
  - connaître les facteurs aggravant l'acrocyanose.
* Orienter le diagnostic étiologique :
  - connaître la principale étiologie rencontrée devant une acrocyanose.
* Évoquer les diagnostics différentiels :
  - être capable d'évoquer les autres acrosyndromes.

Justifier les examens complémentaires pertinents.
* Savoir expliquer pourquoi le diagnostic repose uniquement sur l'examen clinique

Engelures

Argumenter les principales hypothèses diagnostiques.
* Affirmer le diagnostic d'engelure :
  - être capable de décrire les signes cliniques d'engelure,
  - être capable d'énumérer les éléments indispensables à son diagnostic,
  - être capable de décrire la population touchée et les circonstances favorisantes de sa survenue.
* Orienter le diagnostic étiologique :
  - connaître la principale étiologie rencontrée devant une engelure.
* Évoquer les diagnostics différentiels :
  - être capable d'évoquer les autres causes de troubles trophiques digitaux.

Justifier les examens complémentaires pertinents.
* Savoir expliquer pourquoi le diagnostic repose uniquement sur l'examen clinique.

Ischémies digitales

Argumenter les principales hypothèses diagnostiques.
* Affirmer le diagnostic d'ischémie digitale :
  - être capable de décrire les signes cliniques d'ischémie digitale,
  - être capable d'énumérer les éléments indispensables à son diagnostic,
  - être capable de décrire les circonstances favorisantes de sa survenue.
* Orienter le diagnostic étiologique :
  - connaître les principales étiologies rencontrées dans l'ischémie digitale.
* Évoquer les diagnostics différentiels :
  - :tre capable d'évoquer les autres causes de troubles trophiques digitaux.

Justifier les examens complémentaires pertinents.
* Savoir justifier les examens complémentaires à faire pratiquer en première intention devant une ischémie digitale pour affirmer le diagnostic.

1. Cadre nosologique

Les acrosyndromes vasculaires comprennent :

1.1. Les acrosyndromes vasomoteurs

Ils sont de deux types :

* paroxystiques : phénomène de Raynaud (PR) et érythermalgie ;
* permanents : acrocyanose et acrorighose.

1.2. Les acrosyndromes trophiques

Ils sont représentés par :

* l'hématome digital spontané ;
* les engelures ;
* le syndrome de l'orteil bleu ;
* l'ischémie digitale permanente, les ulcères et les nécroses digitales.

Certains sont très fréquents comme le PR ou l'acrocyanose (10 % de la population). D'autres sont beaucoup plus rares comme l'érythermalgie (1/10 000). Les mains sont le plus souvent concernées mais les acrosyndromes peuvent aussi concerner les pieds.

2. Affirmer l'acrosyndrome vasculaire

2.1. Phénomène de Raynaud

Le PR est un acrosyndrome vasculaire paroxystique avec vasoconstriction, déclenché par l'exposition au froid.

Affirmer un PR repose essentiellement sur l'interrogatoire, rarement sur la constatation d'une crise, parfois sur l'examen d'une photographie. Les tests au froid, autrefois proposés, ne sont ni sensibles ni spécifiques. Le PR est caractérisé par une suite de symptômes :

* une phase syncopale avec blanchiment distal des doigts qui deviennent insensibles, la plus fréquente ;
* parfois suivie d'une phase asphyxique où les doigts se cyanosent et sont le siège de dysesthésies ;
* et, de manière inconstante également, d'une phase hyperhémique avec apparition d'une rougeur douloureuse.

2.2. L'érythermalgie

L'érythermalgie est un acrosyndrome vasculaire paroxystique avec vasodilatation prédominant le plus souvent aux membres inférieurs. Les crises sont souvent très douloureuses. Les extrémités sont rouges et chaudes. Le diagnostic d'érythermalgie est clinique et repose sur les critères suivants :

* des **critères majeurs** :
  - évolution par crises ;
  - douleurs des extrémités, à type de cuisson, de sensation de brûlure ;
  - rougeur du territoire concerné durant la crise ;
* des **critères mineurs** :
  - déclenchement par la chaleur, l'exercice ou l'orthostatisme ;
  - soulagement par le froid, le repos ou l'élévation du membre ;
  - augmentation de la chaleur cutanée pendant les crises ;
  - sensibilité à l'aspirine.

Trois critères majeurs et deux critères mineurs sont nécessaires au diagnostic.

2.3. L'acrocyanose

Elle est caractérisée par un aspect froid et cyanique prononcé des extrémités, touchant le plus souvent à la fois les mains et les pieds, de manière symétrique. Elle est indolore, mais s'accompagne souvent d'une hyperhidrose. L'acrocyanose débute le plus souvent à l'adolescence, ce qui est très évocateur du diagnostic d'acrocyanose essentielle qui représente l'immense majorité des acrocyanoses. Elle est plus fréquente chez les sujets de faible corpulence.

2.4. Les engelures

Elles sont caractérisées par des papules œdémateuses, prurigineuses et parfois algiques, érythrocyanotiques, siégeant au niveau des orteils, plus rarement des doigts ou des talons. Les lésions sont volontiers bilatérales et surviennent au froid humide. Le caractère prurigineux est particulièrement évocateur. L'évolution se fait par poussées de deux ou trois semaines vers la guérison spontanée au printemps, avec rechutes saisonnières possibles Elle peuvent se compliquer de bulles hémorragiques et d'exulcérations. Les premières manifestations surviennent le plus souvent à l'adolescence avec une prédominance féminine. Cette affection ne comporte pas de manifestation viscérale ou biologique particulière. Elles sont souvent associées à l'acrocyanose essentielle.

2.5. Les ischémies digitales

Ce sont des ischémies localisées aux doigts. Le tableau clinique peut être celui d'un doigt ou d'une extrémité de doigt cyanique ou blanc, froid souvent associé à de petites hémorragies sous-unguéales en flammèches. Il peut aussi s'agir d'un ulcère de la pulpe digitale ou d'une nécrose digitale avec un aspect de gangrène.

3. Argumenter les principales hypothèses diagnostiques

3.1. Phénomène de Raynaud

La stratégie diagnostique est centrée sur la différenciation entre une maladie de Raynaud (PR primaire) et un PR secondaire. Le PR primaire représente 4 cas sur 5.

Le bilan est d'abord clinique, à la recherche d'arguments permettant de douter de l'origine primitive du phénomène de Raynaud. Les éléments cliniques permettant de suspecter un PR secondaire sont :

* le sexe masculin ;
* la survenue après 40 ans ;
* l'absence de rémission estivale ;
* l'absence d'antécédents familiaux ;
* l'atteinte des pouces ;
* le caractère unilatéral ;
* les ulcères digitaux (ou cicatrices rétractiles d'ulcères digitaux) ;
* l'abolition d'un pouls ;
* une manœuvre d'Allen pathologique ;
* l'interrogatoire à la recherche d'une exposition professionnelle aux engins vibrants ou aux traumatismes répétitifs des mains ;
* les éléments cliniques évocateurs de pathologie systémique : télangiectasies, sclérodactylie, calcinose, etc. ;
* la palpation thyroïdienne anormale.

3.2. Érythermalgie

L'érythermalgie est primitive dans la moitié des cas et secondaire dans l'autre moitié. La plupart des érythermalgies secondaires sont liées à des syndromes myéloprolifératifs dont le plus fréquemment en cause est la thrombocytémie essentielle. L'aspirine est surtout efficace dans les érythermalgies secondaires aux hémopathies. La recherche étiologique repose donc sur une numération formule sanguine qui est le seul examen nécessaire dans la presque totalité des cas. Il faut savoir évoquer des pseudo-érythermalgies associées à la prise de bloqueurs calciques, à des neuropathies périphériques ou à une insuffisance veineuse chronique. Dans ce cas, la symptomatologie est moins caractéristique et le caractère paroxystique souvent moins évident.

3.3. Acrocyanose

La plupart des acrocyanoses sont essentielles, souvent associées à un contexte familial, aux engelures et au PR primaire. Elles débutent le plus souvent à l'adolescence. Lorsque l'acrocyanose débute tardivement, il faut savoir identifier un amaigrissement récent.

3.4. Engelures

Les engelures sont primitives dans la plupart des cas et généralement associées à d'autres acrosyndromes (PR primaire, acrocyanose), elles débutent généralement à l'adolescence. Lorsque les engelures apparaissent tardivement ou persistent en période estivale, elles doivent amener à chercher une forme particulière de lupus érythémateux, le « lupus-engelures ».

3.5. Ischémie digitale

L'ischémie digitale est le résultat d'une atteinte artérielle ou microcirculatoire des membres supérieurs qui peut être due à plusieurs pathologies :

* une maladie de Leo Buerger : sujet de moins de 40 ans tabagique et/ou fumeur de cannabis, artériopathie distale des membres inférieurs et supérieurs, +/- thromboses veineuses superficielles ;
* une sclérodermie systémique : PR inaugural, sclérodactylie, télangiectasies, râles crépitants pulmonaires, calcinose ;
* une origine professionnelle (syndrome du marteau hypothénar consécutif aux traumatismes répétés de l'artère ulnaire à sa terminaison, maladie des vibrations chez un patient utilisant fréquemment des engins vibrants à haute fréquence). Enquête professionnelle avec démarche de reconnaissance (tableau n° 69) et reclassement le cas échéant ;
* une cryoglobulinémie : association fréquente à une hépatite virale surtout de type C, à une hémopathie lymphoïde ;
* un syndrome myéloprolifératif : thrombocytémie essentielle ou maladie de Vaquez ;
* un syndrome paranéoplasique : cancer connu, altération de l'état général ou éléments cliniques orientant vers un cancer.

Enfin, il faut rechercher des prises médicamenteuses potentiellement responsables : vaso-constricteurs, par exemple en réanimation, dérivés de l'ergot de seigle éventuellement associés à un macrolide, héparine dans le contexte d'une thrombopénie induite par l'héparine.

4. Justifier les examens complémentaires pertinents

4.1. Phénomène de Raynaud

Devant un malade qui consulte pour un PR d'apparition récente ou en aggravation, l'examen clinique doit être complété systématiquement par deux examens de première intention : la capillaroscopie et le dosage des anticorps anti-noyau à la recherche d'une sclérodermie systémique. Le premier signe de la sclérodermie systémique est généralement le PR, pouvant précéder les autres signes de 10 ans. Dans un contexte particulier, d'autres causes peuvent être évoquées :

* causes de PR secondaire :
  - sclérodermie systémique ;
  - dermatomyosite, syndrome de Sharp ;
  - maladie de Leo Buerger ;
  - causes professionnelles (syndrome du marteau hypothénar, maladie des vibrations) ;
  - hypothyroïdie ;

* éléments aggravant ou modifiant l'expression d'un PR :
  - β-bloquants++, anti-migraineux (dihydroergotamine, tryptans), sympathomimétiques nasaux ;
  - bléomycine, interféron, amantadine ;
  - syndrome de la traversée thoraco-brachiale ;
  - syndrome du canal carpien.

Même en l'absence d'argument clinique pour suspecter un PR secondaire, ces deux examens (capillaroscopie et le dosage des anticorps anti-noyau) sont systématiquement réalisés une fois.

4.2. Érythermalgie

Une numération-formule sanguine sera systématiquement réalisée pour détecter un syndrome myéloprolifératif présent dans la moitié des cas.

Devant une érythermalgie touchant exclusivement les pieds, une insuffisance veineuse chronique doit être éliminée par un écho-doppler veineux.

4.3. Acrocyanose

Dans l'immense majorité des cas, aucun examen complémentaire n'est nécessaire. En cas d'atypie (survenue tardive, signes cliniques associés), des examens complémentaires orientés peuvent être indiqués.

4.4. Engelures

Une exploration complémentaire n'est généralement pas nécessaire, mais en cas de survenue tardive ou en période estivale, il faut réaliser un dosage des anticorps anti-noyau à la recherche d'un lupus-engelures.

4.5. Ischémie digitale

Elle conduit à rechercher une artériopathie digitale ou une atteinte microcirculatoire. Pour cela, les examens morphologiques et hémodynamiques essentiels sont la capillaroscopie péri-unguéale (sclérodermie), l'échographie-doppler artériel et la mesure des pressions digitales. Les examens biologiques utiles sont la numération formule sanguine (recherche d'un syndrome myéloprolifératif), la recherche d'une cryoglobulinémie, etc.

La recherche d'un cancer est orientée par le contexte clinique. Elle peut nécessiter un dosage des paramètres de l'inflammation (VS, CRP, fibrinogène), et selon l'orientation clinique, une tomodensitométrie thoraco-abdominale, etc.

5 LES 5 IDÉES-FORCES

- Le bilan étiologique d'un phénomène de Raynaud chez un patient consultant pour ce motif nécessite la réalisation d'une capillaroscopie péri-unguéale et la recherche d'anticorps anti-nucléaires, afin de dépister une sclérodermie.

- Un phénomène de Raynaud survenant chez un homme, a fortiori s'il est unilatéral touchant la main dominante, doit faire rechercher la notion de traumatismes digito-palmaires, en particulier professionnels (maladie du marteau, maladie des vibrations).

- Une acrocyanose isolée d'allure primitive, sans atypie, survenant chez une femme jeune, ne nécessite pas d'examens complémentaires.

- L'amaigrissement est un facteur aggravant tout acrosyndrome au froid.

- Une érythermalgie isolée nécessite toujours la recherche d'une hémopathie myéloïde chronique (thrombocythémie essentielle, maladie de Vaquez).

ACROSYNDROMES

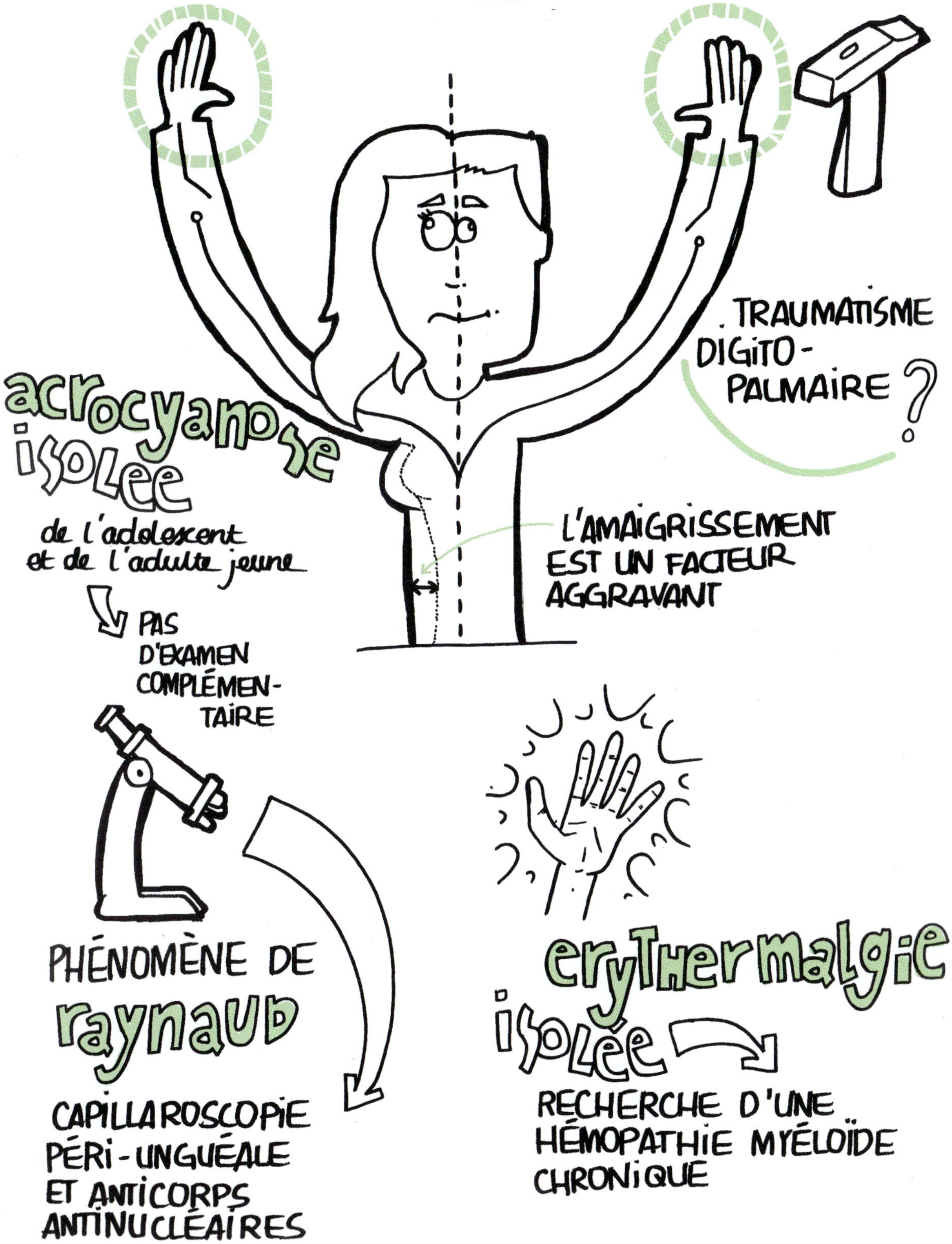

item 329

PRISE EN CHARGE IMMÉDIATE PRÉ-HOSPITALIÈRE ET À L'ARRIVÉE À L'HÔPITAL

ÉVALUATION DES COMPLICATIONS VASCULAIRES CHEZ UN POLYTRAUMATISÉ

OBJECTIFS PÉDAGOGIQUES

* Connaître les différents mécanismes et la physiopathologie des traumatismes vasculaires.
* Connaître les principes généraux de prise en charge pré-hospitalière et à l'arrivée à l'hôpital d'un traumatisé vasculaire dans le cadre d'un polytraumatisme.
* Connaître les spécificités des traumatismes vasculaires cervicaux.
* Connaître les circonstances devant faire rechercher une rupture de l'isthme aortique.
* Savoir diagnostiquer une rupture de l'isthme aortique.
* Connaître les principes du traitement d'une rupture de l'isthme aortique.
* Savoir reconnaître un traumatisme vasculaire des membres inférieurs.
* Connaître les différents examens complémentaires utiles dans le diagnostic d'un traumatisme vasculaire des membres inférieurs.
* Connaître les principes généraux de prise en charge pré-hospitalière et à l'arrivée à l'hôpital, d'un traumatisé vasculaire des membres inférieurs.
* Connaître les particularités chez l'adulte et l'enfant des traumatismes vasculaire des membres supérieurs.
* Savoir diagnostiquer un syndrome de Volkman et connaître sa prise en charge initiale.
* Connaître les principes généraux des présentations cliniques des traumatisés vasculaires abdomino-pelviens.

Ne sont pas traités dans le texte les items suivants : un traumatisé du rachis, une plaie des parties molles, un brûlé, un traumatisé oculaire.

1. CONTEXTE GÉNÉRAL

1.1. Principes de base

La présence d'une atteinte vasculaire lors d'un traumatisme est une urgence qui met en jeu le pronostic fonctionnel et vital. La priorité est l'arrêt de l'hémorragie et ensuite la restauration d'une hémodynamique normale.

En cas de polytraumatisme, les situations de détresse cardiorespiratoire doivent être prises en charge dans le même temps.

Quelle que soit leur localisation, les traumatismes artériels ont des caractéristiques communes. Les plaies et traumatismes veineux isolés sont rares et posent quelques problèmes spécifiques qui seront envisagés séparément à la fin de chaque chapitre.

1.2. Anatomopathologie

Différentes lésions artérielles respectant ou non la continuité et intéressant ou non la totalité des tuniques pariétales peuvent être observées (ruptures circonférentielles, plaies latérales, rupture partielle sous-adventicielle ou simple déchirure intimale – flap – isolée). Elles peuvent se compliquer d'une thrombose, d'une dissection, d'un hématome pariétal ou d'un faux anévrisme. Toutes ces lésions peuvent s'accompagner d'un spasme artériel.

Les lésions associées sont variables et dépendent du mécanisme du traumatisme et de sa localisation. Elles intéressent les parties molles, les veines et nerfs satellites, le squelette et les organes de voisinage.

1.3. Mécanismes et étiologies

Le traumatisme causal est fermé ou ouvert (plaie cutanée associée), direct (plaie ou contusion) ou indirect (arrachement, élongation, cisaillement).

Les plaies artérielles sont provoquées par un projectile balistique, une arme blanche voire un acte médical invasif (accident iatrogène). Les contusions artérielles sont la conséquence d'un traumatisme direct appuyé (écrasement).

Les arrachements et élongations artérielles accompagnent généralement une lésion ostéo-articulaire. Les fractures osseuses avec fragments acérés peuvent être la cause d'un embrochage artériel. Les cisaillements artériels sont le plus souvent la conséquence d'un traumatisme violent (accidents de la voie publique, accident de décélération).

1.4. Conséquences physiopathologiques

Les traumatismes artériels peuvent entraîner une interruption du flux artériel (ischémie), une extravasation sanguine (hémorragie) et/ou la constitution d'une fistule artério-veineuse.

Le degré d'ischémie consécutif à l'interruption du flux artériel dépend de la localisation lésionnelle et des possibilités de suppléance naturelle par la circulation collatérale. La gravité de l'ischémie est fonction de son degré et de sa durée. Dans certaines circonstances, l'appréciation du degré d'ischémie peut être difficile (polytraumatisme, coma, lésions nerveuses ou osseuses complexes...). La survenue d'une ischémie secondaire (thrombose sur flap intimal) justifie dans certains cas une surveillance attentive prolongée.

L'hémorragie artérielle peut-être extériorisée si le traumatisme est ouvert, se traduire par un hématome parfois pulsatile ou être responsable d'une hémorragie interne lorsqu'elle se draine dans une cavité naturelle. L'hémorragie active, extériorisée ou interne, entraîne un risque de collapsus cardiovasculaire en cas de spoliation sanguine importante. Les hématomes plus ou moins contenus par les structures environnantes sont à l'origine de phénomènes compressifs (gêne au retour veineux, souffrance des troncs nerveux, souffrance cutanée...). Une rupture artérielle complète ne provoque pas forcément une hémorragie importante en raison des propriétés hémostatique de l'adventice activant la voie extrinsèque de la coagulation (plaies artérielles sèches) qui peut n'être que temporaire.

Les fistules artérioveineuses traumatiques sont constituées par une lésion simultanée d'une artère et d'une veine adjacente : l'extravasation sanguine artérielle est drainée par le flux veineux de retour provoquant une hypoperfusion artérielle d'aval et une augmentation de la pression veineuse de part et d'autre de la fistule. Si le débit de la fistule est élevé, il peut entraîner secondairement une surcharge volumétrique du cœur droit et aboutir à la survenue d'une insuffisance cardiaque droite puis d'une insuffisance cardiaque globale.

2. LES TRAUMATISMES VASCULAIRES CERVICAUX

Les traumatismes artériels des artères à destinée encéphalique (artères carotides et vertébrales) sont d'une gravité variable allant du traumatisme sans retentissement clinique jusqu'au traumatisme responsable d'une complication neurologique pouvant mettre en jeu le pronostic vital.

2.1. Les traumatismes fermés

Leur mécanisme est direct, indirect (mouvements de flexion et d'hyperextension du rachis cervical, entorse du rachis cervical) ou intriqué (traumatisme par la ceinture de sécurité).

La lésion anatomique la plus souvent observée est la dissection de carotide. Plus rarement, il s'agit d'une dissection de l'artère vertébrale.

La présentation clinique peut se résumer à une simple douleur cervicale. La gravité est conditionnée par :

* **l'éventuel retentissement ischémique encéphalique** : inexistant ou se traduisant par une atteinte neurologique majeure (hémiplégie des atteintes carotidiennes, ischémie du territoire vertébro-basilaire pouvant compromettre les fonctions automatiques vitales...) ;
* **la présence d'un hématome cervical compressif** rare lors d'un traumatisme fermé mais souvent très rapidement évolutif : l'hématome compressif suffocant constitue une urgence vitale nécessitant une intubation trachéale voire une trachéotomie ;
* **les atteintes associées** (traumatisme crânien, traumatisme du rachis cervical avec une possible atteinte médullaire, traumatisme trachéal...).

L'attitude thérapeutique face à un déficit neurologique n'est pas univoque et dépend des lésions vasculaires qui seront appréciées à l'aide d'examens complémentaires (écho-doppler cervical, angioscanner ou angioIRM cérébro-cervical, ou artériographie des axes à destinée encéphalique) :

* une dissection carotidienne isolée, en l'absence de lésions hémorragiques ou susceptibles de saigner, doit être traitée par une héparinothérapie à dose efficace instaurée en urgence pour éviter une complication thrombo-embolique cérébrale ;

* une lésion artérielle localisée peut imposer une réparation chirurgicale conventionnelle ou endoluminale voire une embolisation d'hémostase (branches artérielles collatérales alimentant un hématome compressif).

2.2. Les traumatismes ouverts

Les traumatismes ouverts résultent le plus souvent de plaies directes par arme blanche ou par arme à feu. Dans ce dernier cas, ils sont toujours associés à des lésions des parties molles ou des organes de voisinage par effet de cavitation ou de criblage. Les plaies iatrogènes, de plus en plus fréquentes, peuvent être dues à une ponction pour infiltration, à la mise en place d'une voie veineuse centrale, à un cathétérisme artériel...

La présentation clinique est variable :

* hémorragie extériorisée menaçant le pronostic vital. Elle impose une compression manuelle associée à une réanimation et une hémostase chirurgicale rapides. L'intervention doit comporter l'exploration d'éventuelles lésions associées ;
* hématome compressif ;
* ischémie cérébrale compliquant une thrombose artérielle ;
* thrill à la palpation ou souffle continu à renforcement systolique à l'auscultation traduisant une fistule artério-veineuse ;
* plaie sèche à risque hémorragique potentiel.

En raison du risque hémorragique ou d'hématome compressif secondaire, toute plaie cervicale en regard d'un trajet artériel doit être explorée chirurgicalement à la recherche d'une plaie artérielle sèche. Si les circonstances le permettent, cette exploration doit être précédée d'une exploration par angio-scanner ou artériographie qui peut mettre en évidence ou confirmer l'existence d'une fistule artério-veineuse ou d'un faux anévrisme imposant une restauration artérielle.

La prise en charge d'un hématome compressif, d'une thrombose artérielle ou d'une fistule artério-veineuse ne diffère pas de celle des traumatismes fermés.

2.3. Les plaies cervico-thoraciques

Les plaies à point d'entrée ou à trajet basi-cervical ont également une présentation variable :

* hémorragie extérorisée ;
* hémothorax relevant de lésions des vaisseaux cervicaux ou des vaisseaux intrathoraciques, souvent d'origine iatrogène (ponction pour infiltration, mise en place d'une voie veineuse centrale, cathétérisme artériel...) ;
* manifestations ischémiques cérébrales ou d'un membre supérieur.

2.4. Les traumatismes veineux

Ils sont isolés ou associés à une lésion artérielle. Les plaies comportent un risque spécifique d'embolie gazeuse. La restauration veineuse peut s'avérer délicate et le risque de thrombose veineuse secondaire est à redouter.

3. LES TRAUMATISMES VASCULAIRES THORACIQUES

Les traumatismes ouverts se rencontrent lors des polytraumatismes et des plaies pénétrantes par arme blanche ou par arme à feu. Le risque est dominé par le choc hémorragique et la détresse respiratoire dont la prise en charge se fait toujours dans un contexte d'urgence. Le bilan précis des lésions se fait le plus souvent à thorax ouvert lors de l'intervention.

Les traumatismes fermés sont plus fréquents. Ils intéressent le plus souvent l'aorte isthmique, plus rarement l'origine des troncs supra-aortiques (essentiellement le tronc artériel brachio-céphalique et l'artère subclavière gauche), exceptionnellement l'aorte ascendante ou descendante.

3.1. La rupture isthmique de l'aorte

Elle résulte d'un mécanisme de cisaillement par décélération (accident de la voie publique, chute d'un lieu élevé). La lésion siège au niveau de l'isthme, jonction des portions mobile et fixe de l'aorte thoracique.

La rupture peut intéresser soit l'intima, soit l'intima et la media (rupture sous adventicielle) ou encore les 3 tuniques provoquant alors une hémorragie interne cataclysmique et un décès immédiat.

La forme clinique la plus fréquemment rencontrée chez les patients qui survivent au traumatisme initial est la rupture sous-adventicielle ou rupture contenue. Son évolution peut se faire vers la rupture complète en 2 temps (habituellement très précoce : 50 % dans les 24 premières heures) ou vers la constitution progressive d'un anévrisme post-traumatique chronique.

Le diagnostic de rupture isthmique de l'aorte doit être évoqué à titre systématique, même sans impact thoracique, devant la violence du traumatisme, le mécanisme de décélération et le polytraumatisme fréquemment associé.

L'examen clinique peut mettre en évidence de façon inconstante un tableau de pseudo coarctation : diminution des pouls inguinaux, souffle systolique médiothoracique, anisotension et anisosphygmie entre membres supérieurs et membres inférieurs.

La radiographie thoracique standard montre un élargissement du médiastin supérieur. L'évolutivité de cet élargissement médiastinal évoque très fortement la rupture aortique. D'autres signes sont également évocateurs : une déviation de la trachée ou de la sonde œsogastrique vers la droite, un abaissement de la bronche souche gauche, un effacement des contours de la crosse aortique.

Que ces signes soient présents ou non, la seule nature du traumatisme (décélération) doit faire pratiquer un angioscanner en urgence. Il montre une augmentation localisée du calibre de l'aorte isthmique avec une perte du parallélisme des bords, un lambeau intimal flottant dans la lumière aortique et un hématome péri-aortique plus ou moins volumineux diffusant dans le médiastin et souvent un épanchement pleural gauche. L'angioscanner ne doit pas être limité à l'examen du thorax, mais rechercher des lésions associées (tête, rachis, abdomen...).

Dans tous les cas, une réanimation adaptée est réalisée dès la prise en charge du patient. Le polytraumatisme fréquemment associé conditionne la hiérarchie des examens diagnostiques, la prise en charge thérapeutique et le pronostic.

Le traitement chirurgical de cette lésion est impératif (chirurgie conventionnelle ou par endoprothèse). Si le patient est stable, le moment du traitement doit être choisi et hiérarchisé en fonction des traumatismes associés (rate, crâne, rachis...).

3.2. Les autres atteintes artérielles thoraciques

Le tronc artériel brachio-céphalique et l'artère sub-clavière gauche peuvent être exceptionnellement désinsérés de l'aorte par un mécanisme d'arrachement. L'érosion traumatique du tronc artériel brachio-céphalique secondaire à une intubation trachéale prolongée peut se révéler par des hémoptysies mettant en jeu le pronostic vital.

3.3. Les atteintes veineuses

Le traumatisme peut intéresser les vaisseaux pulmonaires, les veines caves supérieure et inférieure, l'azygos et le tronc veineux innominé.

Le diagnostic est souvent peropératoire dans le cadre d'un geste d'hémostase d'urgence. La mortalité de ces lésions est importante, pouvant atteindre 50 %.

4. LES TRAUMATISMES VASCULAIRES DES MEMBRES

4.1. Traumatismes vasculaires du membre inférieur

4.1.1. Mécanismes

L'atteinte artérielle peut être secondaire à un traumatisme direct ouvert (plaie par arme blanche, par arme à feu, accident de la voie publique...), ou fermé. En pratique civile et en Europe, il s'agit plus souvent de traumatismes indirects secondaires aux lésions ostéo-articulaires (luxation du genou, fracture, écrasement de membre). Les traumatismes iatrogènes (ponction artérielle ou veineuse) sont fréquents au niveau du Scarpa.

4.1.2. Diagnostic

L'interrogatoire du blessé et de l'entourage précise les circonstances de survenue, et le mécanisme du traumatisme.

L'examen clinique est fait comparativement avec le membre controlatéral, il apprécie la coloration et la chaleur du membre. En cas de lésion ouverte, le trajet est reconstitué (orifices d'entrée et/ou de sortie). La palpation des pouls en aval du traumatisme est systématique à la recherche de leur disparition. L'auscultation des trajets vasculaires peut retrouver un souffle systolique ou systolo-diastolique.

Les lésions artérielles peuvent être asymptomatiques et doivent être systématiquement suspectées. En particulier, en cas de luxation de genou même réduite spontanément, la recherche d'une lésion de l'artère poplitée par examen paraclinique est impérative car son expression peut être retardée.

Les lésions artérielles peuvent être symptomatiques. Deux complications dominent la symptomatologie : l'hémorragie extériorisée ou non (hématome parfois battant) et l'ischémie d'intensité variable (Voir l'item « ischémie aiguë »), difficile à apprécier sur un patient en état de choc.

Le diagnostic est aisé en cas d'hémorragie ou d'ischémie sensitivo-motrice dont le traitement doit être immédiatement réalisé.

4.1.3. Bilan des lésions

Le bilan des lésions est réalisé en peropératoire en s'aidant éventuellement d'une artériographie sur table d'opération.

Dans les autres situations, le recours aux examens paracliniques est nécessaire :

* **le doppler continu** est insuffisant pour le diagnostic, et peut être faussement rassurant ;
* **l'écho-doppler** ne doit pas retarder la prise en charge : il est difficile à réaliser dans le contexte du polytraumatisé voire non réalisable en raison de l'état du membre. Il peut montrer une occlusion artérielle, dépister une fistule artério-veineuse ; il est le plus souvent insuffisant pour mettre en évidence des lésions intimales ;
* **l'artériographie** doit être réalisée chaque fois qu'il existe une suspicion d'atteinte artérielle. Elle permet de préciser les lésions (siège, lésions étagées), l'état de la circulation collatérale et du lit d'aval, toutes ces informations étant utiles pour la restauration vasculaire. Elle peut être faite sur la table d'opération après réduction des lésions ostéo-articulaires ;
* **l'angio-scanner**, souvent réalisé dans le cadre d'un polytraumatisme, peut révéler des lésions vasculaires des membres, avec une précision presque équivalente à celle de l'artériographie.

4.1.4. Évolution

La gravité dépend :

* **du type du traumatisme** : les lésions des parties molles peuvent aller de la simple contusion à l'écrasement ;
* **de l'importance de l'hémorragie** appréciée sur les signes de choc ;
* **du siège de la lésion vasculaire** (artère poplitée) ;
* **de l'intensité et de la durée de l'ischémie** (au-delà de 6 heures, les lésions provoquées par une ischémie totale sont souvent irréversibles)
* **de l'étendue des masses musculaires concernées par l'ischémie** ;
* **des lésions associées** :
  - une instabilité osseuse peut aggraver les lésions artérielles (la stabilité osseuse est nécessaire pour la réparation vasculaire) ;
  - une plaie veineuse majore l'hémorragie : une interruption du retour veineux (thrombose ou rupture) aggrave les conséquences de l'ischémie ;
  - une lésion nerveuse obère le pronostic fonctionnel et la conservation du membre ;
  - une perte de substance cutanée et des parties molles compromet la couverture de la réparation artérielle et osseuse et majore le risque infectieux ;
  - des lésions neurologiques associées mettant en jeu le pronostic fonctionnel du membre atteint ;
* **du terrain** : un collapsus grave et/ou un coma associé retardent souvent le diagnostic lésionnel. En cas de polytraumatisme, le nombre des lésions associées, l'existence d'un traumatisme cérébral, ou abdomino-thoracique sévère aggravent non seulement le pronostic général mais aussi le pronostic local en retardant la prise en charge de la lésion vasculaire. Le diabète, l'athérome compromettent la restauration artérielle et la conservation du membre et majorent le risque infectieux. L'âge et les tares associées aggravent le pronostic global.

Le risque infectieux local et/ou général est majoré par l'attrition, l'ouverture de la peau et des parties molles, l'ischémie, la souillure, et le délai de prise en charge. Cette infection est fréquemment due à des germes anaérobies pouvant conduire à la gangrène gazeuse.

4.1.5. La prise en charge

4.1.5.1. Sur les lieux de l'accident

En cas d'hémorragie extériorisée, l'hémostase doit être réalisée par une compression manuelle immédiate directe sur la plaie. La compression ne doit pas être excessive mais précise et efficace centrée sur le site de l'hémorragie.

Simultanément, une voie veineuse est mise en place et, si nécessaire, la liberté des voies aériennes supérieures est assurée.

Un état de choc est contrôlé par un remplissage intravasculaire visant à maintenir une pression artérielle suffisante pour assurer une perfusion viscérale et cérébrale correcte.

En cas de fracture ou de luxation, une immobilisation temporaire du membre est assurée et un traitement antalgique institué par voie veineuse.

4.1.5.2. Le transport du blessé

Le transfert rapide en milieu hospitalier spécialisé est assuré par un transport médicalisé ou sécurisé.

4.1.5.3. En milieu hospitalier spécialisé

Un bilan est effectué. Le patient est réanimé et transfusé en fonction des données cliniques et biologiques :

* s'il existe une hémorragie extériorisée, l'hémostase chirurgicale doit être faite en salle d'opération ;
* devant un polytraumatisme, la lésion engageant le pronostic vital est traitée prioritairement ;
* si l'atteinte artérielle est isolée, la restauration artérielle est réalisée sans délai ;
* si l'atteinte artérielle est associée à des lésions ostéo-ligamentaires, la prise en charge doit être pluridisciplinaire et simultanée (chirurgien orthopédiste, chirurgien vasculaire et chirurgien plasticien). L'artériographie est faite sur la table d'opération. La réparation artérielle doit être faite après réduction et stabilisation rapide, au besoin temporaire, par un fixateur externe. Devant des signes d'ischémie grave, la stabilisation peut être réalisée après la réalisation d'une revascularisation transitoire par un shunt.

La réparation d'une lésion veineuse peut être nécessaire.

Les indications des aponévrotomies de décharge sont très larges.

Une restauration artérielle tardive (au-delà de 6 heures d'ischémie complète) peut être inefficace voire dangereuse en revascularisant des masses musculaires nécrosées (risque d'acidose, d'insuffisance rénale aiguë, d'hyperkaliémie et de troubles du rythme ventriculaire). L'alcalinisation par voie veineuse, le lavage de membre, l'épuration extra-rénale précoce peuvent être utilisés si le pronostic vital n'est pas en jeu.

En cas de lésions nerveuses irréparables et/ou de lésions associées complexes des parties molles et/ou d'un délai thérapeutique dépassé, l'amputation peut être réalisée d'emblée après concertation multidisciplinaire et information du blessé ou de ses proches si possible.

4.2. Traumatismes vasculaires du membre supérieur

Seules les particularités liées aux lésions vasculaires des membres supérieurs seront développées ici. En effet, pour la majorité des lésions, les problèmes qui se posent sont identiques à ceux des membres inférieurs.

Toutefois, au membre supérieur, le pronostic fonctionnel l'emporte le plus souvent sur le pronostic vital. L'étiologie, la topographie des lésions et le terrain peuvent modifier le tableau clinique et dans une certaine mesure la prise en charge.

En pratique, chez l'adulte, ce sont les lésions par arrachement et chez l'enfant les fractures de la palette humérale avec lésions vasculaires brachiales qui sont à prendre en considération.

4.2.1. Particularités chez l'adulte

Les accidents de véhicules à deux roues ou de ski sont souvent responsables des traumatismes par élongation-arrachement de la racine du membre supérieur. Aux lésions vasculaires, nerveuses et ostéo-articulaires du membre supérieur peuvent s'associer d'autres atteintes dans le cadre d'un polytraumatisme.

Le tableau clinique typique d'ischémie est parfois modéré par l'importance de la collatéralité, et parfois difficile à établir du fait de l'intrication des lésions nerveuses associées. Des lésions artérielles à plusieurs étages sont possibles.

Le diagnostic repose sur l'examen clinique (disparition des pouls distaux...), et confirmé au moindre doute, par l'artériographie ou plutôt, à l'heure actuelle, par l'angio-scanner qui montrera, en plus des lésions artérielles, les lésions associées (thorax, squelette...).

La prise en charge sera multi-disciplinaire. Les lésions artérielles sont réparées à la demande par suture, pontage ou méthodes endo-vasculaires (en particulier, au niveau des artères sub-clavières). Les lésions nerveuses sont souvent explorées en urgence, mais ré-évaluées et réparées secondairement.

4.2.2. Particularités chez l'enfant

L'artère brachiale basse est souvent lésée au cours des fractures de la palette osseuse humérale ou des décollements épiphysaires de l'extrémité inférieure de l'humérus. L'artère est lésée par compression, élongation ou embrochage. La veine brachiale peut aussi être lésée.

Le diagnostic peut être compliqué du fait d'un spasme artériel associé, ou isolé. L'abolition du pouls radial persistant après la réduction de la fracture peut conduire à la réalisation d'une artériographie ou à une exploration chirurgicale.

La réparation artérielle chirurgicale directe peut nécessiter des procédés micro-chirurgicaux et la lutte médicamenteuse ou instrumentale contre le spasme artériel.

4.2.3. Le syndrome de Volkman

Ce syndrome est la conséquence d'une ischémie méconnue ou négligée du membre supérieur, traité pour fracture ou luxation, voire la conséquence d'une atteinte iatrogène par un plâtre compressif mal surveillé. La suspicion d'un plâtre compressif impose son ouverture et un bilan clinique et écho-doppler.

Il se traduit par des douleurs intenses de l'avant-bras et de la main, avec déficit sensitivo-moteur et aspect typique de rétraction des tendons fléchisseurs de l'avant-bras. Ce syndrome peut aboutir tardivement à une main en « griffe », en l'absence de traitement qui comporte, outre la restauration artérielle, de larges aponévrotomies de l'avant-bras étendues à la main.

4.2.4. Autres cas particuliers

Les plaies iatrogènes : complications fréquentes du fait de la multiplication des abords vasculaires au membre supérieur : ponction veineuse au pli du coude, cathétérisme de l'artère radiale en réanimation ou pour coronarographie, abords pour hémodialyse...

Les lésions artérielles après ponction chez le toxicomane : peuvent être rapprochées des plaies iatrogènes. Elles sont presque toujours infectées.

Les plaies du poignet, de la main et des doigts associent des lésions tendineuses et vasculaires. Elles sont d'origine professionnelle (boucher, fraiseur...), accidentelle (bris de glace, tondeuse à gazon...), ou secondaire à une tentative de suicide (section au poignet). Elles nécessitent la collaboration d'un chirurgien de la main et l'utilisation de techniques de restaurations micro-chirurgicales. L'avulsion cutanée peut conditionner le pronostic.

Le traumatisme chronique de la main : souvent d'origine professionnelle (marteau-piqueur, menuisier...), les lésions artérielles (thrombose et/ou anévrisme) sont liées à un traumatisme répété de l'éminence hypothénar (artère ulnaire). Les lésions artérielles sont souvent révélées par une ischémie digitale distale, aiguë ou chronique, plus ou moins sévère selon la perméabilité de l'arcade palmaire (voir acrosyndromes).

Les fractures de la clavicule et/ou de la première côte peuvent aboutir à des lésions anévrismales ou thrombotiques de la jonction veineuse ou artérielle sub-clavio-axillaire, parfois compliquées d'embolies distales.

5. LES TRAUMATISMES VASCULAIRES ABDOMINO-PELVIENS

5.1. Étiologie

Les traumatismes ouverts se rencontrent lors des polytraumatismes, des plaies pénétrantes (arme blanche, arme à feu, accident de tauromachie...) et de certains actes médicaux (cœlioscopie, ponction abdominale, cure de hernie discale, chirurgie du cotyle...). Le risque hémorragique s'accompagne d'un risque septique dû aux éventuelles plaies associées des viscères creux. Leur prise en charge se fait souvent dans un contexte d'urgence.

Les traumatismes vasculaires fermés peuvent être dus à un mécanisme direct (contusions ou écrasements abdominaux, fractures du bassin, fractures vertébrales, accidents de cathétérisme ou d'angioplastie) ou indirect (décélération provoquant arrachements de pédicule ou élongations vasculaires).

5.2. Anatomopathologie

Toutes les lésions artérielles peuvent se rencontrer (cf. supra) et aboutir soit à une thrombose avec ou sans ischémie viscérale, soit à une hémorragie (hémopéritoine, hématome rétro-péritonéal).

Les lésions veineuses compliquent fréquemment les fractures du bassin à grand déplacement (volumineux hématomes pelviens dont le caractère extensif doit faire évoquer une participation artérielle).

Les fistules artérioveineuses (FAV) sont rares et le plus souvent d'origine iatrogène.

Les lésions associées intéressent les viscères pleins (rate, foie, reins, pancréas), les viscères creux (tube digestif, vessie), le squelette (fractures de côtes, rachis, bassin) et le diaphragme.

5.3. Présentations anatomo-cliniques

Le tableau clinique peut être évocateur d'une lésion vasculaire lorsqu'il existe un choc hémorragique associé à une plaie pénétrante ou à un traumatisme fermé de l'abdomen ou du bassin. Le diagnostic de lésion vasculaire peut être plus difficile lors d'un polytraumatisme lorsque d'autres atteintes sont au premier plan (traumatisme crânien, fracas de membres...). Les lésions traumatiques de l'artère rénale peuvent être initialement asymptomatiques et découvertes à la faveur d'examens complémentaires (mutité rénale).

5.4. Examens paracliniques

En règle, l'échographie abdominale et surtout l'angioscanner affirment le diagnostic et précisent les lésions associées. L'angioscanner est utile pour préciser l'éventuel caractère actif d'un saignement. Ils ne doivent en aucun cas retarder la réalisation d'une laparotomie devant un choc hémorragique.

L'artériographie est nécessaire pour confirmer une lésion artérielle susceptible d'être traitée par une méthode endovasculaire (par exemple embolisation d'une artère pelvienne lors d'une fracture du bassin, mise en place d'une endoprothèse couverte aortique ou iliaque...). Elle est également utile dans le bilan lésionnel d'une artère viscérale (rénale, mésentérique, hépatique ou splénique).

5.5. Traitement

Le traitement est adapté aux lésions vasculaires et éventuellement aux lésions associées. Il est chirurgical conventionnel ou endovasculaire. L'urgence de sa mise en œuvre est fonction de l'intensité du choc hémorragique ou des répercussions ischémiques d'aval.

Certaines lésions vasculaires nécessitent simplement une surveillance clinique et paraclinique (angioscanner) du fait de la stabilité hémodynamique et anatomique et de l'absence d'ischémie d'aval : hématome rétropéritonéal stable, dissection artérielle non compliquée...

Notes personnelles

5 LES 5 IDÉES-FORCES

- Les traumatismes peuvent entraîner une interruption du flux artériel (ischémie) ou une extravasation sanguine (hémorragie).

- La lésion anatomique la plus fréquemment observée dans les traumatismes cervicaux est la dissection carotidienne, sa gravité est conditionnée par un éventuel retentissement ischémique encéphalique.

- Les traumatismes fermés du thorax sont fréquents, et intéressent le plus souvent l'aorte isthmique, en résultant d'un mécanisme de cisaillement par décélération. La rupture de l'isthme doit être évoquée en priorité, et doit faire pratiquer un angioscanner en urgence.

- La prise en charge pré-hospitalière doit orienter le diagnostic par l'interrogatoire du blessé ou des témoins, un état de choc doit être contrôlé par un remplissage intravasculaire adapté pour maintenir une perfusion cérébrale et viscérale correcte.

- La prise en charge doit être multidiscipinaire, la lésion engageant le pronostic vital étant traitée prioritairement.

COMPLICATIONS VASCULAIRES CHEZ UN POLYTRAUMATISÉ

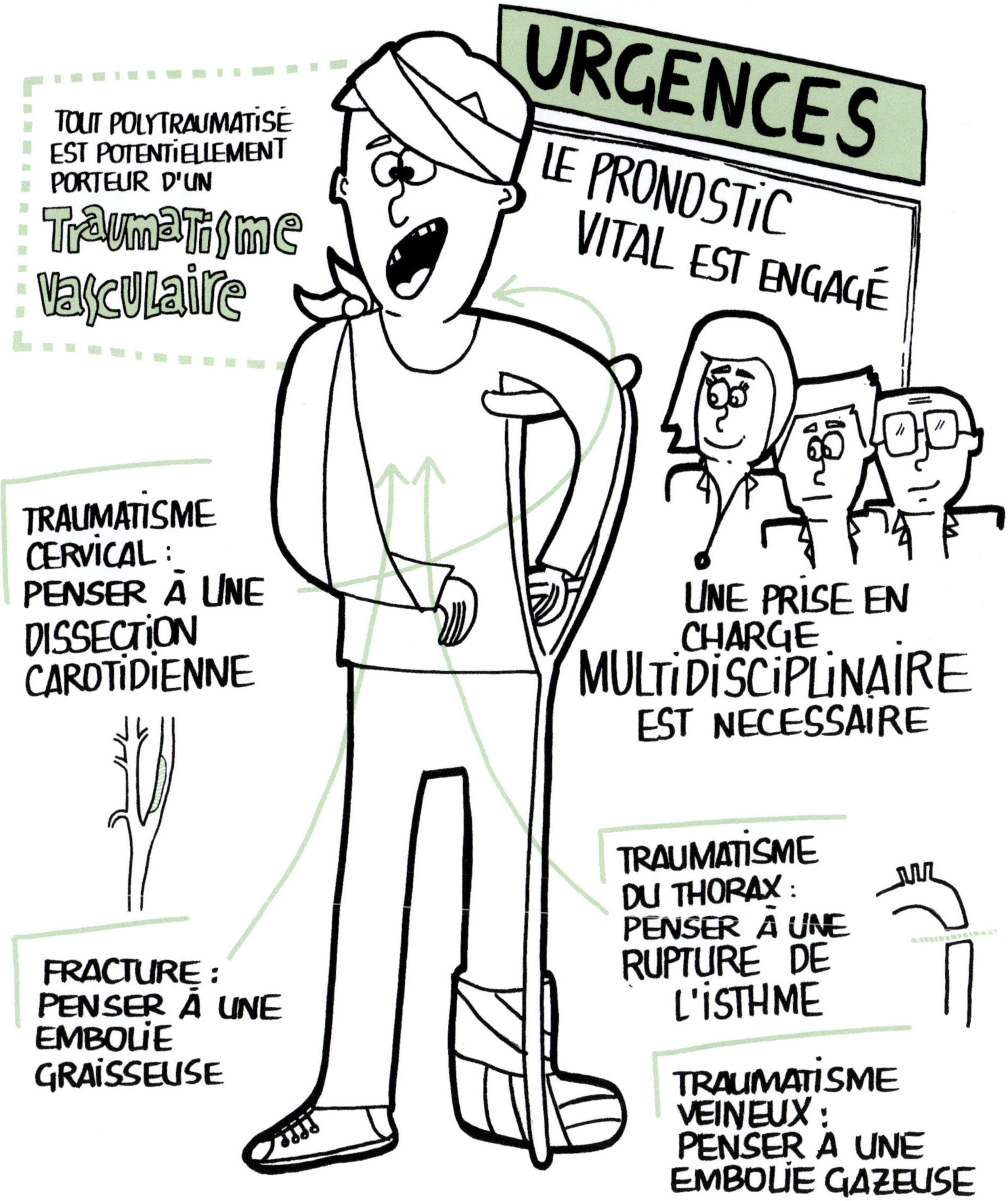
TOUT POLYTRAUMATISÉ EST POTENTIELLEMENT PORTEUR D'UN Traumatisme vasculaire
URGENCES
LE PRONOSTIC VITAL EST ENGAGÉ
UNE PRISE EN CHARGE MULTIDISCIPLINAIRE EST NECESSAIRE
TRAUMATISME CERVICAL : PENSER À UNE DISSECTION CAROTIDIENNE
TRAUMATISME DU THORAX : PENSER À UNE RUPTURE DE L'ISTHME
FRACTURE : PENSER À UNE EMBOLIE GRAISSEUSE
TRAUMATISME VEINEUX : PENSER A UNE EMBOLIE GAZEUSE

item 246

PRÉVENTION PRIMAIRE PAR LA NUTRITION (CHEZ L'ADULTE UNIQUEMENT) ET L'ACTIVITÉ PHYSIQUE

OBJECTIFS PÉDAGOGIQUES

* Connaître les effets de l'alimentation et de l'activité physique sur la santé des populations.
* Argumenter la promotion d'une alimentation équilibrée (définition, modalités, soutien motivationnel).
* Expliquer les différents types d'activités physiques, les évaluer.

1. Introduction

Comme le souligne le Programme national nutrition santé (PNNS 2011-2015), l'amélioration de l'état nutritionnel de la population constitue un enjeu majeur pour les politiques de santé publique. Une nutrition satisfaisante est un facteur de protection de la santé. L'inadéquation des apports nutritionnels et l'insuffisance d'activité physique jouent un rôle majeur dans le déterminisme de nombreux cancers et maladies cardiovasculaires, qui représentent plus de 55 % des 550 000 décès annuels en France. Des facteurs nutritionnels sont aussi impliqués dans le risque de diabète, d'obésité et d'ostéoporose.

L'objet de ce chapitre sera de répondre aux objectifs de l'item 246 ECNi en se basant sur le PNNS 2011-2015 mais également les recommandations de la société européenne de cardiologie en termes de prévention cardiovasculaire (CV).

2. Connaître les effets de l'alimentation et de l'activité physique sur la santé des populations

Les habitudes alimentaires influent directement sur le risque cardiovasculaire soit par le biais des facteurs de risque cardiovasculaire tels que l'HTA, l'hypercholestérolémie, la surcharge pondérale ou le diabète, soit par d'autres effets (**figure 1**). La plupart des données sur la relation entre la nutrition et les maladies cardiovasculaires sont issues d'études observationnelles, les études randomisées étant plus rares.

De manière générale, l'alimentation équilibrée permet de prévenir les pathologies cardiovasculaires et leurs facteurs de risque (diabète, obésité, dyslipidémie), mais également les cancers et l'ostéoporose.

L'activité physique permet de réduire la mortalité prématurée, de prévenir les principales pathologies chroniques dont l'ostéoporose, d'augmenter la qualité de vie et la santé mentale et d'aider au contrôle du poids corporel, du capital musculaire et de l'autonomie des personnes âgées.

L'impact bénéfique de l'alimentation est décrit pour chaque type d'aliment dans le paragraphe suivant.

3. Argumenter la promotion d'une alimentation équilibrée (définition, modalités, soutien motivationnel)

L'alimentation équilibrée est définie par :

* **acides gras (AG) saturés** : < 10 % de l'apport énergétique total, contenus dans les produits suivants : beurre, beurre de cacao, noix de coco, huile de palme, lard, graisse de canard, margarine, chocolat noir qui contiennent par ordre décroissant de 62 % à 25 % d'AG saturés ;

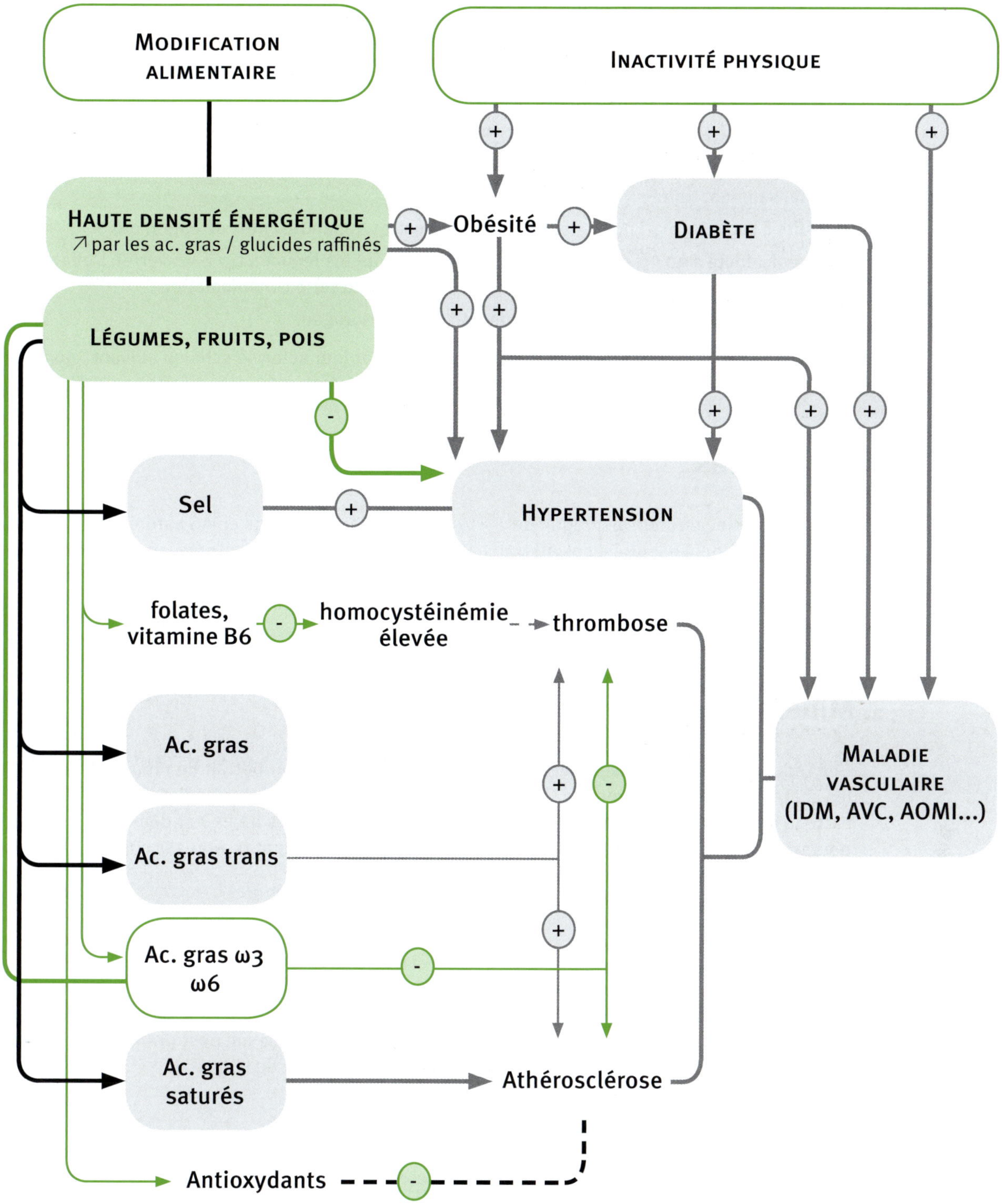

Figure 1. Le rôle clé de la nutrition et de l'activité physique sur les facteurs de risque cardiovasculaire et les maladies cardiovasculaires chroniques (traduit de « *Diet, Physical Activity and Cardiovascular Disease Prevention in Europe* » European Heart Network, 2011).

* **acides gras trans** : < 1 % de l'apport énergétique total, contenus dans les produits suivants : produits d'origine laitière, la viande, les produits alimentaires transformés pour éviter le rancissement et faciliter la conservation (viennoiseries, pizzas, quiches) ;
* **sel** : < 5-6 g/j : Ex. limiter les plats « tout faits » au profit d'aliments naturels ;
* **fibres** : 30-45 g/j de préférence complètes ;
* **fruits** : ≥ 200 g/j (2 à 3 portions) ;
* **légumes** : ≥ 200 g/j (2 à 3 portions) ;
* **poissons** : 1 à 2 fois par semaine, de préférence un poisson gras : anchois, hareng, maquereau, sardine, saumon, truite ;
* **fruits à coque** : 30 g/j non salés : Ex. noix, noisettes, amandes, noix de cajou, etc. ;
* **alcool** : limité à 20 g/j pour les hommes et 10 g/j pour les femmes (10 g = 1 verre). L'effet délétère des boissons alcoolisées apparaît très vite au-delà de cette consommation ;
* **boissons sucrées** : leur consommation doit être découragée.

Le tout doit être réparti en 3 repas ± 1 à 2 collations par jour selon le schéma suivant : 50 % de glucides, 30 % de lipides et 20 % de protides.

3.1. Acides gras

Le risque cardiovasculaire est réduit de 2-3 % lorsque 1 % des apports en AG saturés sont remplacés par des AG polyinsaturés. Les AG trans, une sous-classe des AG insaturés, sont très délétères sur le risque CV : une augmentation de 2 % des apports énergétiques en AG trans augmente le risque CV de 23 %. L'impact de l'apport nutritionnel en cholestérol sur le taux de cholestérol est faible comparé à celui des AG saturés.

3.2. Minéraux

Une réduction modeste des apports journaliers en sel de 1 g/j permettait de réduire de 3 mmHg les chiffres de pression artérielle (PA) systolique chez des sujets hypertendus. Cette corrélation entre la réduction des apports en sel et la diminution des chiffres de PA est démontrée. Pour le potassium, la relation est inverse : l'augmentation d'apport en potassium s'accompagne d'une baisse de la pression artérielle et du risque d'AVC.

3.3. Fibres

Un apport de fibres permet une diminution de 10 % du risque de maladie CV et de 6 % du risque de diabète. En effet, une consommation élevée en fibres réduit la glycémie post-prandiale après des repas riches en glucides et diminue le taux de cholestérol total et de LDL-c.

3.4. Fruits et légumes

Chaque fruit ou légume consommé par jour diminue le risque et la mortalité cardiovasculaires de 4 % chacun. Le risque d'AVC serait le plus sensible à la consommation de fruits et légumes : lorsque 5 fruits ou légumes sont consommés par jour, celui-ci serait diminué de 26 % par rapport aux sujets en consommant moins de 3 par jour. Enfin, il n'y aurait pas de bénéfice à consommer plus de 5 fruits/légumes par jour en terme de réduction de risque.

La consommation de 30 g/jour de fruits à coques réduirait de 30 % le risque CV. À noter que la densité énergétique de ces fruits est élevée.

3.5. Poissons

L'effet protecteur CV du poisson est attribué aux AG ω3. Leur consommation de manière au moins hebdomadaire permettrait une réduction de 16 % du risque CV. La consommation de poissons vis-à-vis du risque CV n'est pas linéaire. L'utilisation d'huile de poissons en prévention primaire ou secondaire n'a pas montré de bénéfice.

3.6. Alcool

La consommation de plus de 3 verres par jour est associée à une augmentation du risque CV. Les résultats d'études épidémiologiques tendaient à favoriser les faibles consommateurs (1 à 2 verres par jour) en comparaison à ceux qui s'abstiennent. Cependant, ceci pourrait être expliqué par des facteurs de confusion et une récente analyse globale de 59 études épidémiologiques serait en faveur d'un risque minimal chez les non-consommateurs d'alcool et une augmentation de la PA et de l'IMC quelle que soit la quantité d'alcool consommée.

3.7. Boissons sucrées

C'est la principale source calorique aux USA. Leur consommation régulière est associée au surpoids, au syndrome métabolique et au diabète de type 2. La substitution du sucre par des édulcorants est associée à un gain de poids moindre chez les adolescents. La consommation régulière (2 sodas par jour vs. 1 par mois) est associée à une augmentation de 35 % du risque CV chez la femme même après ajustement sur les autres facteurs de risque. L'OMS recommande un apport énergétique maximal de 10 % provenant des sucres contenus dans les fruits et les boissons.

3.8. Régime méditerranéen

Il correspond à :

* des apports importants en fruits, légumes, légumineuses, produits contenant des farines complètes, poissons, AG insaturés (huile d'olive) ;
* une consommation modérée en alcool ;
* une faible consommation en viande rouge, en produits laitiers, en AG saturés.

Adopter un régime méditerranéen, c'est réduire de :

* 10 % les événements CV ;
* 10 % la mortalité CV ;
* 8 % la mortalité globale.

De plus, chez les patients à risque CV élevé, le fait d'initier un régime méditerranéen permet de diminuer le risque CV d'environ 30 % sur une période de 5 ans.

3.9. Comment mettre en place une alimentation équilibrée ?

Toutes les méthodes mettant en jeu les liens entre comportement et cognition sont utiles et efficaces pour aider les personnes à adopter un mode de vie sain. L'entretien motivationnel en est un exemple. La participation d'équipes pluridisciplinaires est recommandée (ex. infirmières, diététiciens, psychologues). Chez les patients les plus à risque, leur intégration à un programme d'éducation thérapeutique (ressources médicales, activité physique, prise en charge du stress, facteurs de risque psychologiques) est également recommandée.

Le « style de vie » repose sur des modèles comportementaux de longue date qui sont maintenus par l'environnement social. Les facteurs individuels et environnementaux entravent la capacité d'adopter un mode de vie sain, tout comme les conseils complexes ou confus des soignants. Une interaction amicale et positive améliore la capacité d'un individu à faire face à la maladie et à respecter les changements de style de vie recommandés (« prise du pouvoir par le patient lui-même = empowerment »). Il est important d'explorer les expériences, les pensées, les soucis, les connaissances antérieures et les circonstances de la vie quotidienne de chaque patient. Le conseil individuel est à la base de la motivation et de l'engagement. La prise de décision devrait être partagée entre le soignant et le patient (y compris le conjoint et la famille du patient). L'utilisation des principes d'une communication efficace facilite le traitement et la prévention des maladies CV. Dix étapes clés stratégiques peuvent être données au patient pour l'aider à changer son comportement (**encadré**).

Dix étapes clés stratégiques

1. Développer une alliance thérapeutique.
2. Conseiller toutes les personnes à risque ou avec une maladie cardiovasculaire manifeste.
3. Aider les individus à comprendre la relation entre leur comportement et leur santé.
4. Aider les individus à évaluer les obstacles au changement de comportement.
5. Obtenir les engagements des individus à effectuer leur changement de comportement.
6. Impliquer les individus à identifier et à sélectionner les facteurs de risque à modifier.
7. Utiliser une combinaison de stratégies, y compris le renforcement de la capacité de changement de l'individu.
8. Concevoir un plan de modification de style de vie.
9. Faire participer d'autres professionnels de santé autant que possible.
10. Surveiller les progrès par des contacts de suivi réguliers.

4. Expliquer les différents types d'activités physiques, les évaluer

Une activité physique régulière réduit le risque de nombreuses maladies quels que soient l'âge et le sexe. Les mortalités globale et CV sont réduites par l'activité physique de 20 à 30 % chez les sujets en bonne santé selon une courbe dose-réponse mais également chez les patients atteints de pathologies CV. L'activité physique a un effet bénéfique sur de nombreux facteurs de risque CV dont l'HTA, le LDL-C, le poids et le diabète de type 2. Un mode de vie sédentaire est un facteur de risque de maladie CV.

4.1. Activité physique aérobie

Elle consiste en des mouvements des grandes masses musculaires de manière rythmée et durant une période prolongée. Elle comprend :

* l'activité quotidienne, y compris les voyages actifs (cyclisme ou marche) ;
* le ménage intensif ;
* le jardinage ;

* l'activité professionnelle et les activités de loisir ou d'exercice telles que :
  - la marche rapide,
  - la marche nordique,
  - la randonnée,
  - le jogging ou la course,
  - le cyclisme,
  - le ski de fond,
  - la danse aérobie,
  - le patinage,
  - la natation.

La prescription doit être adaptée en termes de fréquence, durée et intensité. Cependant, pratiquer une activité physique en-dessous des seuils recommandés doit être encouragé, notamment chez les patients venant juste de débuter leur activité ou incapable d'atteindre un minimum d'activité pour d'autres raisons.

L'activité physique **modérée** correspond à :

* une marche rapide, cyclisme lent (15 km/h), peinture, aspirateur, jardinage (tonte de gazon), golf, tennis en double, danse de salon, aquagym ;
* un effort permettant de tenir une conversation ;
* une fréquence cardiaque de moins de 76 % de la fréquence maximale théorique (FMT = 220-âge) ;
* un équivalent métabolique (MET) entre 3 et 6.

L'activité physique **intensive** correspond à :

* une course à pied, cyclisme plus rapide (> 15 km/h), jardinage difficile (creusement...), natation, tennis (simple) ;
* une respiration difficile ne permettant pas de tenir une conversation ;
* une fréquence cardiaque comprise entre 76 % et 93 % de la fréquence maximale théorique (FMT = 220-âge) ;
* un équivalent métabolique (MET) ≥ 6.

Il est recommandé de pratiquer une activité physique de la manière suivante (ESC 2016) :

* activité physique **modérée** : 30 min/jour, 5 jours/semaine ;
* ou activité physique **intensive** : 15 min/jour, 5 jours/semaine ;
* ou une **combinaison des deux** lors de sessions d'une durée minimale de 10 min.

Une activité physique de moins de 10 min aurait également un bénéfice chez les sujets les plus déconditionnés à l'effort. Pour le contrôle du poids et d'une dyslipidémie, des exercices d'une durée plus longue jusqu'à 60-90 min/jour auraient été proposés.

4.2. Renforcement musculaire

L'activité physique isotonique (utilisation des muscles agonistes et antagonistes) stimule la formation osseuse et réduit l'ostéoporose ; elle préserve et augmente la masse et la force musculaire. En association avec l'activité physique aérobie, il y aurait un bénéfice sur le contrôle lipidique et sur la pression artérielle ainsi que sur l'insulinorésistance.

Pour chaque séance d'exercice, la prescription suggérée est :

* utilisation de bandes élastiques de résistance, callisthénie en utilisant le poids corporel comme résistance, transport de charges lourdes, jardinage intensif ;

* deux à trois séries de 8-12 répétitions à 60-80 % de la charge maximale au maximum 2 jours par semaine ;
* pour les personnes âgées ou les personnes très déconditionnées, il est suggéré de commencer par un ensemble de 10-15 répétitions à 60-70 % de la charge maximale.

4.3. Phases et progression de l'activité physique

Les séances d'activité physique doivent inclure les phases suivantes : échauffement, conditionnement (aérobie, résistance musculaire...), refroidissement et étirement/flexibilité. Un échauffement progressif avant et un refroidissement après l'exercice peuvent prévenir les blessures et les événements cardiaques défavorables. Les adultes inactifs devraient commencer progressivement, à une intensité légère ou modérée pendant de courtes périodes (même 10 min), avec des séances réparties tout au long de la semaine. Avec l'amélioration de la tolérance à l'effort, chaque patient progresse dans son niveau d'activité physique. L'augmentation dans toutes les composantes de l'activité physique (i.e. sa fréquence, sa durée et son intensité) doit être graduelle, afin de minimiser les risques de douleurs musculaires, de blessures, de fatigue et le risque à long terme de surentraînement. À la suite de tout ajustement, l'individu doit vérifier les effets indésirables (par exemple, un essoufflement excessif) et s'il existe de tels effets, des ajustements doivent être effectués.

4.4. Évaluation du risque lié à l'activité physique

Le risque de survenue d'un événement CV durant une activité physique est extrêmement faible pour les adultes en bonne santé (5-17 morts subites/millions d'habitants/an). Ce risque est compensé par les bénéfices importants pour la santé de l'activité physique. Le risque d'un événement CV est moindre lors d'un exercice léger ou d'intensité **modérée** que lors d'une activité intensive. Les personnes en bonne santé qui souhaitent reprendre une activité physique **modérée** ne nécessitent pas d'évaluation médicale préalable. Cependant, avant d'entreprendre des activités de loisirs plus intensives, une évaluation des risques doit être adaptée à la condition clinique et au profil de risque CV. Les individus qui exercent une activité physique occasionnellement ont un risque accru d'événements coronaires aigus et de mort subite pendant ou après l'exercice par rapport à ceux pratiquant une activité de manière régulière. Les sujets sédentaires et ceux ayant des facteurs de risque CV devront choisir en premier lieu une activité physique aérobie de faible intensité pour ensuite progresser par étapes. Une consultation cardiologique comprenant un test d'effort peut être envisagée pour les personnes sédentaires ayant des facteurs de risque CV et qui ont l'intention de s'engager dans une activité physique intensive.

Notes personnelles

5 LES 5 IDÉES-FORCES

- **L'alimentation équilibrée permet de combattre :**
  - les pathologies cardiovasculaires et leurs facteurs de risque (diabète, obésité, dyslipidémie, HTA),
  - mais également les cancers et l'ostéoporose.
- **L'activité physique :**
  - réduit la mortalité prématurée, l'ostéoporose,
  - augmente la qualité de vie et la santé mentale,
  - aide au maintien du poids corporel, du capital musculaire et de l'autonomie des personnes âgées.
- **Attention :**
  - aux acides gras saturés (objectif < 10 %),
  - aux acides gras trans (< 1 %),
  - et au sel (< 5-6 g/j).
- **Privilégier le régime méditerranéen.**
- **Promouvoir l'activité physique modérée 30 min/j, 5 j/semaine.**

RÈGLES HYGIÉNO-DIÉTÉTIQUES

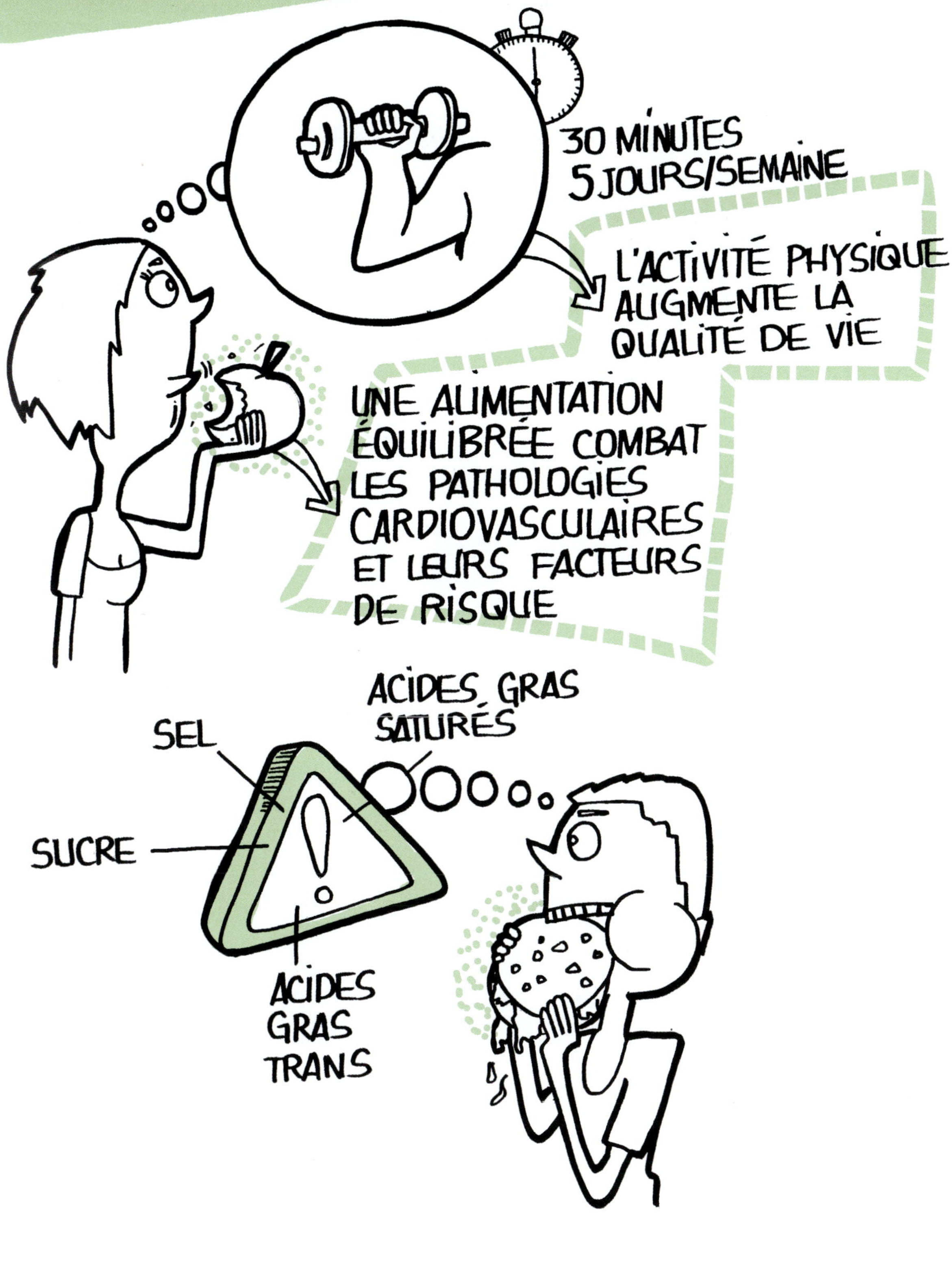

item 326-1

PRESCRIPTION ET SURVEILLANCE DES CLASSES DE MÉDICAMENTS LES PLUS COURANTES CHEZ L'ADULTE : LES ANTIHTA

OBJECTIFS PÉDAGOGIQUES

Connaître pour chacune des classes et des produits individuels :

* les mécanismes d'action ;
* les principes du bon usage ;
* les critères de choix d'un médicament en première intention ;
* les causes d'échec ;
* les principaux effets indésirables et interactions des antihypertenseurs.

Les classes à connaître sont : bloqueur du système rénine angiotensine (SRA), diurétiques thiazidiques, inhibiteur calcique (ICA), β-bloquant.

1. Les classes

Il existe 5 classes de médicaments anti-HTA dont l'efficacité est démontrée : diurétiques thiazidiques, β-bloquants, inhibiteurs calciques, inhibiteurs de l'enzyme de conversion (IEC) et inhibiteurs des récepteurs de type 2 de l'angiotensine (ARA2). L'utilisation des inhibiteurs directs de la rénine n'a pas montré de réduction de la morbi-mortalité cardiovasculaire (CV) et cette classe thérapeutique n'est donc plus remboursée.

Les antihypertenseurs centraux et les α-bloquants sont efficaces sur la réduction de la pression artérielle (PA) mais n'ont pas démontré de réduction de la morbi-mortalité CV. Ils sont donc utilisables en deuxième intention après échec des autres thérapeutiques.

Les diurétiques de l'anse ne sont pas un traitement de l'HTA et sont à réserver à l'insuffisance rénale très sévère (clairance DFG CKD < 30mL/mn) ou à l'HTA compliquée d'insuffisance cardiaque.

Étiologies	Médicaments préférentiels
Angor	BB, ICA
Athérome dont artériopathie	IEC, ICA
DID, DNID	IEC, ARA2
Fibrillation atriale	ICA non dihydropyridine, BB
Grossesse	Méthyldopa, labétalol, nicardipine, nifédipine
HTA systolique isolée	Diurétique thiazidique, ICA dihydropyridine
HVG	IEC, ARA2, diurétique thiazidique, ICA
IDM	BB, IEC, ARA2, ICA
Insuffisance cardiaque	Diurétique thiazidique, BB, IEC, ARA2, anti-aldostérone
Insuffisance rénale terminale	IEC, ARA2, diurétique de l'anse
Micro-albuminurie	IEC, ARA2
Protéinurie	IEC, ARA2
Race noire	Diurétique, ICA
Sujet âgé	Diurétique thiazidique, ICA dihydropyridine
Syndrome métabolique	IEC, ARA2, ICA
Tachyarythmie prévention	ARA2, IEC, BB, anti-aldostérone
AVC	Diurétiques thiazidiques, IEC (sinon ARA2), et ICA

Tableau 1. Les indications thérapeutiques préférentielles selon les co-morbidités.
ARA2 : antagoniste des récepteurs de type 2 de l'angiotensine, AVC : accident vasculaire cérébral, BB : β-bloquant, DID : diabète insulinodépendant, DNID : diabète non insulinodépendant, HVG : hypertrophie ventriculaire gauche, ICA : inhibiteur calcique, IDM : infarctus du myocarde, IEC : inhibiteur de l'enzyme de conversion.

Le choix du traitement dépend :

* de son efficacité sur la réduction de la morbi-mortalité : privilégier les 5 classes ayant prouvé leur efficacité pour prévenir les complications CV de l'HTA. Les β-bloquants semblent moins efficaces que les autres classes pour la prévention des AVC et peuvent avoir un effet métabolique délétère pour les plus anciens d'entre eux. L'aténolol a un effet délétère sur la pression aortique centrale. Les β-bloquants ne sont donc pas introduits en 1re intention, sauf en cas d'indication préférentielle (**tableau 1**). Le bisoprolol et le nébivolol sont les 2 β-bloquants de choix ;
* de la persistance (efficacité et bonne observance) : les classes ayant la meilleure persistance sont les IEC et les ARA2. Les inhibiteurs calciques ont une persistance intermédiaire ;
* d'une éventuelle indication préférentielle (**tableau 1**) ;
* des co-morbidités ;
* des contre-indications ;
* des antécédents d'effets secondaires ;
* de l'observance du patient. Une mauvaise observance doit encourager à des thérapeutiques combinées en monoprise. L'observance est évaluée par autoquestionnaire (**encadré ci-dessous**) ;
* du profil de la PA sur 24 heures qui oriente le choix de la molécule (demi-vie, nombre de prises quotidiennes).

Questionnaire d'observance thérapeutique

(d'après Girerd)

1/ Ce matin avez-vous oublié de prendre votre médicament ?

☐ Oui ☐ Non

2/ Depuis la dernière consultation avez-vous été en panne de médicament ?

☐ Oui ☐ Non

3/ Vous est-il arrivé de prendre votre traitement avec retard par rapport à l'heure habituelle ?

☐ Oui ☐ Non

4/ Vous est-il arrivé de ne pas prendre votre traitement parce que certains jours, votre mémoire vous fait défaut ?

☐ Oui ☐ Non

5/ Vous est-il arrivé de ne pas prendre votre traitement parce que certains jours, vous avez l'impression que votre traitement vous fait plus de mal que de bien ?

☐ Oui ☐ Non

6/ Pensez-vous que vous avez trop de comprimés à prendre ?

☐ Oui ☐ Non

Interprétation :

0 oui : très bonne observance : gratifier.
1 oui : observance possiblement non satisfaisante : encourager.
2 oui : observance probablement non satisfaisante : explorer.
3 oui : observance certainement non satisfaisante : intervenir.

2. Médicaments anti HTA

2.1. Bloqueurs du système rénine angiotensine

2.1.1. Mécanismes d'action

* IEC : inhibition de l'enzyme de conversion de l'angiotensine.
* ARA2 : blocage du récepteur AT1 de l'angiotensine II.
* Diminution de l'activité du système sympathique.
* Diminution des résistances vasculaires périphériques.
* Diminution de la pré- et de la post-charge.
* Vasodilatation de l'artère efférente du glomérule rénal.
* Amélioration de la compliance vasculaire.
* Pas de modification de l'autorégulation cérébrale.
* Effet neutre ou favorable sur l'insulinorésistance et l'hyperlipémie.
* Augmentation des taux sanguins de rénine et diminution transitoire des taux sanguins d'aldostérone avec les IEC et les ARA2.

2.1.2. Données pharmacologiques

* Élimination principalement rénale.
* Distribution et métabolisme différents selon les molécules.
* Efficacité augmentée en cas d'insuffisance rénale.
* Efficacité augmentée en association aux diurétiques même à petite dose.
* Efficacité moindre chez les sujets noirs (rénine basse).
* Action uricosurique du losartan.

2.1.3. Interférences médicamenteuses

* Ne pas associer IEC et ARA2.
* Acide salicylique à forte dose, AINS, Coxibs : diminution de l'efficacité des IEC et des ARA2 (vasoconstriction de l'artère afférente du glomérule).
* Chlorpromazine, clopazine : augmentation de l'efficacité des IEC et des ARA2.
* IEC : augmentation de la lithémie et de la digoxinémie.
* Hyperkaliémie si association aux anti-aldostérones et diurétiques épargneurs de potassium.

2.1.4. Effets secondaires

* Toux avec IEC (inhibition de la dégradation de la bradykinine).
* Hyperkaliémie.
* Insuffisance rénale fonctionnelle.
* Œdème angioneurotique.
* Augmentation de la lithémie.
* Augmentation de la digoxinémie.

* Leucopénie.
* Entéropathie sous olmesartan (< 1/10 000) mais responsable d'un déremboursement en France au 3 juillet 2016.

Contrôler le ionogramme sanguin et la fonction rénale après chaque majoration de dose ou en cas de pathologie intercurrente (diarrhée, vomissements, fièvre chez le sujet âgé notamment).

Si la créatininémie augmente de plus de 30 %, arrêter les bloqueurs du système rénine angiotensine aldostérone (SRAA) et faire pratiquer un écho Doppler des artères rénales.

2.1.5. Contre-indications

* Hypersensibilité au principe actif.
* Antécédent d'angio-œdème aux IEC ou aux ARA2, angio-œdème héréditaire ou idiopathique.
* 2e et 3e trimestres de grossesse.
* Sténose artérielle rénale bilatérale significative ou sténose artérielle rénale sur rein fonctionnellement unique.

2.2. Diurétiques thiazidiques

2.2.1. Mécanismes d'action

* Inhibe la réabsorption du sodium par le tubule au niveau du segment cortical de dilution.
* Augmentation de l'excrétion urinaire du sodium.
* Diminution de la volémie et du débit cardiaque.
* Négativation du bilan hydrosodé.
* Activation du SRAA (augmentation des taux sanguins de rénine et d'aldostérone).
* Diminution des résistances vasculaires périphériques (vasodilatation artériolaire par, entre autres, synthèse de prostaglandines vasodilatatrices, diminution du calcium dans les cellules musculaires vasculaires lisses, effet sur les canaux potassiques).

2.2.2. Données pharmacologiques

* Efficacité si HTA sensible au sel (sujet âgé ou diabétique ou de race noire, syndrome métabolique).
* Majore l'effet des autres médicaments anti-HTA.
* Courbe dose dépendante plate pour l'effet anti-HTA.
* Durée d'action longue (1 prise par jour).
* Molécules : hydrochlorothiazide, indapamide, chlorthalidone.
* Efficacité majorée en association à un régime peu sodé.

2.2.3. Interférences médicamenteuses

* AINS, Coxibs : altération de la fonction rénale (vasoconstriction de l'artère afférente du glomérule).
* β-bloquants : asthénie.
* Lithium : augmentation de la lithémie.

2.2.4. Effets secondaires

* Hypovolémie et hyponatrémie par sécrétion d'ADH ou anomalie de l'excrétion urinaire de l'eau libre, en particulier chez le sujet âgé.
* Alcalose hypokaliémique hypomagnésémique, hypercalcémie (diminution de l'excrétion urinaire de calcium).
* Augmentation de la glycémie (effet dose dépendant, en lien avec l'hypokaliémie, précautions chez le sujet diabétique).
* Hyperuricémie dose dépendante, liée à la contraction volémique et à la diminution de l'excrétion urinaire de l'acide urique.
* Troubles du rythme cardiaque (précautions d'usage avec les traitements anti-arythmiques et les traitements allongeant le QT).
* Dysfonction érectile via l'hypovolémie.

2.2.5. Contre-indications

* Hypersensibilité au médicament.
* Anurie.
* Insuffisance rénale sévère (DFG < 30 mL/mn).
* Insuffisance hépatique sévère pour l'indapamide.

2.3. Inhibiteurs calciques

Dihydropyridines : nifédipine, amlodipine, lercanidipine, isradipine, félodipine...

Diltiazem et vérapamil : inhibiteurs calciques inotropes et chronotropes négatifs : attention à ne pas les associer avec un autre traitement bradycardisant comme les β-bloquants.

2.3.1. Mécanismes d'action

* Vasodilatation artérielle.
* Diminution des résistances vasculaires périphériques.
* Stimulation du système sympathique sauf diltiazem et vérapamil.
* Inhibition du courant entrant en calcium des cellules musculaires lisses.
* Efficacité majorée si HTA avec taux bas de rénine (sujets âgés ou de population noire).

2.3.2. Données pharmacologiques

* Faible biodisponibilité car effet de 1er passage.
* Demi-vie variable :
  - courte : nicardipine,
  - longue : amlodipine.
* Élimination hépatique sauf vérapamil.
* Effet métabolique neutre.
* Seul ICA autorisé dans la dysfonction ventriculaire : amlodipine.

2.3.3. Interférences médicamenteuses

Inducteurs enzymatiques : diminution de l'effet de vérapamil, diltiazem, nifédipine.

2.3.4. Effets secondaires

* Œdèmes des membres inférieurs (vasodilatation artériolaire et veinulaire)*.
* Bouffées de chaleur*.
* Céphalées*.
* Palpitations*.
* Érythème du visage*.
* Hyperplasie gingivale*.
* Perturbation du bilan hépatique.
* Tachycardie avec la nifédipine qui est contre-indiquée par voie sub linguale.
* Constipation avec le vérapamil.
* Augmentation de la digoxinémie avec le vérapamil.
* Trouble de conduction : diltiazem et vérapamil contre-indiqués.

* surtout avec les dihydropyridines (effet dose dépendant).

2.3.5. Contre-indications

* Hypersensibilité au principe actif.
* État de choc.

2.4. β-bloquants

* Privilégier les β-bloquants cardiosélectifs sans activité sympathomimétique intrinsèque.
* Prise de poids et effet délétère sur le métabolisme lipidique et glucidique, à l'exception du carvédilol et du nébivolol.
* Ne pas utiliser le sotalol qui est un β-bloquant anti-arythmique (allongement de l'intervalle QT et risque de torsade de pointe si hypokaliémie).
* Action β2 + : céliprolol.

2.4.1. Mécanismes d'action

Inhibition compétitive et réversible des effets β adrénergiques des catécholamines sur les tissus cibles.

2.4.2. Données pharmacologiques

* Faible biodisponibilité, demi-vie courte et élimination hépatique des β-bloquants liposolubles (propranolol, carvédilol, métoprolol, labétalol).
* Élimination rénale et demi-vie plus longue des β-bloquants hydrophiles (aténolol).
* Diminution des taux sanguins de rénine.
* β-bloquants avec action vasodilatatrice : carvédilol, labétalol, céliprolol, nébivolol.

2.4.3. Interactions médicamenteuses

* Sels d'aluminium et cholestyramine : inhibition de l'absorption des β-bloquants.
* Inducteurs enzymatiques : diminution de la ½ vie des β-bloquants liposolubles.
* AINS : inhibition de l'action anti-HTA.

2.4.4. Effets secondaires

* Bradycardie, bloc auriculo-ventriculaire, dysfonction sinusale.
* Inhibition des signes d'hypoglycémie à l'exception des sueurs.
* Bronchospasme.
* Asthénie, cauchemars.
* Diminution de la libido avec les β-bloquants liposolubles.
* Action diabétogène.
* Augmentation de la triglycéridémie et diminution du taux de HDL-cholestérol.
* Prise de poids.
* Effets neurologiques centraux (β-bloquants liposolubles).

2.4.5. Contre-indications

* Hypersensibilité au principe actif.
* Insuffisance cardiaque aiguë.
* Bloc auriculoventriculaire du 2e ou du 3e degré.
* Bloc sino-atrial.
* Bradycardie symptomatique.
* Asthme sévère.
* Phéochromocytome non traité.
* Acidose métabolique.

2.5. Diurétiques de l'anse

À utiliser seulement dans l'HTA compliquée d'insuffisance cardiaque ou d'insuffisance rénale sévère (DFG < 30 mL/mn).

2.5.1. Mécanismes d'action

* Inhibition de la réabsorption du sodium au niveau de l'anse de Henlé.
* Diminution de la volémie.
* Diminution de la précharge par veinodilatation.
* Augmentation de l'excrétion urinaire de calcium.

2.5.2. Données pharmacologiques

* Demi-vie courte : plusieurs prises par jour.
* Utiliser si DFG < 30 mL/mn.

2.5.3. Effets secondaires

* Hypokaliémie.
* Hyponatrémie (surtout chez le sujet âgé).
* Dysfonction érectile via l'hypovolémie.
* Ostéoporose.

2.5.4. Contre-indications

* Hypersensibilité au principe actif.
* Insuffisance rénale aiguë fonctionnelle.
* Encéphalopathie hépatique.
* Hypovolémie ou déshydratation.
* Hyponatrémie sévère.
* Hypokaliémie sévère.

2.6. **Anti-aldostérones**

* Demande d'AMM en cours pour l'éplérénone pour l'HTA en Europe.
* La spironolactone est très efficace dans l'HTA essentielle à rénine basse.
* Ne pas utiliser la spironolactone en monothérapie sauf si hyperaldostéronisme primaire ou HTA induite par les corticoïdes de synthèse.
* Dans l'HTA résistante, en l'absence de contre-indication rénale, de petites doses de spironolactone (commencer par 12,5 mg/jour) peuvent être très efficaces.
* L'amiloride (pseudo-anti-aldostérone) est une alternative mais est moins efficace que la spironolactone : action directe sur le tube contourné distal, au niveau des échanges sodium/potassium.

2.6.1. Mécanismes d'action

* Bloqueur du récepteur minéralocorticoïde.
* Réabsorption rénale de sodium.
* Régulation de l'excrétion urinaire de potassium.
* Vasoconstriction.
* Perte de la vasodilatation flux dépendante.
* Augmentation des taux sanguins de rénine et d'aldostérone.

2.6.2. Données pharmacologiques

* Efficacité retardée sur la PA et la kaliémie.
* Cycle entérohépatique pour la spironolactone mais pas pour l'éplérénone.
* Moindre effet antiHTA de l'éplérénone.

2.6.3. Effets secondaires

* Hyperkaliémie et hyponatrémie (surtout chez le sujet âgé).
* Effets anti-androgéniques doses dépendants pour la spironolactone : gynécomastie, diminution de la libido, dysménorrhée, dysfonction érectile.

2.6.4. Contre-indications

* Insuffisance rénale sévère.
* Hyperkaliémie.
* Hypersensibilité au principe actif.

5 LES 5 IDÉES-FORCES

- **Le traitement débute toujours par des règles hygiéno diététiques.**
- **Le traitement par voie orale à utiliser en première intention du fait de son efficacité et de sa bonne tolérance sont les bloqueurs du SRA.**
- **L'objectif des 6 premiers mois est d'atteindre l'objectif de pression artérielle avec une bonne tolérance du traitement antiHTA.**
- **L'objectif de pression artérielle est < 140 et/ou 90 mmHg en consultation.**
- **L'HTA résistante est définie comme une HTA résistante à trithérapie à dose pleine associant :**
  - bloqueur du SRA,
  - anticalcique,
  - et diurétique thiazidique.

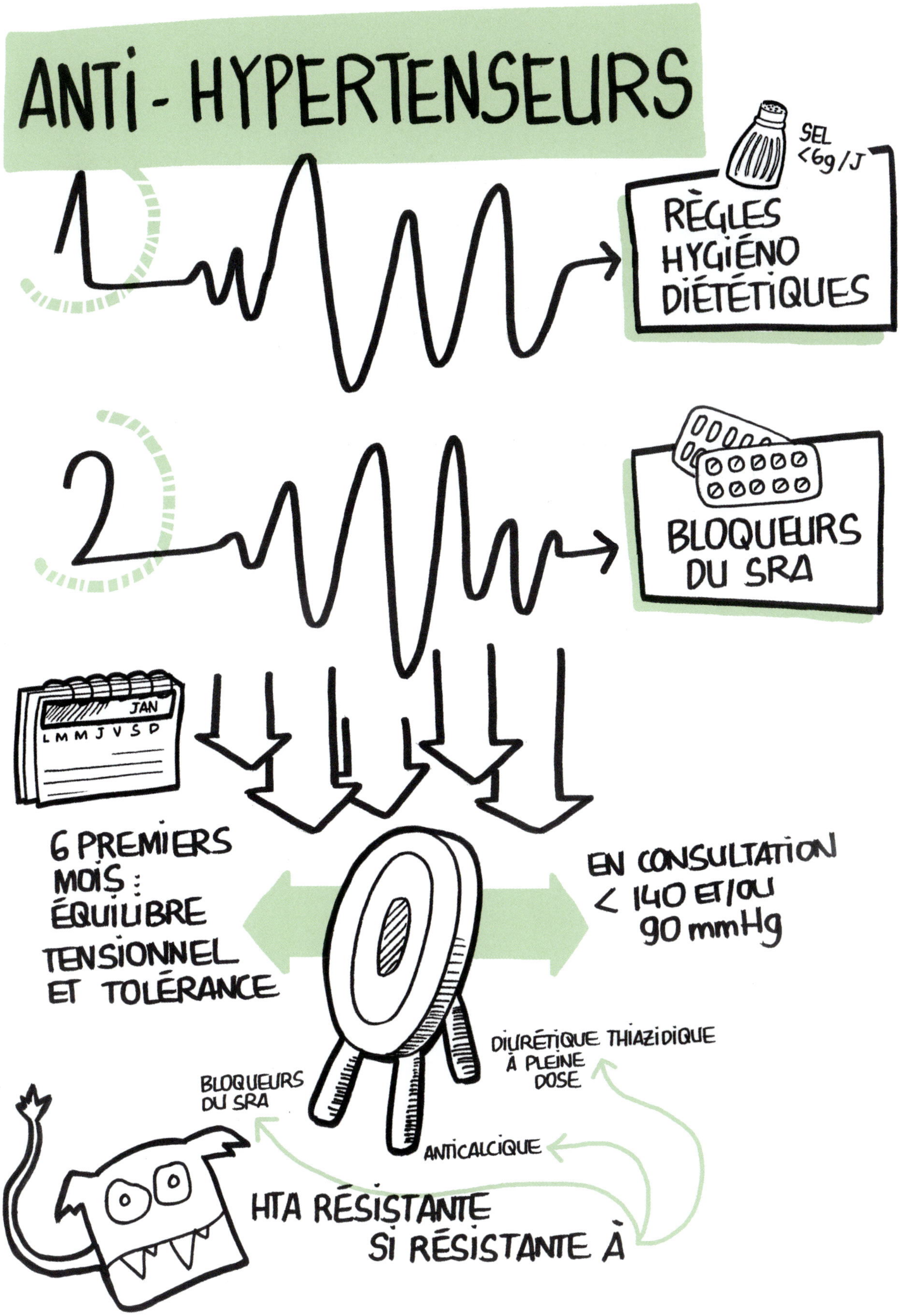
ANTI - HYPERTENSEURS
1
SEL <6g/J
RÈGLES HYGIÉNO DIÉTÉTIQUES
2
BLOQUEURS DU SRA
JAN
L M M J V S D
6 PREMIERS MOIS : ÉQUILIBRE TENSIONNEL ET TOLÉRANCE
EN CONSULTATION < 140 ET/OU 90 mmHg
DIURÉTIQUE THIAZIDIQUE À PLEINE DOSE
BLOQUEURS DU SRA
ANTICALCIQUE
HTA RÉSISTANTE SI RÉSISTANTE À

item 326-2

Prescription et Surveillance des antithrombotiques chez l'adulte et chez l'enfant

Objectifs pédagogiques

Connaître pour chacune les mécanismes d'action de classe et des produits individuels

* Les principes du bon usage.
* Les critères de choix d'un médicament en première intention.
* Les causes d'échec.
* Les principaux effets indésirables et interactions.

Ce chapitre a été rédigé par trois collèges d'enseignants : Collège des enseignants de médecine vasculaire (CEMV) représenté par Gilles Pernod, Collège des enseignants de thérapeutique (APNET) représenté par Laurent Bertoletti et Collège des enseignants de pharmacologie représenté par Patrick Mismetti.

1. Anticoagulants injectables

1.1. Héparine non fractionnée

L'héparine non fractionnée (HNF) est un mélange hétérogène de chaînes polysaccharidiques (chaînes longues avec action anti-IIa, et chaînes courtes avec action anti-Xa) extraites de muqueuse intestinale de porc. L'activité anticoagulante est indirecte (dépendante de l'antithrombine), et liée à une séquence de cinq sucres (pentasaccharide, présent chez seulement un tiers des chaînes). Cette composition hétérogène de l'HNF explique la variabilité importante de l'activité anticoagulante.

L'HNF est principalement éliminée par le système réticulo-endothélial, et son élimination n'est pas affectée en cas d'insuffisance rénale sévère (clairance de la créatinine inférieure à 30 mL/min). La fixation aux macrophages, aux cellules endothéliales, aux protéines plasmatiques ainsi qu'à certaines protéines plasmatiques, dont le facteur 4 plaquettaire (cf. thrombopénie induite par l'héparine : TIH), est importante du fait des longues chaines.

L'HNF est administrée exclusivement par voie parentérale. La biodisponibilité de la voie sous-cutanée est faible (30 %). Après injection d'un bolus intraveineux, la demi-vie d'élimination est de 90 minutes. La prédictibilité de la réponse à l'HNF aux doses curatives est faible, rendant obligatoire une surveillance et une adaptation à des tests d'hémostase.

1.2. Les héparines de bas poids moléculaire

Les héparines de bas poids moléculaire (HBPM) sont des chaînes plus courtes et plus homogènes, dérivant de l'HNF. Elles ont une activité anti-Xa prépondérante.

Les HBPM sont éliminées essentiellement par voie rénale.

La réponse anticoagulante aux HBPM est très prédictible (variations inter- et intra- individuelles faibles) : l'administration se fait à dose fixe adaptée au poids et la surveillance de l'hémostase n'est pas nécessaire.

1.3. Danaparoïde sodique

Le danaparoïde sodique est formé par un mélange de glycosaminoglycanes sulfatés de bas poids moléculaires (sulfate de dermatane, sulfate d'héparane et sulfate de chondroïtine) extraits également de muqueuse intestinale de porc. Il possède un rapport activité anti-Xa/activité anti-IIa élevé (> 20). La biodisponibilité est voisine de 100 % après injection sous-cutanée. Sa demi-vie d'élimination est d'environ 25 heures et peut être prolongée en cas d'insuffisance rénale sévère.

1.4. Fondaparinux

Le fondaparinux représente la séquence pentasaccharidique, obtenue par synthèse chimique, qui fixe l'antithrombine. À la différence de l'héparine, le fondaparinux ne se lie pas à d'autres protéines plasmatiques. Le fondaparinux a une activité anti-Xa exclusive.

Administré par voie sous-cutanée, le fondaparinux a une biodisponibilité de 100 %. La concentration maximale est atteinte en deux heures environ et la demi-vie est d'environ 15 à 17 heures.

Le fondaparinux est éliminé exclusivement par voie rénale. Son utilisation est contre indiquée en cas d'insuffisance rénale sévère. La prédictibilité de la réponse anticoagulante en fonction de la dose est excellente. Il est prescrit à dose fixe, sans contrôle biologique. Il n'expose pas au risque de TIH.

1.5. Les antithrombines directs

Les inhibiteurs directs de la thrombine (anti-IIa) sont capables d'inhiber la thrombine sélectivement et directement, indépendamment de l'antithrombine. Le faible poids moléculaire de ces inhibiteurs de la thrombine leur permet de pénétrer au sein même du thrombus et d'inhiber la thrombine liée à la fibrine. Ils n'interagissent pas avec d'autres protéines plasmatiques y compris le facteur 4 plaquettaire (FP4).

L'argatroban est un dérivé synthétique de la L-arginine, inhibiteur direct de la thrombine qui se lie de façon sélective et réversible à la thrombine. Il est utilisé dans le traitement de la maladie thrombo-embolique veineuse en cas de TIH.

2. Anticoagulants oraux

2.1. Les anti-vitamine K

Les anti-vitamine K (AVK) inhibent la carboxylation hépatique des facteurs vitamine K dépendants (II, VII, IX et X) mais également des protéines C et S. Les AVK n'ont pas d'action sur les facteurs déjà synthétisés. En conséquence, l'effet anticoagulant des AVK est retardé (délai minimum de 48 à 72 h). Le plateau d'équilibre est observé après 5 demi-vies (**tableau 1**).

Principe actif	Nom commercial	Demi-vie	Dose par comprimé	Posologie moyenne pour un adulte
Acénocoumarol	Sintrom® Minisintrom®	8 h	4 mg 1 mg	4 - 8 mg/j
Fluindione	Préviscan®	31 h	20 mg	20 - 30 mg/j
Warfarine	Coumadine®	35 - 45 h	2 ou 5 mg	4 - 10 mg/j

Tableau 1. Principaux antivitamine K utilisés en France.

L'effet anticoagulant des AVK est obtenu via l'inhibition de la vitamine K epoxide réductase, VKORC1. Le gène de VKORC1 est soumis à des polymorphismes. Dans la population générale, ces variations génétiques expliquent en partie les différences de sensibilité aux AVK.

Les AVK sont absorbés au niveau intestinal et se fixent à 97 % aux protéines. Seule leur fraction libre est active. Ils sont ensuite métabolisés par les cytochromes au niveau hépatique.

Les variations pharmacocinétiques inter-individuelles et intra-individuelles (interaction alimentaire, interactions médicamenteuses, comorbidités) imposent une surveillance biologique par l'INR (International Normalized Ratio). Dans la majorité des cas, l'INR cible se situe entre 2 et 3.

Un INR inférieur à 2 traduit un défaut d'anticoagulation et un risque de thrombose. Un INR supérieur à 3 traduit un excès d'anticoagulation et une majoration du risque hémorragique.

De très nombreux médicaments sont susceptibles d'interférer avec les AVK, soit en potentialisant leur action, soit en l'inhibant. Les plus dangereux sont ceux qui modifient la liaison de l'AVK avec les protéines plasmatiques. Toute modification thérapeutique (introduction, changement de posologie ou arrêt d'un autre médicament) doit faire contrôler l'INR 3 jours après, y compris pour le paracétamol. Pour les associations déconseillées mais ne pouvant absolument pas être évitées, le rythme de contrôle de l'INR doit être plus rapproché pendant toute la durée de l'association. Les patients doivent être informés des médicaments qu'il est dangereux d'associer : antiplaquettaires, AINS, phénylbutazone, dérivés azolés. De plus, on doit déconseiller tout recours à l'automédication et aux compléments alimentaires, en particulier ceux qui contiennent des vitamines. Les anti-vitamine K ont un effet tératogène.

Lors de l'instauration d'un traitement par AVK, chaque patient doit recevoir une éducation spécifique avec des explications concernant :

* le but du traitement, ses risques, les principes de l'INR et de l'adaptation des doses ;
* les adaptations éventuelles de son mode de vie (activités professionnelles et sportives), de son alimentation (stabilité du régime, notamment vis-à-vis des aliments riches en vitamine K) ;
* les traitements à interrompre dans la mesure du possible, les médicaments à éviter, une mise en garde sur les dangers de l'automédication ;
* les principaux signes de surdosage et de sous-dosage, ainsi que la conduite à tenir en urgence en cas d'accident ;
* l'utilisation du carnet de surveillance du traitement par AVK.

Les AVK traversent le placenta et passent pour certains dans le lait maternel.

2.2. Les anticoagulants oraux directs

2.2.1. Les antithrombines directs : le dabigatran/dabigatran etexilate

Le dabigatran est un inhibiteur direct, sélectif et réversible de la thrombine. Le dabigatran etexilate (Pradaxa®) est une prodrogue orale convertie en dabigatran, molécule active.

Les principales caractéristiques pharmacocinétiques du dabigatran etexilate sont une biodisponibilité très faible d'environ 7,5 %, une concentration maximale obtenue en 0,5 à 2 heures, une demi-vie d'élimination terminale de 7 à 17 heures, une élimination rénale pour 80 % sous forme inchangée (**Tableau 2**). Ce produit est administré per os en 1 ou 2 prises quotidiennes, sans surveillance biologique ni ajustement posologique et est contre-indiqué en cas d'insuffisance rénale et hépatique sévère. La principale source de variabilité est la fonction rénale. La prudence est nécessaire avec les inhibiteurs de la P-glycoprotéine (P-gp) tels qu'amiodarone, vérapamil, et clarithromycine. La quinidine, inhibiteur de la P-gp, est contre-indiquée en association avec le dabigatran etexilate.

2.2.2. Les anti-Xa directs

Le rivaroxaban, l'apixaban et l'edoxaban (**Tableau 2**) sont des inhibiteurs directs (c'est-à-dire indépendants de l'antithrombine) et sélectifs du facteur X activé de la coagulation, administrables par voie orale. Il n'existe pas d'interaction avec les plaquettes, donc pas de risque de TIH.

	Dabigatran	Rivaroxaban	Apixaban	Edoxaban
Cible	Thrombine	Facteur Xa	Facteur Xa	Facteur Xa
Biodisponibilité	7,5 %	80 %	66 %	50 %
Pic plasmatique	2-3 h	30 min à 3 h	30 min à 2 h	1h30
Prise(s)/j	1 à 2	1 à 2	2	1
Prodrogue	oui	non	non	non
Demi-vie	12-17 h	7-13 h	8-13 h	9-11 h
Élimination rénale	80 %	66 %	25 %	35 %
Interactions	vérapamil, quinidine, amiodarone, clarithromycine, inhibiteurs de la P-gp	Inhibiteurs du CYP3A4 et de la P-gp	Inhibiteurs du CYP3A4 et de la P-gp	Inhibiteurs du CYP3A4 et de la P-gp
CYP impliqués	aucun	CYP3A4	CYP3A4	CYP3A4
Présentations	**gélules** 75 mg 110 mg 150 mg	**comprimés** 10 mg 15 mg 20 mg	**comprimés** 2,5 mg 5 mg	**comprimés** 30 mg 60 mg

Tableau 2. Caractéristiques pharmacologiques des 4 principaux anticoagulants oraux directs.

2.2.2.1. Le rivaroxaban

La biodisponibilité du rivaroxaban par voie orale est élevée (80-100 %) pour une dose de 10 mg. Le rivaroxaban est rapidement absorbé et les concentrations maximales (Cmax) sont obtenues 2 à 4 heures après la prise du médicament. La liaison aux protéines, principalement à l'albumine, est élevée (92-95 %). Deux tiers de la dose administrée sont métabolisés, et éliminés à parts égales par voie rénale et fécale, l'autre tiers de la dose administrée subit une excrétion rénale directe sous forme inchangée. La demi-vie terminale moyenne est de 7 à 11 heures. Il est contre-indiqué chez les sujets insuffisants rénaux sévères. Le rivaroxaban est également un substrat pour la P-gp. C'est ainsi que le kétoconazole ou le ritonavir peuvent augmenter significativement les concentrations plasmatiques de rivaroxaban et conduire à un risque hémorragique accru. À l'inverse, la rifampicine peut diminuer les concentrations de rivaroxaban.

2.2.2.2. L'apixaban

Après administration per os, le pic plasmatique est obtenu au bout de 3 heures. Avec une prise répétée, la demi-vie est comprise entre 9 et 14 heures, autorisant une prise quotidienne. Son métabolisme hépatique implique le cytochrome CYP3A4. Son élimination est double, rénale (25 %) et hépatique (75 %).

2.2.2.3. L'edoxaban

Après administration per os, l'absorption est rapide et la demi-vie d'élimination est de l'ordre de 10 heures. Sa biodisponibilité est d'environ 60 %. L'élimination est au deux tiers fécale et un tiers urinaire. La molécule est un substrat de la P-gp. Ainsi la quinidine, le vérapamil la dronédarone augmentent significativement son taux sanguin, l'amiodarone, l'atorvastatine et la digoxine à un degré plus modéré.

3. Indications des anticoagulants

3.1. La prévention de la maladie veineuse thrombo-embolique

3.1.1. Prévention par anticoagulants injectables

Les HBPM et le fondaparinux représentent le traitement de première intention. La posologie est différente selon le risque thrombotique. Le **tableau 3** donne les exemples d'HBPM possibles avec les posologies utiles en prévention en chirurgie.

Daltéparine, Fragmine®	5 000 UI anti-Xa	6 h postopératoire
Nadroparine, Fraxiparine®	38 UI anti-Xa/kg puis 57 UI/kg à J4	6 h postopératoire
Tinzaparine, Innohep®	4 500 UI anti-Xa	6 h postopératoire
Enoxaparine, Lovenox®	4 000 UI anti-Xa	6 h postopératoire

Tableau 3. Schéma d'administration en chirurgie à haut risque thrombo-embolique.

Il existe une contre-indication relative à l'utilisation d'une HBPM à dose préventive en cas d'insuffisance rénale sévère.

Dans la prévention en médecine, seules l'enoxaparine (4 000 U/j) et la daltéparine (5 000 U/j) ont l'AMM.

Le fondaparinux (Arixtra®) à la dose quotidienne de 2,5 mg a l'AMM en prévention en chirurgie orthopédique majeure du membre inférieur (fracture de hanche, prothèse de hanche ou chirurgie majeure du genou), chirurgie abdominale pour cancer et en médecine.

L'utilisation du fondaparinux doit être réservé aux situations à haut risque thrombotique et en respectant le délai de prescription minimum de six heures après l'intervention. Il est contre-indiqué en cas d'insuffisance rénale sévère avec clairance de la créatinine < 20 mL/min. Le fondaparinux 2,5 mg a une indication privilégiée dans la chirurgie pour fracture de hanche où il est le seul anticoagulant évalué sur une durée de 30 jours.

L'HNF ne doit plus être prescrite en première intention en prévention de la MVTE en chirurgie. Néanmoins, son utilisation peut se discuter en cas d'insuffisance rénale sévère. La posologie habituelle d'HNF par voie sous-cutanée est de 5 000 UI toutes les 12 h. La surveillance du TCA n'est pas nécessaire mais celle de la numération plaquettaire reste nécessaire quel que soit le contexte.

3.1.2. Prévention par anticoagulants oraux directs

Les AOD ont l'AMM en prévention de la MTEV en chirurgie orthopédique prothèse totale de hanche/prothèse totale de genou.

Le dabigatran doit être instauré à la posologie d'une gélule de 110 mg 4 heures après la fin de l'intervention chirurgicale puis poursuivi à la posologie de 220 mg/jour (2 gélules à 110 mg en une prise par jour) pour une durée totale de traitement de 14 jours (prothèse totale de genou) ou de 28 à 35 jours (prothèse totale de hanche).

En cas d'insuffisance rénale modérée (clairance de la créatinine Cockcroft, ClCr 30-50 mL/min), d'âge ≥ 75 ans ou de traitement concomitant par le vérapamil, l'amiodarone, la quinidine ou par un inhibiteur puissant de la P-gp, la posologie du dabigatran doit être réduite à 150 mg/j (soit 2 gélules de 75 mg en une seule prise).

Le rivaroxaban (10 mg/j en une prise orale quotidienne) est instauré 6 à 10 heures après l'intervention chirurgicale et pour une durée recommandée de 2 semaines après une intervention prothétique du genou ou de 5 semaines après une intervention pour prothèse totale de hanche.

Chez les patients atteints d'insuffisance rénale sévère, le rivaroxaban doit être utilisé avec prudence. L'utilisation n'est pas recommandée chez les patients dont la clairance de la créatinine est inférieure à 15 mL/min.

L'apixaban, à la dose de 2,5 mg x 2/j, doit être pris 12 à 24 heures après l'intervention chirurgicale. La durée de traitement recommandée est de 10 à 14 jours après intervention pour prothèse totale de genou et de 32 à 38 jours après intervention pour prothèse totale de hanche.

Les AOD n'ont pas d'AMM en prévention en médecine.

3.2. Traitement de la maladie veineuse thrombo-embolique

Le traitement anticoagulant de la maladie veineuse thrombo-embolique a pour objectifs d'éviter l'extension et la migration du processus thrombotique (risque vital à court terme) et d'éviter les récidives thrombo-emboliques.

3.2.1. Traitement conventionnel

Les héparines de bas poids moléculaire (HBPM) et le fondaparinux peuvent être utilisées à la phase initiale de la MTEV.

Les HBPM sont administrées à dose adaptée au poids en une ou deux injections quotidiennes sous cutanées (**tableau 4**). Les HBPM sont utilisées à la période initiale, avant que le relais par AVK soit efficace. Dans la majorité des cas, il est conseillé que cette période n'excède pas 10 jours. En alternative aux HBPM, on peut utiliser le fondaparinux à la dose de 7,5 mg une injection sous cutanée par jour. La dose est diminuée à 5 mg en cas de poids < 50 kg et augmentée à 10 mg en cas de poids > 100 kg.

DCI	Nom	Posologie par injection	Nombre d'injections /24 h
Daltéparine	Fragmine®*	100 UI anti-Xa/kg	2
Enoxaparine	Lovenox®	100 UI anti-Xa/kg	2
Nadroparine	Fraxiparine®	80 UI anti-Xa/kg	2
Tinzaparine	Innohep®	175 UI anti-Xa/kg	1
Nadroparine	Fraxodi®	171 UI anti-Xa/kg	1

Tableau 4. **(*200 UI/kg pendant 1 mois puis 150 UI/kg chez les patients cancéreux.)**

Dans le cas spécifique du traitement de la maladie thrombo-embolique veineuse survenant dans un contexte carcinologique, il faut privilégier la poursuite des HBPM pendant les 3 à 6 premiers mois du traitement (tinzaparine ou daltéparine).

L'héparine non fractionnée représente à ce jour le traitement recommandé uniquement chez les patients avec une insuffisance rénale sévère, ou chez les patients à risque hémorragique (contexte péri-opératoire ou péri-partum, thrombolyse). Après un bolus de 50 UI/kg IVD, l'HNF est administrée en perfusion IV continue à la seringue électrique à la dose de 15-20 UI/kg/h. La surveillance biologique de l'activité anticoagulante est obligatoire pour ajuster la dose : activité anti-Xa (0,3-0,7 U/mL) voire le TCA (1,5 à 3 fois le témoin). Si le TCA est spontanément élevé ou en cas de discordance TCA/anti-Xa, la surveillance s'effectue sur l'anti-Xa. Le premier contrôle est réalisé à la 4e heure après la mise en place du traitement. Par la suite, si le TCA ou l'anti-Xa est dans la zone thérapeutique, contrôler toutes les 24 heures. Si le TCA ou l'anti-Xa n'est pas dans la zone thérapeutique, contrôler toutes les 4 à 6 h après l'adaptation posologique jusqu'à l'équilibre thérapeutique, puis 1 fois par 24 heures. Les adaptations de posologie se font par paliers de 4 à 8 U/kg/h en moyenne. En injection sous-cutanée, la posologie de 500 UI/kg/j de Calciparine®, est répartie en 2 injections espacées de 12 h (ou en 3 injections espacées de 8 h pour ne pas dépasser la dose de 15 000 UI par injection). La surveillance de l'efficacité de la Calciparine® est identique à celle de l'héparine IV sodique (4-6 h après chaque changement de posologie).

Dans le traitement de la MTEV, compte tenu des difficultés d'adaptation de posologie, un schéma dose « fixe » a été proposé : HNF sous-cutanée 333 UI/kg la première injection puis 250 UI/kg toutes les 12 heures.

Le traitement AVK est prescrit en relais du traitement anticoagulant injectable. L'héparine est arrêtée dès l'obtention de deux INR (« International normalized ratio ») ≥ 2 à 24 heures d'intervalle. La dose initiale de l'AVK dépend de la sensibilité potentielle à ce traitement (âge du patient, association médicamenteuse, fonction hépatique, insuffisance cardiaque droite, troubles du transit intestinal, hypo-albuminémie, poids < 50kg). La dose initiale d'AVK est fixe : 1 cp de Préviscan®, 5 mg de Coumadine® ou 1 cp de Sintrom®. Cette posologie d'induction doit être réduite chez le patient de plus de 70 ans. On ne doit pas faire de dose de charge. Le traitement est pris tous les jours à la même heure, le soir de préférence.

Le premier contrôle de l'INR est effectué à 72 h pour la fluindione ou la warfarine. Les adaptations posologiques se font par demi ou quart de la dose initiale. Des abaques spécifiques de prescription ont été proposés pour la warfarine chez les patients âgés.

La variabilité de l'effet anticoagulant nécessite des contrôles fréquents de l'INR (intervalle cible 2 - 3) et un ajustement posologique. Une fois l'équilibre obtenu, le traitement est surveillé par l'INR deux fois par semaine pendant le premier mois puis 1 à 2 fois par mois en fonction de la stabilité de l'équilibre du traitement. En cas de nouvelle prescription de médicament, l'INR doit être contrôlé plus fréquemment. Il faut contrôler l'INR devant toute hémorragie mineure chez un patient traité par AVK.

3.2.2. Les AOD

Le rivaroxaban est administré à la dose de 15 mg x 2/j pendant les 3 premières semaines, sans traitement parentéral, puis 20 mg en une seule prise par jour par la suite.

L'apixaban est administré à la dose de 10 mg x 2/j pendant les 7 premiers jours, là encore sans traitement parentéral, puis 5 mg x 2/j pour les 6 mois suivants. En cas de poursuite du traitement, la dose peut être réduite à 2.5 mg x 2/j.

3.3. Prévention des complications thrombo-emboliques artérielles des cardiopathies emboligènes

L'objectif du traitement anticoagulant dans le cadre des cardiopathies emboligènes (fibrillation atriale le plus souvent) est de réduire le risque d'embolies systémiques artérielles, essentiellement le risque d'accident vasculaire cérébral.

Lorsque le traitement AVK est utilisé, il est inutile de commencer par l'héparine dans l'immense majorité des cas.

En fonction des principales indications, les zones thérapeutiques de traitement par AVK diffèrent. La zone d'INR entre 2 et 3 est recommandée en cas de fibrillation atriale, mais peut être plus élevée (3 - 4,5) en cas de valvulopathie ou de prothèse valvulaire mécanique.

Tous les AOD ont l'AMM dans la FA non valvulaire.

La posologie du dabigatran est de 150 mg x 2/j. Elle doit être diminuée à 110 mg x 2/j chez les patients ≥ 80 ans, en cas de traitement concomitant par vérapamil, amiodarone ou quinidine, d'insuffisance rénale modérée (ClCr Cockcroft 30-50 mL/min), de gastrite, d'oesophagite ou de reflux gastro-oesophagien et chez les patients présentant un risque augmenté de saignement.

Le rivaroxaban est administré à la dose de 20 mg/j en une seule prise. En cas d'insuffisance rénale (ClCr Cockcroft 30-49 mL/min), la posologie de rivaroxaban doit être diminuée à 15 mg/j en une seule prise.

L'apixaban est administré à la dose de 5 mg x 2/j. La posologie est réduite à 2,5 mg x 2/j chez les patients présentant au moins 2 des caractéristiques suivantes : âge > 80 ans, poids < 60 kg, créatininémie > 133 µmol/L.

L'edoxaban est administré à la dose de 60 mg/j en une prise. La posologie est réduite à 30 mg/j en cas de poids < 60 kg ou clairance Cockcroft 30-50 mL/min.

4. Principaux accidents des anticoagulants

4.1. Accidents hémorragiques

Quel que soit le type de traitement, les accidents hémorragiques sont les complications les plus fréquentes et graves des anticoagulants.

4.1.1. Accident hémorragique des héparines

La dose d'héparine et le niveau d'anticoagulation du patient, le terrain (âge, insuffisance rénale, chirurgie et traumatisme), et les traitements associés (antiplaquettaires, AINS et thrombolytiques) sont les principaux facteurs de risque hémorragique. Dans le traitement des maladies veineuses thrombo-emboliques, le risque hémorragique est supérieur pour les HNF par rapport aux HBPM (3,1 % contre 1,5 %). La tolérance hémorragique du fondaparinux est comparable à celle de l'HNF.

L'effet de l'HNF peut être neutralisé par une injection intraveineuse de sulfate de protamine.

4.1.2. Accidents hémorragiques des anti-vitamines K

Les accidents hémorragiques des AVK viennent au 1er rang des accidents iatrogènes avec 13 % des hospitalisations pour effets indésirables médicamenteux soit environ 17 000 hospitalisations par an dues aux complications hémorragiques des AVK. L'incidence annuelle d'hémorragies graves est estimée entre 3 et 5 %, celle des accidents mortels avoisine les 0,6 %.

L'importance du risque hémorragique lié aux AVK dépend de multiples facteurs, certains liés au traitement, d'autres liés au patient. Parmi les plus importants, on peut citer l'intensité du traitement (INR > 4), l'instabilité de l'anticoagulation, la période et la durée de traitement (6 premiers mois), l'âge au-delà de 40 ans, les associations médicamenteuses.

La prédiction du risque hémorragique pour un malade donné reste difficile. Le score HAS-Bled a été développé dans la FA (**tableau 5**).

Item	Score
Âge > 65 ans	1
HTA non contrôlée	1
Atteinte rénale ou hépatique (1 point par item)	1 à 2
Antécédent d'AVC	1
Antécédent hémorragique ou anémie	1
INR mal équilibré	1
Alcoolisme	1

Tableau 5. Score hémorragique HAS-Bled.

Le risque hémorragique est faible si le score HAS-BLED est entre 0 et 2 (risque annuel d'hémorragie grave de l'ordre de 1 à 2 %), élevé si le score est ≥ 3 (> 4 %).

Dans le cas de surdosage asymptomatique, les moyens reposent sur l'interruption du traitement ou l'administration de vitamine K (**tableau 6**). L'adaptation posologique est bien sûr associée.

Dans le cas d'accidents hémorragiques, la prise en charge dépend avant tout de la gravité de l'hémorragie. La prise en charge d'une hémorragie grave sous AVK fait appel aux concentrés de complexe prothrombinique (CPP) encore appelé PPSB (**figure 1**).

4.1.3. Accidents hémorragiques des autres anticoagulants

Les hémorragies majeures peuvent atteindre 3,6 %/an et les hémorragies fatales 0,2 %/an chez les patients traités par anti-Xa ou anti-IIa oral. Ces incidences ne sont pas supérieures à celles observées avec les anti-vitamines K.

Il existe un antidote spécifique pour le dabigatran : l'idarucizumab, anticorps spécifique anti-dabigatran. Un antidote des anti-Xa est en cours d'évaluation.

4.2. Surveillance plaquettaire et diagnostic de thrombopénie induite par l'héparine (TIH)

La thrombopénie induite par l'héparine est une complication immuno-allergique, survenant principalement lors d'un traitement par héparine non-fractionnée.

Les recommandations de l'AFSSAPS de 2009 ont précisé les modalités de surveillance plaquettaire pour le dépistage des TIH, pour la réserver aux situations à plus haut risque de TIH.

	INR cible 2,5 (fenêtre entre 2 et 3)	INR cible ≥ 3 (fenêtre entre 2,5 - 3,5 ou 3 - 4,5)
INR < 4	- Pas de saut de prise - Pas de vitamine K	
4 ≤ INR < 6	- Saut d'une prise - Pas de vitamine K	- Pas de saut de prise - Pas de vitamine K
6 ≤ INR < 10	- Arrêt du traitement par AVK - 1 à 2 mg de vitamine K par voie orale (½ à 1 ampoule buvable forme pédiatrique) (grade A)	- Saut d'une prise - Un avis spécialisé (par exemple, cardiologue si le patient est porteur d'une prothèse valvulaire mécanique) est recommandé pour discuter un traitement éventuel par 1 à 2 mg de vitamine K par voie orale (½ à 1 ampoule buvable forme pédiatrique)
INR ≥ 10	- Arrêt du traitement par AVK - 5 mg de vitamine K par voie orale (½ ampoule buvable forme adulte) (grade A)	- Un avis spécialisé sans délai ou une hospitalisation est recommandé

Tableau 6.

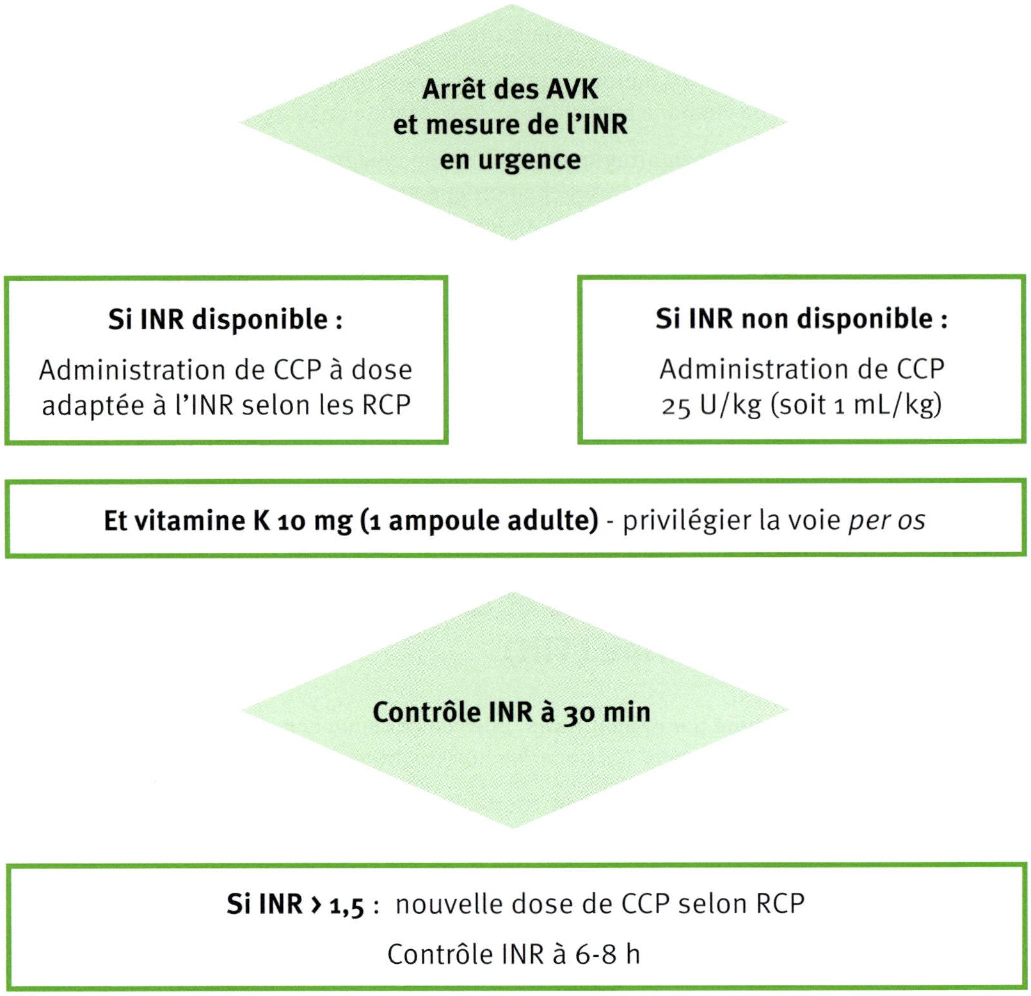

Figure 1.

La numération plaquettaire reste obligatoire à l'instauration du traitement.

La surveillance de la numération plaquettaire est réservée à l'utilisation de l'HNF, quel que soit l'indication et aux HBPM en contexte post opératoire ou d'administration préalable d'HNF.

4.2.1. Critères du diagnostic de TIH

La TIH est une coagulopathie thrombogène. Elle peut survenir lors d'un traitement par HNF quels que soient la posologie et le mode d'administration et plus rarement lors d'un traitement par HBPM. C'est une complication grave mettant en jeu le pronostic vital et fonctionnel. La probabilité de TIH est évaluée par le score 4T (**tableau 7**).

La thrombopénie est définie par un taux < 100 G/L ou une diminution relative d'au moins 40 % par rapport au taux préalable de plaquettes en début de traitement. Elle survient généralement à partir du 5e jour de traitement. Le diagnostic de TIH est moins vraisemblable au-delà de 3 semaines de traitement.

Score 4T	2	1	0
Taux de plaquettes	20-100 G/L ou chute > 50 %	10-19 G/L ou chute 30-50 %	< 10 G/L ou chute < 30%
« Timing » chute plaquettes	J 5-10 ou ≤ J1 si héparine pendant les 30 jours précédents	> J 10 ou ≤ J1 si héparine pendant les 31-100 jours précédents ou indéterminée (pas de NFS)	≤ J4 (sans héparine récente)
Thrombose	Thrombose prouvée Nécrose cutanée	Récidive Extension de thrombose Suspicion non documentée	Aucune
Thrombopénie autre cause	Aucune évidente	Possible	Définie

Tableau 7. **Score 4T de diagnostic de TIH.**

La TIH peut être associée à des manifestations thrombotiques. Les thromboses artérielles sont particulièrement graves, mais sont assez rares. Les thromboses veineuses sont plus fréquentes, souvent extension de la thrombose initiale en cours de traitement, parfois nouvel épisode. Elles sont parfois cliniquement latentes, et doivent être recherchées systématiquement.

Les anticorps anti-PF4 (anti-complexe héparine-facteur 4 plaquettaire) sont cherchés par technique ELISA ou apparentée en 1re intention. Les tests fonctionnels de référence sont les tests d'agrégation plaquettaire (HIPA) et ils sont réalisés en deuxième intention.

4.2.2. Conduite à tenir et traitement d'une TIH

La démarche diagnostique de TIH repose sur l'organigramme suivant (**figure 2**), fonction de la probabilité du score 4T.

Chez les malades ayant une suspicion clinique intermédiaire ou élevée de TIH avec thrombopénie isolée asymptomatique ou thrombose, il faut prescrire un traitement antithrombotique de substitution car le risque de thrombose ultérieure est très élevé. Deux thérapeutiques peuvent être choisies préférentiellement : le danaparoïde sodique (Orgaran®) et l'argatroban (Arganova®). Leur maniement est une affaire d'équipe clinico-biologique. La TIH n'est pas une contre-indication à l'emploi du fondaparinux.

Les antivitamines K sont à éviter dans l'immédiat car ils majorent initialement le risque thrombotique en diminuant rapidement le taux de protéine C, un inhibiteur physiologique de la coagulation dont la demi-vie est courte (< 6 heures). Leur utilisation exclusive peut favoriser la survenue d'une gangrène veineuse des membres inférieurs. Les antiplaquettaires conventionnels comme l'aspirine sont inefficaces.

4.3. Grossesse et allaitement

Les héparines ne passent pas la barrière placentaire et peuvent être utilisées pendant la grossesse et l'allaitement. Le centre de référence des agents tératogènes s'est prononcé en faveur de l'utilisation de toutes les HPBM en préventif et curatif au cours de la grossesse quel que soit le terme et lors de l'allaitement.

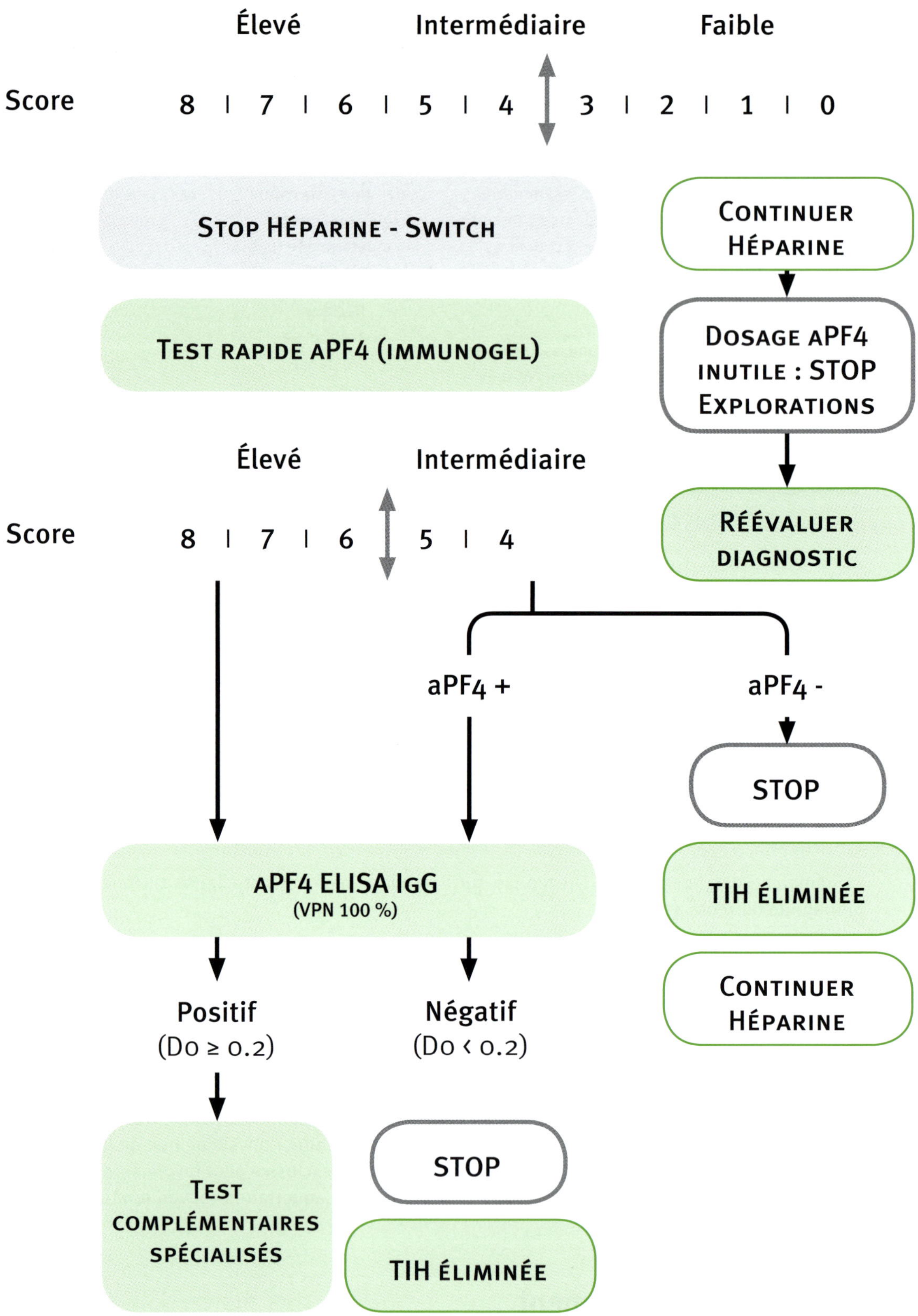

Figure 2. Démarche diagnostique de TIH.

•aPF4 : anticorps antiPF4, DO : densité optique, interméd : intermédiaire, VPN : valeur prédictive négative.

Les AVK traversent la barrière placentaire et sont contre-indiqués au cours de la grossesse (sauf indication spécifique de prothèse valvulaire cardiaque). La warfarine et l'acénocoumarol peuvent être utilisés pendant l'allaitement.

Les AOD sont contre indiqués pendant la grossesse et l'allaitement.

Notes personnelles

5 LES 5 IDÉES-FORCES

- **Les anticoagulants oraux directs sont des molécules :**
  - efficaces rapidement,
  - spécifiques,
  - avec peu d'interactions médicamenteuses,
  - utilisées pour prévenir, traiter la MTEV et prévenir les embolies systémiques en cas de FA.

- **Les HBPM sont le traitement injectable de première intention en présence d'une MTEV.**

- **Les HBPM sont utilisées seules en cas de cancer.**

- **Les anti plaquettaires sont utilisés en prévention secondaire des événements athérothrombotiques au long cours mais ne doivent pas être associés aux anticoagulants sauf coronaropathie récente traitée.**

- **Quel que soit le traitement anti thrombotique prescrit, une surveillance clinique et biologique attentive est impliquée par :**
  - un âge élevé,
  - une insuffisance rénale,
  - un poids inférieur à 50 kg.

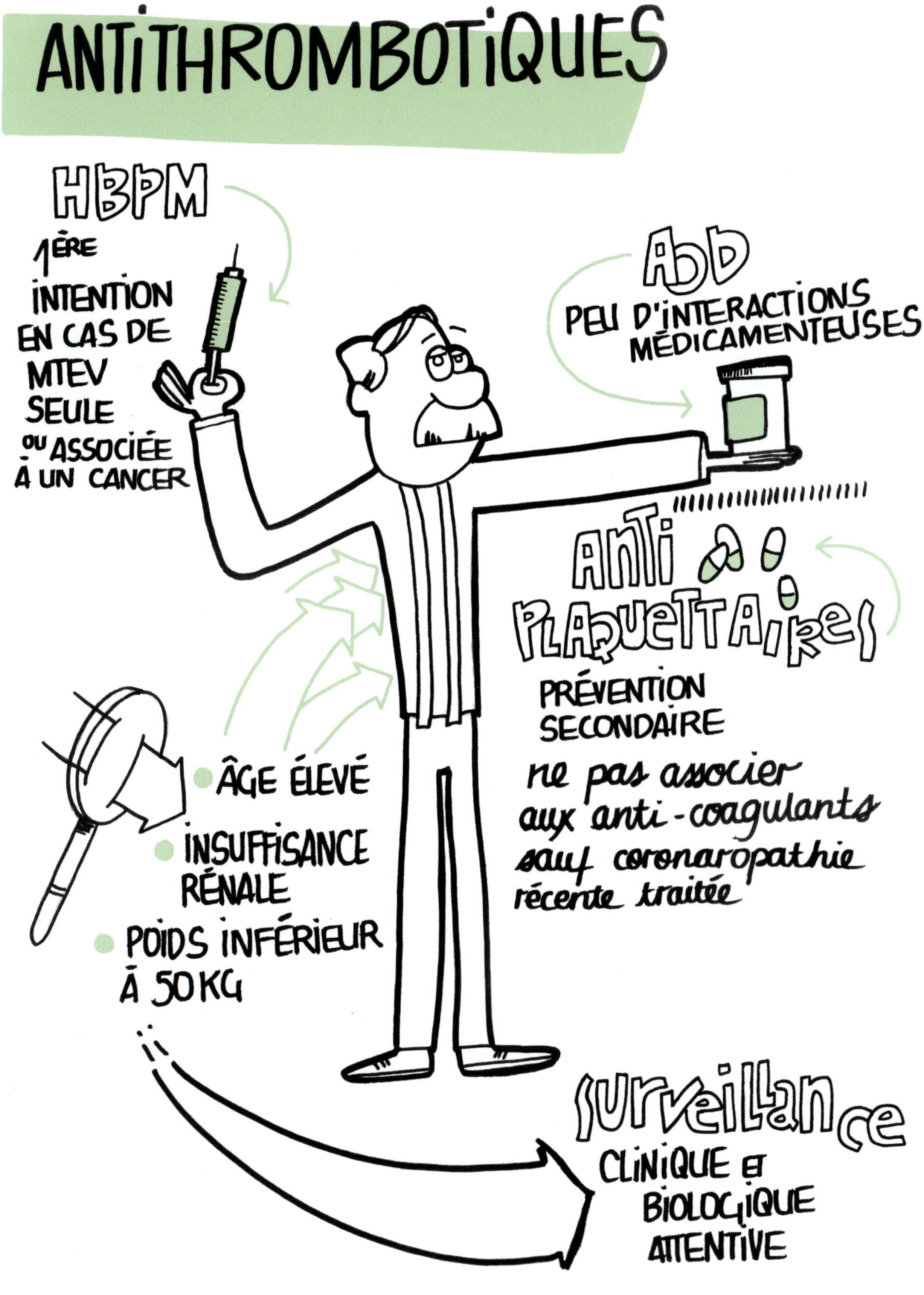
ANTITHROMBOTIQUES
HBPM
1ÈRE INTENTION EN CAS DE MTEV SEULE OU ASSOCIÉE À UN CANCER
AOD
PEU D'INTERACTIONS MÉDICAMENTEUSES
ANTI PLAQUETTAIRES
PRÉVENTION SECONDAIRE
ne pas associer aux anti-coagulants sauf coronaropathie récente traitée
ÂGE ÉLEVÉ
INSUFFISANCE RÉNALE
POIDS INFÉRIEUR À 50 KG
surveillance
CLINIQUE ET BIOLOGIQUE ATTENTIVE

item 335

ACCIDENTS VASCULAIRES CÉRÉBRAUX (AVC)

OBJECTIFS PÉDAGOGIQUES

* Diagnostiquer un AVC.
* Identifier les situations d'urgence et planifier leur prise en charge.
* Argumenter l'attitude thérapeutique et planifier le suivi du patient.
* Décrire les principes de la prise en charge au long cours.
* Accident vasculaire cérébral (AVC ou *stroke* en anglais) : déficit neurologique de survenue soudaine en relation avec une lésion du parenchyme cérébral par infarctus ou par hémorragie.

Texte rédigé par le CEMV et CCV avec la collaboration de T. Moulin (neuro-vasculaire Besançon), I. Sibon (neuro-vasculaire Bordeaux) et O. Detante (neuro-vasculaire Grenoble).

1. Introduction/Préalables

Les AVC sont un problème majeur de santé publique.

Il s'agit d'une pathologie fréquente dont la morbi-mortalité est lourde :

* troisième cause de mortalité après les accidents coronaires et les cancers tous types confondus (10 à 20 % des patients décèdent durant le premier mois) ;
* première cause de handicap non traumatique dans les pays développés (20 % des patients restent institutionnalisés et la moitié de ceux qui regagnent leur domicile gardent des séquelles physiques ou relationnelles importantes) ;
* deuxième cause de démence et cause majeure de dépression.

L'incidence des AVC augmente avec l'âge : les trois quarts des AVC surviennent après 65 ans.

1.1. Définitions, Classifications

1.1.1. Définition

L'OMS définit un AVC comme « le développement rapide de signes cliniques localisés ou globaux de dysfonction cérébrale avec des symptômes durant plus de 24 heures, pouvant conduire à la mort, sans autre cause apparente qu'une origine vasculaire ».

Les AVC sont soit des infarctus cérébraux soit des hémorragies cérébrales.

1.1.2. Classification

Les AVC ischémiques sont les plus fréquents (80 à 85 % des AVC). Ils témoignent d'un infarctus cérébral qui peut relever de plusieurs mécanismes :

* artériel :
  - athérosclérose : sténose, thrombose ou embolie à partir d'une plaque d'athérome ;
  - embolie d'origine cardiaque ;
  - maladie des petites artères ;
  - dissection artérielle ;
* veineux : thrombose veineuse cérébrale (infarctus veineux, rare).

Les AVC hémorragiques regroupent les hémorragies primitivement intracérébrales (environ 15 % des AVC) et les hémorragies cérébro-méningées (environ 5 % des AVC). Ils résultent de la rupture d'une malformation vasculaire ou d'une petite artère, favorisées par l'hypertension artérielle ou un traitement antithrombotique.

Les syncopes et malaises sans déficit focal, les ischémies globales par bas débit, et les hémorragies sous-arachnoïdiennes sans atteinte du cerveau lui-même sont exclues du cadre des AVC.

Le terme « accident ischémique cérébral » (AIC) regroupe les infarctus cérébraux et les accidents ischémiques transitoires (AIT).

L'AIT est un épisode bref de dysfonctionnement neurologique dû à une ischémie focale cérébrale ou rétinienne, dont les symptômes cliniques durent typiquement moins d'une heure, sans preuve d'infarctus aigu à l'imagerie cérébrale. L'AIT constitue un signe d'alerte d'une récurrence ischémique à court terme. Le risque d'AVC après un AIT est maximal lors des 48 premières heures et très élevé dans les 3 mois. L'AIT nécessite une prise en charge rapide pour un bilan étiologique complet et la mise en œuvre d'une prévention secondaire.

2. Diagnostiquer un AVC

Le diagnostic d'AVC repose en règle sur la clinique, le diagnostic de la nature de l'AVC (ischémique ou hémorragique) repose sur l'imagerie cérébrale.

2.1. L'anamnèse

L'anamnèse du patient ou de son entourage précise :

* l'heure de survenue et le mode d'installation du déficit ;
* le ou les déficits initiaux et leur évolution ;
* les éventuels signes d'accompagnement ou les symptômes anormaux dans les jours ou semaines précédents (déficit transitoire, céphalée inhabituelle) ;
* le contexte : antécédents cardiovasculaires et facteurs de risque d'athérosclérose, traitement(s) en cours (en particulier anti-thrombotiques) ; traumatisme cervical ou crânien ; fièvre, infection ORL ; prise de toxique ; état général du patient avant l'accident.

2.2. L'examen

L'examen neurologique confirme le déficit et précise sa sévérité (score NIHSS), la topographie et cerne le territoire atteint. L'examen cardiovasculaire et l'examen général cernent le contexte étiologique.

Schématiquement (**cf. encadrés Ia, Ib**) :

* déficit carotide : déficits sensitifs ou moteurs unilatéraux, aphasie et cécité monoculaire transitoire, et plus encore leur association (syndrome optico-pyramidal, déficit brachio-facial, trouble du langage, déficit du membre supérieur dominant) ;
* déficit vertébro-basilaire : instabilité ou ataxie aiguë (syndrome cérébelleux, syndrome vestibulaire central), troubles visuels (hémianopsie, trouble oculomoteur), troubles sensitifs ou moteurs bilatéraux ou alternes.

2.3. L'imagerie cérébrale

L'imagerie cérébrale (tomodensitométrie, IRM) obtenue dans les meilleurs délais a pour but primordial la distinction entre AVC hémorragique et AVC ischémique. Elle amorce les diagnostics étiologique et différentiel, et permet de vérifier la cohérence anatomo-clinique du tableau.

2.3.1. La tomodensitométrie cérébrale sans injection de produit de contraste réalisée en urgence

Elle reconnaît la lésion hémorragique sous forme d'une zone spontanément hyperdense. La lésion ischémique est généralement non visible initialement et se manifeste après 24 heures par une zone hypodense.

Tableau I A - Syndromes neurologiques ischémiques

1 Territoire carotide

Les symptômes neurologiques sont controlatéraux à la lésion cérébrale. L'apparition secondaire de troubles de la vigilance évoque un œdème cérébral extensif (syndrome de masse).

1.1 Syndrome sylvien superficiel

Il comprend, isolés ou en association :

* hémiparésie, hémiplégie brachio-faciale sensitivo-motrice. S'il existe un déficit du membre inférieur, il est mineur par rapport au déficit du membre supérieur ;
* atteinte visuelle d'un hémichamp (quadrant inférieur) ou négligence visuelle homolatérale à l'hémiparésie ;
* déviation de la tête et des yeux vers la lésion dans les AVC sévères ;
* aphasie d'expression (suspension du langage, manque du mot, jargonophasie) ou de compréhension lorsque l'hémisphère dominant (habituellement gauche) est concerné. Peuvent s'y associer des troubles de la lecture ou du calcul ;
* négligence de l'hémicorps opposé, désorientation temporo-spatiale lorsque l'hémisphère mineur (habituellement droit) est concerné.

1.2 Syndrome sylvien profond

Hémiparésie ou hémiplégie proportionnelle (membres supérieur et inférieur) et pure (sans déficit sensitif ni visuel). Peuvent s'y associer une dysarthrie et une suspension de la parole.

1.3 Syndrome sylvien étendu

Hémiplégie proportionnelle + déficit sensitif et visuel et phasique (si hémisphère dominant).

1.4 Syndrome de l'artère cérébrale antérieure

monoparésie sensitivo-motrice limitée au membre inférieur ou prédominant nettement au membre inférieur. Peut s'associer à une incontinence urinaire et une réaction d'agrippement involontaire de la main du côté du membre inférieur déficitaire.

2 Territoire vertébro-basilaire

2.1 Syndrome de l'artère cérébrale postérieure (lobe occipital ou thalamus)

* Perte de vision complète du champ visuel (hémianopsie) ou du quadrant supérieur (quadranopsie) controlatérale à la lésion (à distinguer des troubles visuels du syndrome sylvien superficiel).
* Héminégligence visuelle, hallucinations visuelles.

2.2 Syndrome vertébro-basilaire de la fosse postérieure (atteinte du cervelet et du tronc cérébral)

* Associe des signes cérébelleux ou des signes d'atteinte des nerfs crâniens homolatéraux à la lésion à des troubles sensitifs ou moteurs controlatéraux à la lésion.
* Le syndrome de Wallenberg (lésion bulbaire) associe en homolatéral à la lésion une atteinte des Ve, VIIIe, IXe et X^{e} paires crâniennes, un syndrome cérébelleux et un syndrome de Claude Bernard-Horner, et du côté controlatéral une hypo-esthésie thermo-algique.

2.3 Infarctus cérébelleux

Syndrome cérébelleux aigu, syndrome vestibulaire et nystagmus, vertiges et vomissements sans céphalées ni trouble de la vigilance (pendant les premières heures).

Tableau I b - Syndromes neurologiques hémorragiques

Il est très difficile de distinguer cliniquement un AVC ischémique d'un AVC hémorragique. Devant un syndrome neurologique déficitaire sont en faveur d'un accident hémorragique :

* l'installation rapide en quelques heures de céphalées ou de vomissements ou une perte de vigilance (parfois immédiate) ;
* un déficit moteur et sensitif proportionnel (face et membres supérieur et inférieur) ;
* un syndrome cérébelleux aigu avec céphalées majeures, troubles de la vigilance, signe de compression du tronc cérébral, raideur de la nuque (hématome cérébelleux, urgence ++).

2.3.2. L'imagerie par résonance magnétique nucléaire (IRM)

C'est l'examen de référence. On distingue l'IRM morphologique, l'IRM de diffusion, l'IRM de perfusion, l'angiographie par résonance magnétique (ARM).

* **L'IRM morphologique**, particulièrement en séquence FLAIR, est très sensible pour identifier les infarctus, même de petite taille datant de plus de 5-6 heures, y compris dans la fosse postérieure où la tomodensitométrie est limitée.

* **L'IRM de diffusion** révèle dès la première heure l'œdème cellulaire (cytotoxique) qui se développe dans le foyer d'ischémie tissulaire. Elle définit précocement le siège et l'étendue de la zone de souffrance cérébrale et permet de suivre son évolution.

* **L'IRM de perfusion** permet d'identifier précocement la topographie et l'étendue de l'hypoperfusion et permet de distinguer l'infarctus constitué de la zone de pénombre.

* **L'IRM de diffusion-perfusion** est un indicateur fiable du volume final de l'infarctus. La zone hypoperfusée est souvent plus large que la zone ischémique. La différence entre les deux (zone hypoperfusée sans anomalie de diffusion) définit une zone à risque d'extension de l'ischémie mais potentiellement récupérable (zone de pénombre ischémique). Cette technique apparaît d'un intérêt majeur quant au pronostic et aux indications de la recanalisation (thrombolyse/thrombectomie). La séquence T2*, ou écho de gradient, permet de détecter les hémorragies récentes et anciennes (dépôts d'hémosidérine).

* **L'angiographie par résonance magnétique (ARM)** permet l'étude de la circulation intracérébrale au niveau du polygone de Willis pour des artères d'un calibre > 1 mm. Elle permet également l'étude des artères cervicales.

3. Identifier les situations d'urgence et planifier leur prise en charge

Tout patient suspect d'un AVC doit être orienté sans délai vers une unité neuro-vasculaire (UNV) via un appel au SAMU/Centre 15. La gestion d'un AVC récent repose sur une surveillance standardisée des paramètres neurologiques et des paramètres vitaux couplée aux données de l'imagerie cérébrale. Une fiche de surveillance doit être établie dès la prise en charge du patient et inclut les données recueillies au tout premier examen (dont l'heure de constatation du déficit).

L'évolution de la vigilance et de l'état neurologique (jusqu'à stabilisation du déficit) est suivie à un rythme en fonction de l'état du patient et transcrite dans le dossier. L'utilisation du score NIHSS est recommandée (National Institute of Health Stroke Scale).

Pour l'état de vigilance, le score de Glasgow, plus adapté aux comas traumatiques qu'aux AVC, peut aussi être utilisé.

Au plan des fonctions vitales, pression artérielle systémique, rythme cardiaque, fonction respiratoire, température corporelle, glycémie capillaire sont surveillés à un rythme d'autant plus rapproché que l'AVC est récent.

4. Pronostic des AVC

4.1. Mortalité générale

Les causes de décès se répartissent schématiquement en :

* lésion cérébrale massive et engagement temporal (50 % des décès) ;
* complications du décubitus (pneumopathie et embolie pulmonaire) ;
* maladies associées principalement cardiaques.

La moitié des décès survient dans les 72 premières heures.

4.2. Indicateurs pronostiques des AVC ischémiques

Indicateurs cliniques de mauvais pronostic vital, traduisant des lésions étendues :

* troubles initiaux de la vigilance ;
* importance du déficit moteur ;
* déficit moteur des 4 membres (lésion bilatérale du tronc cérébral) ;
* signe de Babinski bilatéral (bilatéralité des lésions par atteinte infra tentorielle ou par lésion hémisphérique compressive) ;
* asymétrie des pupilles (engagement temporal) ;
* topographie de l'infarctus :
  - les infarctus sylviens étendus ont une mortalité élevée (environ 65 %) ;
  - l'occlusion de l'artère basilaire a également une mortalité très élevée.

À l'opposé, sont de meilleur pronostic :

* les infarctus vertébro-basilaires après la phase aiguë ;
* les infarctus profonds de faible volume qui ont un bon pronostic immédiat (mais un risque élevé de récidive et de décès d'origine cardiaque) ;
* les thromboses veineuses cérébrales sont souvent de bon pronostic sous réserve d'un diagnostic et d'un traitement anticoagulant curatif précoces.

4.3. Facteurs pronostiques des AVC hémorragiques

Les principaux facteurs de mauvais pronostic sont :

* le niveau de vigilance initial altéré ;
* le volume de l'hématome en imagerie ;
* l'hyperglycémie ;
* la prise d'antithrombotique.

5. Argumenter l'attitude thérapeutique et planifier le suivi du patient

L'AVC est une urgence diagnostique et thérapeutique. Le transfert du patient doit être le plus rapide possible dans une unité neuro-vasculaire.

5.1. Gestes à faire et à ne pas faire lors de la prise en charge pré-hospitalière

5.1.1. À faire

* S'assurer de l'absence d'une menace vitale immédiate.
* Évaluer le niveau de vigilance, l'importance du déficit.
* Préciser l'heure de début des troubles neurologiques, ainsi que les traitements antérieurs et actuels et transmettre ces informations au service d'accueil.
* Mesurer la pression artérielle aux deux bras.
* Laisser le patient en décubitus strict.

5.1.2. À ne pas faire

* Débuter un traitement antihypertenseur, sauf en présence d'une décompensation cardiaque.
* Utiliser des corticoïdes.
* Utiliser de l'héparine.
* Faire une injection intramusculaire.

5.2. Prise en charge hospitalière

5.2.1. Mesures générales

Les paramètres vitaux doivent être régulièrement surveillés, en particulier la pression artérielle.

Les troubles de la déglutition, exposant au risque de pneumopathie d'inhalation, doivent être recherchés systématiquement avant la première alimentation. En cas de troubles de la déglutition, l'alimentation orale doit être interrompue et remplacée par une alimentation par sonde naso-gastrique adaptée à l'état nutritionnel.

La liberté des voies aériennes supérieures doit être assurée, l'encombrement bronchique et les pneumopathies d'inhalation prévenus. L'oxygénothérapie systématique n'est pas recommandée.

Il est recommandé de traiter une hyperthermie > 37,5 °C par un antipyrétique de type paracétamol. Les infections documentées doivent être traitées par une antibiothérapie adaptée.

L'équilibre hydro-électrolytique doit être surveillé et les anomalies corrigées. Si une perfusion IV est nécessaire, il est recommandé d'utiliser du sérum physiologique plutôt que du glucosé. Il est recommandé de traiter par insulinothérapie les patients dont la glycémie est supérieure à 10 mmol/L.

5.2.2. Pression artérielle

À la phase aiguë d'un AVC ischémique, il est recommandé de respecter l'hypertension artérielle (HTA souvent réactionnelle) sauf dans les cas suivants :

* si un traitement fibrinolytique est indiqué, la pression artérielle doit être < 185/110 mmHg ;
* si un traitement fibrinolytique n'est pas indiqué :
  - en cas de persistance d'une HTA > 220/120 mmHg ;
  - en cas de complication de l'HTA menaçante à court terme (dissection aortique, encéphalopathie hypertensive, insuffisance cardiaque décompensée).

En cas d'hémorragie cérébrale, il faut traiter si la pression artérielle (PA) est > 185/110 mmHg.

Il faut de préférence utiliser l'urapidil ou le labétalol ou la nicardipine, par perfusion intra-veineuse, en évitant les doses de charge.

La PA doit être abaissée progressivement et maintenue < 220/120 mmHg, en surveillant l'état neurologique afin de dépister l'aggravation du déficit (par hypoperfusion).

5.2.3. Complications thrombo-emboliques veineuses

Le lever précoce est recommandé dès que possible.

5.2.3.1. AVC ischémique avec immobilisation

La prévention des complications thrombo-emboliques par HBPM à faibles doses est recommandée dès les 24 premières heures, en tenant compte du risque hémorragique intra et extracrânien. Sinon, on peut utiliser la compression pneumatique intermittente des membres inférieurs.

5.2.3.2. AVC hémorragique avec immobilisation

Compression pneumatique intermittente des membres inférieurs ; HBPM à doses préventives à discuter après 24 heures.

5.2.4. Œdème cérébral

Les corticostéroïdes ne doivent pas être utilisés pour traiter l'œdème cérébral. Il faut éviter toute hyperhydratation. En cas d'œdème cérébral malin, une craniectomie de décompression peut être proposée en urgence.

5.2.5. Épilepsie

Un traitement anti-épileptique préventif n'est pas recommandé.

5.2.6. Traitement anti-thrombotique de l'AVC ischémique

Un traitement antiplaquettaire par aspirine (160 à 300 mg/j) est recommandé dès que possible après un AVC ischémique artériel, sauf si un traitement fibrinolytique est envisagé.

L'utilisation systématique d'héparine (héparine non fractionnée, HBPM ou héparinoïdes) à dose curative n'est pas recommandée à la phase aiguë de l'AVC ischémique, y compris dans la fibrillation atriale non valvulaire. Elle peut être utilisée dans des indications sélectives, présumées à haut risque de récidive ou d'extension des phénomènes thrombo-emboliques.

5.2.7. Thrombolyse et thrombectomie de l'AVC ischémique

Le thrombolytique recommandé est le rt-PA (altéplase) par voie IV. La thrombolyse peut être effectuée sur un AVC ischémique de moins de 4h30, dont l'heure de début peut être précisée avec certitude et en l'absence de contre-indication.

La thrombectomie est très efficace et doit être effectuée en urgence, en complément de la thrombolyse IV en cas d'occlusion d'un gros tronc artériel. Elle peut être effectuée en cas de contre-indication de la thrombolyse IV (risque hémorragique, anticoagulant en cours, chirurgie majeure récente…).

5.2.8. Traitement neurochirurgical

Il se discute dans des cas particuliers rares d'hémorragie cérébrale, d'infarctus cérébelleux et d'infarctus hémisphérique malin.

6. Décrire les principes de la prise en charge au long cours

En présence d'un AVC hémorragique, la recherche d'une malformation vasculaire artérielle ou artério-veineuse est réalisée en fonction du degré d'urgence par artériographie conventionnelle, ARM ou angioscanner.

En présence d'un AVC ischémique, l'heure et l'étendue du bilan étiologique dépendent de l'âge du patient, des comorbidités et des possibilités thérapeutiques. Avant tout examen complémentaire, l'examen clinique apporte des éléments d'orientation.

Schématiquement :

* **état vasculaire (extra et intracrânien) :**
  - l'écho-doppler est l'examen de première intention. L'écho-doppler cervical recherche un athérome carotide, des signes de sténose (quantification) ou d'occlusion carotide ou vertébrale extra-crânienne. Il peut identifier d'emblée une dissection artérielle (hématome de la paroi). L'écho-doppler transcrânien recherche des lésions obstructives (sylvienne, polygone de Willis), et apprécie la suppléance. Dans un deuxième temps, il peut identifier des micro-emboles ;
  - l'angio-tomodensitométrie est préférable à l'ARM pour explorer les vaisseaux cervicaux ;
  - l'angiographie par résonance magnétique nucléaire (ARM) permet de visualiser le polygone de Willis et les artères cervicales en cas de contre-indication à l'angio-tomodensitométrie. L'artériographie conventionnelle n'est réalisée qu'en cas d'AVC hémorragique du sujet jeune ou de suspicion d'angéite des artères cérébrales ;
* **exploration cardiaque.** L'ECG est réalisé en urgence et peut montrer un infarctus du myocarde ou un trouble du rythme (fibrillation atriale). Les autres examens cardiaques sont à réaliser dès que possible mais dans de bonnes conditions. L'échocardiographie trans-thoracique (ETT) peut être complétée par une échographie trans-oesophagienne (ETO) à la recherche d'une cause d'embolie (foramen ovale perméable large, valvulopathie, thrombus intracardiaque…) ou du retentissement d'une HTA.

Les différents modes d'imagerie sont utilisés pour suivre l'évolution des lésions cérébrales. Le doppler trans-crânien est utilisé pour surveiller l'hémodynamique sylvienne.

Dans un troisième temps pour les AVC ischémiques, se met en place la prévention secondaire. Elle comprend 3 volets :

* **la correction des facteurs de risque vasculaire** (HTA, tabagisme, diabète, dyslipidémies). Une statine est recommandée avec un objectif de LDL-cholestérol de 0,7 g/L, un IEC est également indiqué ;
* **un antiplaquettaire** au long cours en l'absence d'indication d'anticoagulation à dose curative ;
* **les anticoagulants** à dose curative en cas de cardiopathie emboligène (particulièrement fibrillation atriale) ou en cas de syndrome des antiphospholipides. Actuellement les anticoagulants oraux directs peuvent être prescrits en première intention dans la fibrillation atriale non valvulaire (rivaroxaban, apixaban, dabigatran) et réduisent le risque d'hémorragie intra-crânienne par rapport aux antivitaminiques K.

Il faut prendre en charge un éventuel syndrome myéloprolifératif qui serait révélé par l'hémogramme.

La chirurgie carotide est indiquée en cas de sténose athéromateuse de la bifurcation carotide symptomatique supérieure à 70 % en réduction de diamètre selon NASCET chez un sujet stable. Le bénéfice maximum de l'endartériectomie est obtenu dans les 15 jours suivant l'AVC ischémique. Au-delà de 6 mois le bénéfice apporté par la chirurgie est identique à celui obtenu dans les sténoses carotides asymptomatiques. L'angioplastie carotide peut être envisagée en cas de contre-indication de la chirurgie. La chirurgie vertébrale, voire sub-clavière, n'a pas d'indication validée.

Échelle de Rankin modifiée

[Rankin J. Scot. Med. J. 1957 - BMJ 1988 (UK-TIA trial)]

0	Aucun symptôme
1	Pas d'incapacité significative malgré les symptômes, capable de mener toutes ses obligations et activités habituelles
2	Incapacité légère, incapable de mener toutes activités antérieures mais capable de vaquer à ses occupations sans assistance
3	Invalidité modérée, a besoin de quelque aide mais capable de marcher seul
4	Invalidité moyennement sévère, incapable de marcher sans aide et incapable de gérer ses besoins corporels sans assistance
5	Invalidité sévère, rivé au lit, incontinent et nécessitant une surveillance et des soins de nursing permanent

Étiologie, facteurs de risque (Tableaux IIa, IIb)

Les facteurs de risque et étiologies des AVC sont dominés par les cardiopathies emboligènes, l'athérosclérose et ses facteurs de risque (HTA, diabète, tabac, dyslipidémies). Bien que plus de 80 causes soient recensées, environ 30 % des AVC restent non étiquetés.

Un même facteur étiologique peut exposer à un accident ischémique par plusieurs mécanismes éventuellement combinés ou par l'intrication de facteurs hémodynamiques (par exemple bas débit cardiaque aigu et sténose carotide hémodynamiquement significative). Un même facteur étiologique peut exposer tantôt au risque d'accident ischémique tantôt à celui d'accident hémorragique.

Tableau II.a : Étiologies des AVC ischémiques

Fréquentes

Athéro-thrombose carotide et vertébrobasilaire, extra et intracrânienne (20 %). Maladie des petites artères perforantes (25 %). Cardiopathies emboligènes (20 % : ACFA, infarctus du myocarde, valvulopathies, complications de la CEC).

Rares (5 %)

Artériopathies non athéromateuses (dissection, dysplasie, artériopathie inflammatoire, radique, toxique ou traumatique). Autres cardiopathies (CMNO, myxome, endocardite, embolie paradoxale), thrombophilie acquise ou constitutionnelle, spasme hors hémorragie méningée (toxiques, migraine, HTA), ...

Environ 30 % des AVC ischémiques restent inexpliqués.

Tableau II.b : Étiologie des AVC hémorragiques

Fréquentes

HTA, malformations vasculaires (malformations artério-veineuses, anévrysmes), traitement anticoagulant.

Rares

Anomalies constitutionnelles ou acquises de l'hémostase, angiopathie amyloïde cérébrale du sujet âgé, tumeurs cérébrales, endocardites, toxiques, antiplaquettaires.

10 à 15 % des AVC hémorragiques restent inexpliqués.

Item	Score NIHSS
1 a Niveau de conscience	
Vigilance normale, réponses aisées	0
Non vigilant, éveillable par des stimulations mineures pour répondre ou exécuter les consignes	1
Non vigilant, requiert des stimulations répétées pour maintenir son attention ; ou bien est obnubilé et requiert des stimulations intenses ou douloureuses pour effectuer des mouvements non automatiques	2
Répond seulement de façon réflexe ou totalement aréactif	3
1b Questions (le patient est questionné sur le mois et son âge)	
Réponses correctes aux deux questions	0
Réponse correcte à une question	1
Aucune réponse correcte	2
1c Commandes (ouvrir et fermer les yeux, serrer et relâcher la main non parétique)	
Exécute les deux tâches correctement	0
Exécute une tâche correctement	1
N'exécute aucune tâche	2
2 Oculo-motricité (seuls les mouvements horizontaux sont évalués)	
Normal	0
Paralysie partielle ; le regard est anormal sur un œil ou les deux, sans déviation forcée du regard ni paralysie complète	1
Déviation forcée du regard ou paralysie complète non surmontée par les réflexes oculo-céphaliques	2
3 Vision	
Aucun trouble du champ visuel	0
Hémianopsie partielle	1
Hémianopsie totale	2
Double hémianopsie, incluant cécité corticale	3
4 Paralysie faciale	
Mouvement normal et symétrique	0
Paralysie mineure (affaissement du sillon nasogénien, sourire asymétrique)	1
Paralysie partielle : paralysie totale ou presque de l'hémiface inférieure	2
Paralysie complète d'un ou des deux côtés	3
5a Motricité MSG (bras tendus à 90° en position assise à 45° en décubitus, durant 10 secondes)	
Pas de chute	0
Chute vers le bas avant 10 secondes sans heurter le lit	1
Effort contre pesanteur possible mais le bras ne peut atteindre ou maintenir la position et tombe sur le lit	2
Aucun effort contre pesanteur, le bras tombe	3
Aucun mouvement	4

Item	Score NIHSS
5b Motricité MSD (bras tendus à 90° en position assise à 45° en décubitus, durant 10 secondes)	
Pas de chute	0
Chute vers le bas avant 10 secondes sans heurter le lit	1
Effort contre pesanteur possible mais le bras ne peut atteindre ou maintenir la position et tombe sur le lit	2
Aucun effort contre pesanteur, le bras tombe	3
Aucun mouvement	4
6a Motricité MIG (jambes tendues à 30° pendant 5 secondes)	
Pas de chute	0
Chute avant 5 secondes, les jambes ne heurtant pas le lit	1
Effort contre la pesanteur mais la jambe chute sur le lit	2
Pas d'effort contre la pesanteur	3
Aucun mouvement	4
6b Motricité MID (jambes tendues à 30° pendant 5 secondes)	
Pas de chute	0
Chute avant 5 secondes, les jambes ne heurtant pas le lit	1
Effort contre la pesanteur mais la jambe chute sur le lit	2
Pas d'effort contre la pesanteur	3
Aucun mouvement	4
7 Ataxie (n'est testée que si elle est de proportion avec un déficit moteur)	
Absente	0
Présente sur un membre	1
Présente sur deux membres	2
8 Sensibilité (sensibilité à la piqûre ou réaction de retrait après stimulation nociceptive)	
Normale, pas de déficit sensitif	0
Hypoesthésie modérée : le patient sent que la piqûre est atténuée ou abolie mais a conscience d'être touché	1
Anesthésie : le patient n'a pas conscience d'être touché	2
9 Langage	
Normal	
Aphasie modérée : perte de fluence verbale, difficulté de compréhension sans limitation des idées exprimées ou de la forme de l'expression	1
Aphasie sévère : expression fragmentaire, dénomination des objets impossible ; les échanges sont limités, l'examinateur supporte le poids de la conversation	2
Aphasie globale : mutisme ; pas de langage utile ou de compréhension du langage oral	3

Item	Score NIHSS
10 Dysarthrie	
Pas de dysarthrie	0
Modérée : le patient bute sur certains mots, au pire il est compris avec difficulté	1
Sévère : le discours est incompréhensible, sans proportion avec une éventuelle aphasie ; ou bien le patient est mutique ou anarthrique	2
11 Extinction et négligence	
Pas d'anomalie	0
Négligence ou extinction visuelle, tactile, auditive, ou personnelle aux stimulations bilatérales simultanées	1
Héminégligence sévère ou extinction dans plusieurs modalités sensorielles ; ne reconnaît pas sa main ou s'oriente vers un seul hémi-espace	2

Notes personnelles

LES 5 IDÉES-FORCES

- **Les AVC sont un enjeu de santé publique de l'adulte :**
  - 1re cause de handicap non traumatique ;
  - 2e cause de démence ;
  - 3e cause de décès.

  Les trois quarts des AVC surviennent après 65 ans et justifient une hospitalisation, au mieux en UNV.

- **2 grandes situations étio-pathogéniques :**
  - accidents ischémiques cérébraux (infarctus cérébral et accident ischémique transitoire) : les plus fréquents (80 à 85 %). En cas d'accident ischémique transitoire, la symptomatologie dure moins de 1 heure et l'imagerie cérébrale ne montre ni infarctus aigu, ni saignement ;
  - hémorragies cérébrales, hématomes intracérébraux et hémorragies sous-arachnoïdiennes (15 à 20 %).

- **Le diagnostic repose sur les signes de localisation et l'imagerie cérébrale, cette dernière permettant de différencier le mécanisme ischémique ou hémorragique :**
  - IRM de préférence, TDM à défaut ;
  - à réaliser dans les plus brefs délais, à la phase aiguë car conditionne une prise en charge élective des infarctus cérébraux par thrombectomie ou fibrinolyse ;
  - Hors phase aiguë, elle conditionne la mise en place du traitement de prévention secondaire.

- **En cas d'infarctus cérébral, un bilan étiologique est indispensable. L'étiologie vasculaire représente le risque de récidive le plus élevé :**
  - au premier plan, imagerie vasculaire qui est réalisée dans des délais brefs ;
  - angioTDM, ARM ou ultrasons, selon les disponibilités et l'expertise de chaque centre ;
  - un bilan cardiaque est nécessaire également dans un second temps.

- **Hors phase aiguë, la prise en charge des AVC d'origine ischémique et des AIT, dépend de l'étiologie et repose sur les anti-thrombotiques (antiplaquettaire et anticoagulant oral), les statines et la correction des FdR C-V :**
  - c'est la phase de prévention secondaire ;
  - dépend de l'étiologie ;
  - repose :
    - sur les antiplaquettaires et les statines pour les étiologies non cardio-emboliques,
    - sur les anticoagulants oraux pour les étiologies cardio-emboliques.

ACCIDENTS VASCULAIRES CÉRÉBRAUX

ET AIT SI SYMPTÔMES < 1H

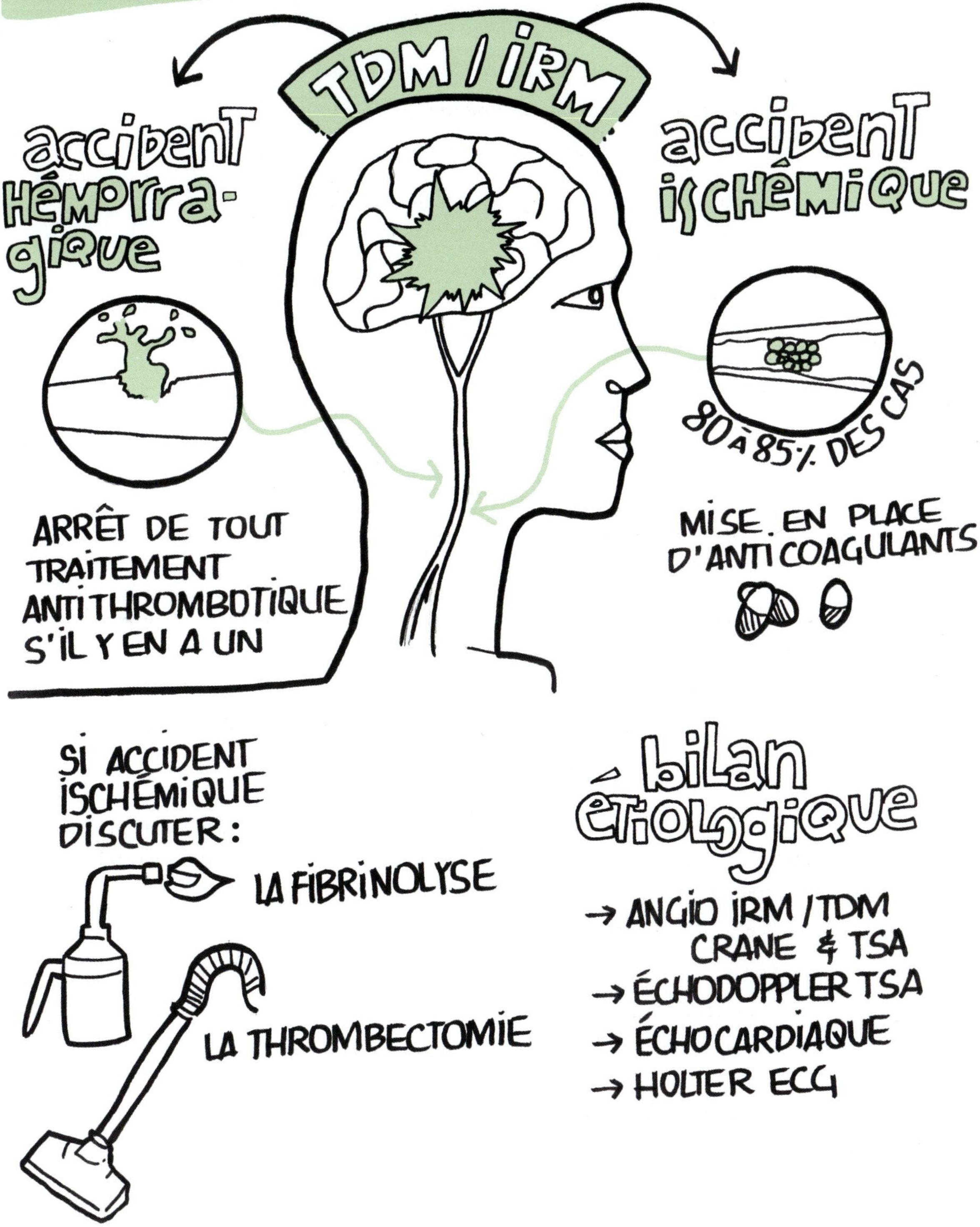

Impression & brochage SEPEC - France
Numéro d'impression : 06365180604

IMPRIM'VERT®

PEFC™ 10-31-1470 / Certifié PEFC / Ce produit est issu de forêts gérées durablement et de sources contrôlées. / pefc-france.org